河出文庫

精子戦争
性行動の謎を解く

R・ベイカー
秋川百合 訳

河出書房新社

目次

◎

精子戦争——性行動の謎を解く

精子戦争

——性行動の謎を解く

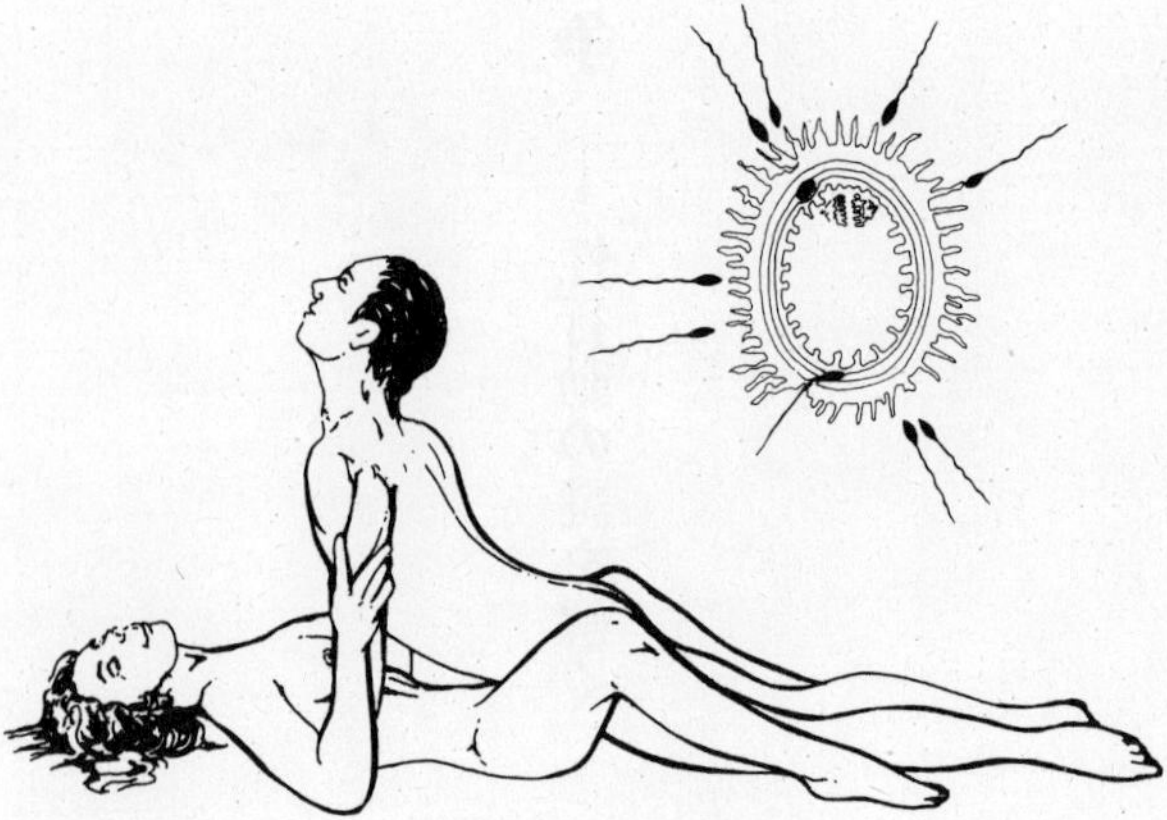

生命の誕生の瞬間

はじめに

セックスや妊娠や出産について人は、することよりも考えたり話したりすることに多くの時間を費やす。にもかかわらず、自分の性的行動や反応や感情のこととなると返事に窮してしまう。たとえば、こんな質問にはどう答えられるだろうか？
なぜ私たちは幸せで満足しているときにも信じられないくらいに強烈に浮気をしたくなるのか？　なぜ男性はアメリカ合衆国の人口の二倍以上を妊娠させるだけの数の精子を一回で射精するのか？　それなのになぜ、その半分が女性の足にしたたり落ちてしまうのか？　子供は欲しくないのに、なぜしょっちゅうセックスをしたくなるのか？　なぜペニスはあんな形なのか？　なぜペニスをピストン運動させるのか？　なぜマスターベーションしたい衝動に駆られるのか？　なぜ女性のオーガズムは予測が困難で、また引き起こすのも難しいのか？　なぜ同性とのセックスに興味を引かれる人たちがいるのか？

これらの質問に、納得のいく、あるいは少なくとも矛盾しない答えを出せる人は、ほとんどいないだろう。だが今、私たちの目の前には、セックスについての考え方を革命的に変える可能性が存在しているのだ。性行動の革命的な考え方は一九七〇年代に始まり九〇年代になって本格的な弾みがついた。これまでは進化生物学者たちの特権だったこの新しい解釈をもっと幅広く理解してもらうために、私は本書を書いたのである。

この革命的な考え方とは、私たちの性的な行動は、祖先から現在まで進化の力によってプログラム化され、形づくられているということである。しかもこの進化の力は、人の意識にではなく、体に向けられている。体はたんに脳を使って、プログラムどおりに私たちを動かしているにすぎないのだ。

そして、このプログラムの中核を荷っているのが「精子戦争」である。女性の体が二人以上の男性から精子をとりこむと、それぞれの精子は卵子を受精させるという「手柄」を競って闘う。戦闘の様相は、まさに実戦さながらだ。戦闘を闘う兵士である精子は、どれも同じと思われてきた。しかし、実は一種類ではないのだ。役割によって「カミカゼ集団」と「エリート集団」に分けられる。「カミカゼ集団」の目的は受精ではなく、ひたすら敵をやっつけることにある。この中には、相手の進入を阻む「ブロッカー」、一つでも多く相手を殺す「キラー」がいる。そして彼らの奮戦のすきにたった一個の卵子を獲得するのに命をかける、全体の一%にも満たないエリート集団は「エッグ・ゲッター」である。さまざまな役割を持った何億もの精子たちは、たった一つの精子が卵子に突入するまで、刀折れ矢尽きるまで、女性の体内で戦闘を繰り広げるのである。

精子戦争はそれだけで一つの物語であるが、私たちの性行動や感情や反応や行為のすべては、ほとんど無意識的に精子戦争をめぐって動いている。精子戦争という観点から人間の性行動を見てみると、すべて新しく解釈しなおすことができる。つまり、男性の行動は、パートナーを守って自分の精子をこの戦争に行き合わせないようにするための試みか、精子戦争に突入した場合は、自分の精子を勝利に導くために最大限のチャンスを与えようとする試みである。また、女性の行動は、自分のパートナーや他の男性の裏をかくための試みか、あるいはどの男性の精子を勝利させるかにいかに影響を与えるかの試みである。

人には誰でも過去のあるとき、父親の一つの精子が母親の卵子に突入したがためにこの世に生み出されたという決定的な瞬間がある。その瞬間に、生命が進化していくための複雑な指令の最初の紐が解かれたのである。生命の発展の指令は、半分は父親から、もう半分は母親から受け継いだもので、その結果、今日の私たちがつくりだされたのである。もし彼らがそのときにその手順でその相手とセックスをしなかったら、私たちは決して今、ここに存在することはなかったのである。

生命が誕生する背後には、どれにも物語がある。しかし、その物語の詳細はほとんど知られていない。たとえば、いったい次のことがどれだけわかっているだろうか？

受精した瞬間に母親はクライマックスに達していたかどうか？　達したのは父親と同時なのか、それより早かったのか、遅かったのか？　父親か母親のどちらかは、受精の数時間前か数日前にマスターベーションをしていたのか？　どちらかはバイセクシャルだったか？　そのときどちらかは浮気をしていたか？　受精したとき母親の子宮に入っていた精子は、一人の男性のものだったか、二人の男性、あるいはそれ以上の男性のものだったか？　父親と呼んでいる男性は、自分が生まれることになった卵子を受精させた精子を実際につくりだした男なのか？　これらの違いが、私たち一人一人の個性をつくりだす。そして、それがどう行われたかを詳しく理解することが、最も興味深い結果をもたらすのだ。

たいていの場合、人は何らかのかたちで長期間の関係をもつ一組の男女のルーティン・セックス（日常的なセックス）によって誕生する。それは少なくともここ三百万年から四百万年も続いてきたことだ。しかし、このごく当たり前に思えるルーティン・セックスにも、実は驚くべき事実が秘められているのである。おおよそ私たちの五人に一人が、ルーティン・セックスではないセックスによって誕生している。そして、そういう生命誕生の裏には、もっともっと興味深い物語が隠されている。本書では、精子戦争をめぐる驚くべき物語の数々を紹介していく。

　本書の科学的裏づけとなるのは、一九九五年に出版された、マーク・ベリス博士と私の共著「Human Sperm Competition: Copulation, Masturbation and Infidelity」『精子競争——性交、マスターベーション、不倫』（チャップマン&ホール社刊）である。一九八七年から九四年にかけての七年間、私たちは人間の性に関するあらゆる観点について検討し、調査し、議論を闘わし、精子戦争のリスクや原因の特徴、あるいは人間のセクシャリティにもたらすその影響などをまとめた。その著書には多くのデータやグラフや表がついている。性行動は、いかに世俗的で恥ずかしくて、楽しくて、危険で、犯罪的で、不道徳で、エキゾティックであろうと、すべてある基本のルールに従うものであることがわかっている。本書ではこれらの法則を明らかにして、一般の人に分かりやすく読んでもらえるように専門用語はなるべく避け平易な表現に終始した。さらに、各章の前段にフィクションである「シーン」を置き、私たちの行動を生き生きとさせた。どのシーンにも、男同士、女同士、あるいは男と女の間（実はこれがいちばん多いのだが）に起きる性的な闘いのかたちが描かれている。全編を通じ、精子戦争の断面が描かれている。精子戦争は性行動のすべての基礎にあるものだからである。後段の「解説」で、進化生物学者の視点からシーンで描かれた行動について説明を施してある。

シーンでは、最近の科学的な調査や解釈が主な対象としてきた性的な戦略を、いかに私たちがそのとおりに無意識のうちに実行しているかということを明らかにしてみた。シーンで描かれるストーリーは、同じような経験をもつ人々が、「解説」を明確に理解できるように展開されていて、とくに性行動のコストと利益の対比を示すことに重点を置いた。またショート・ストーリーとしても面白く読めるように工夫した。

シーンには、包括的な情報よりも具体的な研究や経験を多く取り入れた。新聞や雑誌の記事を基にしたものもあるが、ほとんどは私の人生で実際に起きたことや家族や友人の話を基にしている。だが登場人物や挿話はすべて、何人もの物語や何件もの出来事から合成したものであることをお断りしておく。しかし描かれている人物やシーンは、どの人種（国籍）にでも当てはまると確信している。

シーンで描かれているすべての出来事が、その「解説」ですべて説明されているわけではない。本書のどこか別の適切なシーンで解説がなされている場合もある（たとえば、マスターベーションに関しては、男性の場合は「シーン12」、女性の場合は「シーン21」）。したがって解説なしに登場人物がその行為をしていても、その意味するところはすでに明確になっているはずである。「解説」に関しては、ふだん書いているような学問的なスタイルに陥らないよう努力したつもりだ。数字にこだわりすぎないように配慮し、説明が複雑な場合は簡単にしようとつとめ、少々学問的な正確さに欠けても分かりやすい書き方をした。また、厳密に言えば必要なときでも「多分」「十中八九は」といった言葉はできるだけ避けるようにした。科学的知識をもち、学問的な厳格さを求める読者は、どうかマーク・ベリス博士と私の共著を手にして詳しい情報と説明を得ていただきたい。

私の解釈について、同僚の学者たちみんなが同意見であるというわけではない。各分野の専門家には、「シーン」だけでなく、「解説」まで含めて、本全体をフィクションと考える人がいるかもしれない。しかし私としては最新の研究による純粋に学問的な解釈に基づいて語ったつもりである。ストーリーが首尾一貫し、内容が興味深くなるように心がけた。本書ではさまざまな立場の人々のすべての見解を紹介してはいない。そんなことをすると混乱が起き、話は長くなり、退屈にさえなる。異なった解釈については、前著『精子競争』ですでに最大限に論議し、評価づけをし、さらに本書に取り入れた内容がなぜ現在もっとも優れているかについても事細かに述べてある。

本書を執筆するに際し直面した問題の一つは、解釈を加えようとする登場人物たちの行動をすべてあからさまに描き出さなくてはならなかったことである。いきおいシーンや描写の多くは、ポルノ的と見られる恐れがあった。したがって、必要以上にあからさまになることは避けた。読者がとまどいを覚えたり刺激的と思われるシーンや描写に対しては、後段の解説でその必要性を十分納得がいくように説明してある。

問題はまだあった。描写し解釈した行動の多くは、多数の人にとっては良くて「不道徳」であり、最悪の場合は「犯罪的」でさえある。私にとっては、いかなるモラル的立場もとらないことが肝要である。一人の進化生物学者として、一切の偏見も批判もなしに人間の行動を解釈することに、私の目的はある。ある種の行為を批判しないことで、それを私が容認したり推奨しているのではないかと誤解される危険は確かにある。しかし、反社会的行動に立ち向かう第一歩は、まずそれを理解することにある。私が解釈する目的は、まさにそのことに尽きる。

本書はマーク・ベリス博士の協力がなかったら、生まれてはいなかったろう。多くを彼の考えにも負っている。しかし本書で述べた考え方については、彼に責任はない。当然ながらフィクション部分についても、その責任はいっさい私にある。

多大の励ましをいただいたフォース・エステート社のマイケル・メイソン、クリストファー・ポター両氏に感謝する。学問的な論文しか書いたことのなかった私が、このような一般向けの本を出版できたのは彼らのおかげである。

また、常に私を励まし助けてくれたわがパートナー、エリザベス・オーラムに対して心から深い感謝の意を表したい。この本の受胎、妊娠、出産のすべてに関して献身的に尽くしてくれた。それはちょうど奇しくも私たちの二番目の子供の受胎、妊娠、出産の時期と重なっていた。リズ〔エリザベス〕のお腹とともにこの本のアイデアが大きくなるにつれ、彼女は一般書にはまったくの素人である私が間違いを起こさないよう、つまり「シーン」では、性的な表現をより具体的に描写したいという私の衝動を抑えてくれた。この本が興味深く、明快で、なおかつ味わい深いものになっているとしたら、それは彼女の抑制力と適切なアドヴァイスの賜物《たまもの》である。また「解説」では、書き方が尊大になったり説教じみないように注意してくれた。もしこの本の出来がそうでないとしたら、それは彼女のせいではない。ひとえに私の頑固さと怠慢によるものである。

私はなんとかリズが子供を出産する前に原稿を書き上げようとした。彼女は急ぐあまり内容の質を落とさないよう、できるかぎりの目配りをしてくれた。夜遅くても私が頼めば原稿を何度も読んでくれ、父親としての責任や家事の分担も免除してくれさえした。彼女の最後の努力は、まさに人間業を超えていた！　出産予定日までに原稿が完成できそうもないとわかったとき、なんと彼女は頑張って出産を十日間も延ばしてくれたのである。彼女が与えてくれた時間のおかげで私はなんとか無事に、長女のアメリアが生まれる一九九五年四月二十五日の直前に、原稿をフォース・エステート社に生み渡すことができたのである。

1　世代勝ち抜き競争

シーン1　失われた家系

色あせた古い写真の中の幾人かの顔と写真を見つめている一人の若い女との間には、百年ほどの隔たりがある。女はこの写真が好きだった。祖母を訪ねたときには、見せてほしいとよくせがんだ。写っているのは三人の子供で、とうの昔に亡くなり、時代物のカメラが捉えた遠い昔の一瞬に永遠に閉じ込められている。三人は一列に並んでいる。左端がいちばん年上で背も高く、あとは順に右へ年齢も若く、背も低くなっている。両端は男の子で、十歳と二歳くらい、真ん中は五歳くらいのかわいらしい女の子だ。

この写真を見るたびに女は、わけもなく、過去へのつながりを感じるのだ。真ん中の少女は、女の曾祖母に当たる。両端の男の子は、曾祖母の兄と弟だ。しかし、そんなことを知らなくても、すぐに真ん中の少女は写真を見ているこの自分ではないかと思えてしまう。この少女と自分の小さい頃の顔だちがよく似ていることは気味が悪いほどだ。祖母はそれを「わが一族の顔」と呼んでいる。親戚には、この目、この顔が多くいる。

祖母はアルバムから大きな紙を取り出して家族の物語を話し始めた。この家族の系図である。祖母はそれが何よりの自慢で、家系図と一家のアルバムを孫たちに見せるのを楽しみにしていた。

曾祖母は貧しい家に生まれたが、成長すると村中の男たちが後を追いかけるほど美しくなった。大きなお屋敷に奉公に出たが、やがてそこの若主人の子供を身籠《みご》もった。そのお腹の赤ん坊が祖母である。曾祖母は生涯仲睦まじく連れ添い、最初の子供に続いて四人の子をなした。残り四人はみな男の子で、当時としては珍しく全員が無事に成長し、天寿を全うした。

さて、祖母は写真の中のいちばん年上の少年、彼女にとっては伯父に当たる男の子を指さした。彼は妹のような幸運には恵まれなかった。貧しい環境から抜け出ることはできず、働き通しの一生だった。子供は妹と同じく五人つくったが、三人は赤ん坊のうちに死んでしまった。残りの二人は息子と娘で、息子は十八歳の時に戦死、娘は結婚したものの子供ができず、夫が死んだ数年後、五十代で亡くなった。写真の中で瞳を輝かせ微笑んでいる曾祖母の弟は、この写真が撮られてから二年後にはしかにかかって死んだ。

若い女は家系図を祖母と一緒に熱心に眺めた。それはピラミッド型で、いちばん上には写真の中の三人の子供たちの名前があり、いちばん下には若い女と同世代の五十人ほどの名前が書かれていた。すると若い女は突如あることに初めて気がついた。自分と同世代の五十人の誰もが、その系図をたどっていくと、あの写真の真ん中にいたかわいい少女、曾祖母にたどりつくのだ。あの両端に立っていた少年たちには誰一人として遡《さかのぼ》れない。

若い女は家系図をもっとよく見ようと前かがみになった。この少年たちのように誰かほかにも系図が途中で切れて子孫がいない人がいるのではないかと。最も顕著なのは、祖母の兄弟の一人で、とても不思議な形をした鼻の持ち主と評判だった、名前はどうしても思いだせない大叔父だった。さらに系図が途中で切れてしまう線をもう二つ見つけたが、もう体が窮屈になってしまった。家系図と写真から目を離し、姿勢をもとにもどして背を伸ばした。するとそれにつれて、お腹の子供がなかから蹴ったのを感じた。ちょっと顔をしかめたが女はすぐに微笑んでお腹をそっと押さえた。少なくとも自分の系図はここで途絶えそうではない。

【解説】

私たち個々人の特性は遺伝子によって決められている。どのようにその人が成長し機能するかの化学的指令によって。指令は精子と卵子に組み込まれて先祖代々伝わってきたもので、最終的には両親を通じて現在の私たちに到達する。私たちは「わが一族の顔」以上のものを、生理学や心理学的要素のみならず多くの性的行動までをも、これらの遺伝子によって受け継いでいる。

本書の目的は、人間の性的な行動を解明することにある。方法は簡単である。ある種の性的戦略（性的行動パターン）をもった人たちが、そうでない人たちよりなぜ子孫を残すことに成功するのだろうか、ということである。成功の基準は、その人が子孫を何人残せるか、その数にある。子孫の数こそが、将来をかたちづくるからである。

家系も人口も、最も成功した祖先の子孫たちで占められていく。その子孫に祖先の特性が伝わっていく。シーン1の若い女性の同世代の顔立ちは、大叔父の鼻にではなく、曾祖母の面立ちによく似ている。ということは、この家系の創始者である曾祖母から代々受け継がれてきた一族の性的行動（セクシャリティ）を若い世代も受け取っているのだ。

祖先が望んで子供や孫を多くつくったのか、あるいは偶然なのかは、私たちの世代にとっては関係がない。私たちの特徴を形成する要因は、過去に誰に子供が何人いたか、あるいは誰に子供がいなかったかに尽きる。シーン1で、子供ができていちばんうろたえたのは、セックスを楽しんだ当の本人の曾祖母と曾祖父だったろう。しかし、そのことがなかったら、現在のこの若い女性と五十人もの同世代はこの世に存在していなかったのだ。じっさい各世代で人々は、自分の遺伝子を次の世代へ渡そうと競ってきたのだ。それぞれの世代に勝利者がいる、あのふるぼけた写真の中のかわいい少女のように。また少女の兄弟や息子のように、敗者もいる。私たちは勝利者の子孫なのである。勝利者の性的戦略がものをいったのである。

世代勝ち抜き競争は終わっていない。他の人より子供を多くつくる人々がいるかぎり、競争は続く。私たちの世代でも、競争は今までどおり熾烈《しれつ》で残酷だ。将来の世代を特徴づけるのは、子供がいないか少ない人の遺伝子ではなく、やはりいちばん多く子供をつくった人の遺伝子である。

知っていようといまいと、知ろうと望んでいようといまいと、そして気にかけようとかけまいと、私たちは全員が子孫を残すゲームを勝ち抜くようにプログラミングされているのだ。私たちは世代勝ち抜き競争に成功した先祖から、競争に勝たねばならないというだけでなく、どうやって勝つかという遺伝子的指令も、否応なく受け継いでしまっている。人より成功した先祖をもち、子孫を多く残す可能性が高い戦略を受け継いでいる人々もいる。私たちの世代が終わりを迎えるとき、誰が子孫をより多く残しているだろうか。それではこれから、どんな人々が子孫を多く生み出し、世代勝ち抜き競争に打ち勝つかを見ていこう。

2　ルーティン・セックス

シーン2　いつものお仕事

土曜日の夜遅く、二十代後半の男と女がベッドに入る準備をしている。何やかやしながら彼らは部屋を行ったり来たりしているが、二人とも裸だ。これはいつものことで、もうお互いに全裸でいても、興奮しなくなっている。実際、二人ともお互いの体をチラリとも見ない。土曜日の夜なので、二人は寝る前にセックスすることは承知している。だが、それぞれが別々にいつもどおりの決まりきった手順でおざなりに行うだけなので、時としてお互いに擦れ違って体がぶつかっても、前戯の素振りもみられない。

実際のところ、彼らがセックスしたのは一週間前の土曜日である。四年前、二人が最初に出会った頃は、少なくとも一日に一回はセックスしていた（月経のときを除いて）。当時は、一週間にたった一回しかセックスしないなんて、考えただけで嘲笑《あざわら》っただろう。しかし、今、週二回と決めた彼らのセックスは、週一回になりつつある。二か月前から、彼らは避妊をやめている。

避妊しなくなったのは、特に子供が欲しいという理由からではない。三十代の友人たちが彼らに喜んで教える熱心な子づくり作戦はまだ始めてはいなかった。むしろ運命のなりゆきにまかせていた（そして、運命は今のところ「妊娠なし」と出ていた）。二人とも妊娠するかもしれないということに淡い性的興奮を覚え、しばらくの間は週に三、四回もセックスした。しかし、今週は違っていた。二人とも夜、別々に外出したし、二人の間には説明しがたい冷淡さがあって、セックスしようとするのをさけている。土曜日の午前中、前から約束していたので女の妹の家を二人で訪れたが、まだ二人の間にはいつものような温かい感情が十分には戻っていなかった。ついにベッドへ入った今でさえ、この一週間のそっけない雰囲気が二人には残っている。しばらくためらいがあったのち、男は女の裸の体におずおずと手を伸ばす。しかし、いったん始まると、たちまちいつものように事は進んでいった。

男は女の顔にやさしくキスをして、胸を撫《な》ではじめる。やがてお互いに濃厚なキスを交わし、男の手は女の足からひざへ撫で上げてくる。男は顔をずらし、乳首を吸いはじめる。その間、女は男の背中とお尻をぞんざいに撫でまわしている。女はよくあることだが、今夜も気持ちを集中できず、つい、昼間妹と交わした会話に気をとられてしまう。しかし、男の手が女の股間におかれ、いちばん長い恥毛を分け入って、陰唇《いんしん》を開き、そこが濡れているかどうかを調べるために指を入れてくると、たちまち現実に引き戻される。男は女は準備完了と思う。が、女はまだ自分が準備できていないのを知っていて、濡れていないのに男が入ってくることにたじろぐ。女は手を動かし、ペニスを摑《つか》み、やさしく握りしめる。男がもう準備ができているかを知るためではあったが、本当のねらいは男が入ってくるのを遅らせるためである。いとも簡単に女の思惑どおりになる。男はペニスを入れるのをやめ、彼女の性器のまわりを気乗りしないままゆるゆるとなでまわす。わずか一センチ先にあるクリトリスを撫でることはしなかったが、やがて膣《ちつ》の中が濡れてきたことが指先でわかる（そうだろうと思う）。男は指をはずし、正常位の位置に体を動かす。女はペニスを摑んだ手をはなさず、いよいよのとき、大きくなったペニスの先が膣に入るのを導く。男が激しく動かさないよう、あまり早くイキすぎないよう、数秒間手をはなす（女はまだ十分濡れていない）。すると、もう男に働きかけるのをあきらめるしか手はなくなる。やがてしばらくすると、男がやさしく前後にゆっくり動いて、女の膣に液体があふれはじめ、ペニスは完全に膣の中に収まる。

女は膣が濡れるまでは、男のペニスと自分の膣の状態、そしてペニスがうまく入るかどうかに神経を集中していたが、膣が濡れ、男がいつもどおりにペニスを動かしはじめると、また妹のことを考えはじめた。女の意識は男の動きが苦しそうになったときだけ現実に戻る。気はそぞろでも、長年の習慣から男の動きに合わせて、女は低い声を出して調子を合わせている。すると突然、女の意識は水曜の夜に移り、女友だちと外で食事をしていたときに、声をかけてきた男を思い出した。今、女の心の中では、自分の上に乗っているのはその男である。鼓動は速まり、息も上がって、声がだんだん大きくなる。しかし、女が別の男の姿を想像しはじめ、イキそうと思ったときに、男は特別な動きをした。すると、女の夢は終わり、そのときは過ぎてしまい、次の瞬間、女は男が射精しているのを知る。男がウッウッと震えるたびに女は声を出し、膣の中でペニスが縮まると、男とともに体の緊張がとけた。もう重いだけになった男にがまんできなくなると、女はそっと咳払いをした。男のグニャッとなったペニスは膣から追い出され、男は女から体を離して、二人はいつものように抱き合う。抱き合いながらも、お互いに相手のためにもっと努力しなかったことに罪の意識を感じ、二人とも憂うつになる。しかしすぐ、「すべて最高だったよ」とお互いに嘘をついて、二人は眠りに落ちていった。

【解 説】

たいていの場合、セックスをするのは家庭で、長い期間を一緒に過ごしてきたパートナーが相手だ。そういうセックスは、すぐに二人の間のルーティン（決まりきったこと）になる。しかし、日課にすぎなくなっていたとしても、ルーティン・セックスは、子孫繁栄の競争に勝ち抜くための男の役割、女の役割のうえで、驚くほど重要な役割を持っているのだ。

シーン2から5のこの章では、どれも長い期間を一緒に過ごしてきたパートナーが相手の、セックスのさまざまな断面が描きだされている。本書の各シーンは登場人物も状況も異なるが、最初は（シーン2から7まで）、ここに登場した一組のカップルが話の中心で、彼らのルーティン・セックスから、妊娠するまでを見ていく。そして妊娠するまでの仕組みのすべてを明らかにしていこう。

まずは人間の性の基本について少し説明していきたい。大半は周知のことかもしれないが、いくつかの事実には驚嘆の声を発するに違いない。

何年かでも異性と一緒に暮らしたことのある人なら誰でも、今見たシーンの中のいくつかの場面に思いあたるふしがあるに違いない。しかし、「そうそう、このとおりだよ」と、簡単に納得してしまうと、実はこの二人の行動について微妙な点を見落としてしまう危険性がある。この二人は一緒に暮らして四年、もうすでに五百回以上はセックスをしている。しかし、そのうち一回のセックスも妊娠にいたっていない。もちろん彼らはずっと避妊をしてきているが、うっかりして妊娠することもあったろうに、事実はそうでない。今、彼らは避妊をやめた。しかし、彼女はまだ妊娠していない。

つまり、彼らがこの五百回の行為を子供をつくるために行ったのではないことは明らかだ。だからと言って、この二人がふつうの人と異なっているということではない。ふつうの男性と女性なら誰でも、カラハリ砂漠の茂みで暮らしていようと、いくつもの寝室がある豪邸に住んでいようと、一生のうちに二千から三千回のセックスをする。しかし、現代の信頼性の高い避妊法を用いなくても、たいていの場合は七人以下の子供しかいない。これはつまり、大ざっぱに言えば、一人の子供をつくるために、約五百回の性交をしている勘定になる。そんな計算はさておき、結論は明らかだ。子孫繁栄の面から見ると、私たちは子供をつくるためにルーティン・セックスをしているわけではないのである。

これは、人間だけがひとりそうであるというわけではない。事実、一人の子供をつくるためのセックスの回数で他の霊長類と比べてみると、人間はほぼ平均だ。むしろ四六時中、交尾しているかに見えるピグミー・チンパンジーと比べたら、その少なさに顔色を失う。霊長類以外で見ると、ライオンは、一頭の子供をつくるために三千回交尾する。鳥の中にはわずか数回の交尾で雛《ひな》が生まれる鳥もいるが、その一方で一羽の雛をつくるのに人間と同じく数百回も交尾する鳥がいる。では、私たちや動物は、なぜ子供をつくるためでないのに、そんなにセックスをするのだろうか？　ルーティン・セックスは、子孫繁栄に対する男性と女性の役割に、どんなふうに役立っているのだろうか？

よく言われていることは、（多分、他のすべての動物も）人間は楽しいからセックスするのであり、快楽をもたらすからセックスするということである。しかし、それは本当だろうか？

今見たシーンのカップルに戻ろう。つきあい始めて毎日セックスしていた数週間は、挿入し、触れ合い、お互いの裸を見るだけでも、二人は非常に興奮した。本物の喜びを得たこともしばしばある。しかし、最近は、そういう喜びを感じる場合が徐々に少なくなっている。今見たシーンでは、二人ともセックスに期待をもっていなかったし、正直に言うなら、二人とも多くの快楽を得てもいない。

女性がセックスから快楽を得ていないのは明らかだ。最初から最後まで心地悪く、痛みもあったし、した甲斐《かい》があったというセックスではなかった。土曜日の夜、パートナーとしたセックスより、水曜の夜、ある男から色目を使われただけで感じた性的な興奮のほうがはるかに強烈だった。男性の側からすると、前戯の間に飽きてしまい、濡れていない膣にジリジリし、ピストン運動しているのに彼女がなかなかイカず二人とも飽きてきてイライラした。射精の瞬間の数秒前にちょっとした快楽を味わったが、射精後はすぐに罪の意識にかられた憂うつな気分に落ち込んだ。さらに言えば、二人とも体を合わせたことにほとんど喜びを感じなかったばかりでなく、セックスする前からそうと知っていた。

それなら、どうしてこのカップルはこの土曜の夜にセックスをしたのか？　そしてなぜ二人はこれからも毎週、毎月、毎年、いやというほど同じことをくりかえしていくのだろうか？

もっとも一般的に言えば、ルーティン・セックスは文字どおりルーティン、日課だからである。男性の体も女性の体も、脳にとって理由があろうがなかろうが、パートナーと一定の間隔をおいてセックスするように、遺伝子によってプログラムされているのである。なぜか？　それはルーティン・セックスが、男性や女性が将来持つ子供から、孫、曾孫——とつながっていく子孫の数と質の違いを決めるからである。約五百回の性交につき一回の割合で起きる妊娠ではあるが、ルーティン・セックスが子孫の数と質の違いを決める。ルーティン・セックスは脳が意識することなしに行われ、それが大切だと考えることなく行われているのである。

それでは、ルーティン・セックスから得られる最大の利益とは何なのか？　正確な答えは、男性と女性で異なる。それは本書を貫くテーマの最初の実例だ。つまり、それは、「自分にとってベストであることが、相手にとってはベストではないことが非常によくある」ということである。この場合は、男性の体が行おうとしていることは、パートナーの体の中の精子の数を一定に保つということである。女性の体が行おうとしていることは、男性を混乱させ、意識的にせよ無意識的にせよ射精するいちばんいい時期を彼に知らせないようにすることである。

チンパンジーやバブーンなどのある種の霊長類のメスでは、毎月もっとも妊娠しやすい時期になると、肛門や外陰のまわりが大きく誘うように赤く固くふくれ上がり、ときには胸の皮膚も赤くなって、その時期を実際に宣伝する。オスはこれらのしるしをみて興奮し、その赤い色がいちばん濃くなる美しい（！）時期のメスと交尾しようとする。このわずか数日の間に、一匹のメスをめぐって数匹のオスたちは熾烈な闘いを行う。どのオスもメスが他のオスと交尾しないように最大限の努力をする。メスから片時も目を離さず見張ることができるように、しばしば餌《えさ》をとることとさえ放棄する。

これと反対に、人間のように一夫一妻制をとっている他の多くの霊長類（たとえばギボンなど）は、メスは自分の妊娠しやすい時期を宣伝するより、むしろ隠す。なぜか？　それはメスが妊娠しやすい時期をオスに隠せば、オスはメスを集中的にガードすることができないからである。つまり、オスは食べたり眠ったりを無期限に放棄することはできないから、メスは妊娠しやすい時期を隠すことによって、いつ、誰によって妊娠するかということを自分でコントロールできるようになる。メスは自分がそうしたいか、あるいは必要があって、自分のパートナーに対して不貞行為を働くのがとても容易になる。これはギボンも女性も同じだ。

女性が男性から自分の妊娠しやすい時期を隠す能力の巧妙さとその効力は、息をのむほど鮮やかである。女性の体は、タイミングが完全に正しくありさえすれば、比較的妊娠しやすいような環境を整えていくが、また一方では、彼女の体は男性に正しい時期を悟らせるようなことは絶対にしめさない。男性を混乱させようとする戦略は、実に詳細に巧妙にできている。

まず、一般的なルールとして、女性の体内では、精子は膣内に排出されてからわずか五日間しか生きていられない。第二は、精子はいちばん受精できる状態に達するには約二日間女性の体内にいることが必要なようだ。三番目に、女性は一回の月経周期で一個の卵を排出するが、卵巣から排出された卵子は一日以内で死ぬ。これらを考えあわせると、男性が女性を妊娠させるには、排卵五日前から排卵後約十二時間までの間に、少なくとも一回は射精しなくてはならない。最高のチャンスをつかむためには、確率は必ずしも高くないが（約三回に一回の割合）、男性は排卵二日前に射精しなくてはならない。排卵五日前から排卵後約十二時間という妊娠しやすい時期の前後、一日か二日ずれると、妊娠させる率は劇的に減少してしまう。

これは一見すると、男性のなすべきことは、パートナーの月経がいつ始まったかを記録し、十二日間待ち、その後に射精することだけのように思える。そうすると、精子は射精から二日後の、月経周期十四日目にいちばん受精できる状態に到達する。この日が女性がいちばん妊娠しやすい日であると誰もが思っている。しかし、女性の体はいともたやすくそんな計算をはぐらかしてしまう。規則正しい月経周期は稀で、女性が十四日目に排卵することはごくたまにしかないからだ。女性の体の戦略と鍵は、変わりやすさである。だからそれは予測不能である。

月経周期の長さとは、ある月経周期の始まりから次の月経周期の始まりまでの日数をさすが、約十四日から四十二日までと幅広い。この月経周期の違いは人によって異なるだけでなく、ひとりの女性でも月によって異なる。もっと言えば、いちばん変化する部分は、月経の開始から排卵日までの日数で、男性にとっていちばん必要な部分である。十四日間どころか、この期間は健康で標準的な女性でも、約四日から二十八日までと変化する。前の月経の始まりの日から数えただけでは、いちばん妊娠しやすい時期を当てることはできないのだ。

しかし、妊娠しやすい時期にかぎって女性がセックスに興味をしめせば、秘密をもらすことになってしまう。そこで女性はこの危険を避けるために、無意識のうちに気分と態度を変化させ、うわべを取り繕《つくろ》うのだ。

まず第一に、女性の体は妊娠しやすい時期であろうがなかろうが、いつでもパートナーがセックスするのを受け入れる態勢でいる。第二には、女性の体はいつでも、セックスに対する興味が本当にあるのか、そのふりをしているのか、あるいは来てほしいのかどうかはっきりさせない。たとえ、女性がセックスに興味を示したとしても、それはみせかけの興味と区別できない。なかでもいちばん巧妙な戦略は、自分でもその時期を知らずにいることで、パートナーを上手に混乱させていることである。女性が自分の妊娠しやすい時期を意識していないのは単なる偶然ではない。他のすべての要因と同様、女性の体の重要な戦略の一部なのである。

女性の戦略は巧みなので、男性はセックスするのにいちばんいい時期を前もって知ることはできない。その結果、無意識のうちに行っている男性の戦略は、女性の体の中にいつも一定数の自分の精子を保っておくことなのである。だから、ルーティン・セックスは女性にとってと同様、男性にとっても利益がある。男性が女性に二、三日おきに定期的にセックスすることができれば、女性の体の中にはいつも十分な精子がいることになる——その場合、卵子を受精させることができるチャンスは、どの月でも約三分の一になる。しかし、一回でもミスをすれば受精は不可能になる。実際、シーン2ではそうだった。男性はパートナーの卵子を受精させることはできなかったのである。

今週の土曜日、彼が彼女に射精したとき、前回から一週間たっていて、彼の前回の精子は水曜日にはもう効力をなくしていた。彼女は金曜日の朝、排卵した。卵子がまだ生きていた金曜日には、精子はわずかにまだ生きていたが、すでに受精させる能力はもっていなかった。彼女は妊娠せず、二週間後、月経が始まるだろう。その週の金曜日の夜から出血が始まる可能性は高い。それは、月経の始まりから排卵までの日数とは違って、排卵から次の月経の始まりまでの日数は、約十三日から十六日とわずかに幅はあっても、かなりの確率で十四日と言い当てることができるからである。

出血が始まれば、カップルが今月、妊娠に失敗したことはほとんど明らかだ。しかし、別の解釈もできる――つまり、女性の体は今月、少なくともパートナーによって妊娠させられることを避ける状況を巧みにつくりだしたのである。

女性は月経周期のいろいろな時期に、移り気にセックスを求めたり許したりすることによって男性を混乱させるということを前に述べた。しかし、それだけが真実ではない。ルーティン・セックスさえ、月経周期の間、わずかながらも変化するのである。

まず、女性も男性も、女性の月経中はセックスしたいという気持ちが少なくなる。月経中のセックスをタブーとする文化もある。すべての月経周期を通してセックスする霊長類でも、月経の間は性交の割合が同じように減少する――出血が体の外へ出ないキヌザルのようなものでさえそうだ。月経中にセックスへの関心が減少するのは、男女両方にとってセックスによって病気に感染する危険率がわずかだが増すからである。

第二番目は、多分驚くべきことだろうが、女性は妊娠しやすい排卵前の約二週間より、排卵後の妊娠できない二週間のほうが、ルーティン・セックスをしたくなるのである。

この違いは統計にもでている。が、その変化はあまりにもわずかなので、男女どちらも気づかない。この微妙な態度の変化は、カップルがお互いに妊娠を避けようとはっきり決めたために起こるものではない。ピルのような信頼性の高い避妊法を使っている女性でも、同じようなわずかの変化をしめす。他の霊長類も同じだ。この微妙な変化は、大脳の働きではなく、ホルモンの働きによるものだ。

いつ、何回セックスするかということを決めるのは、女性の体が精子の受精するチャンスをあやつる方法の一つにすぎない。精子の一部あるいは全部を排除してしまうという手も使う。ふつうはセックスした後のシーツが濡れた跡を見て、女性の力とすばらしさに驚きの声を上げるということはないだろう。しかし、次のシーンを読めば、もうこれからはシーツが濡れた跡を今までと同じに見過ごすことはできなくなるだろう。

シーン3　濡れたシーツ——フローバック

女はお尻のあたりにいつものようにもぞもぞとした感触が始まったので、セックスの後の眠りから目覚めた。ベッド脇の時計の蛍光塗料で光った数字を見つめた。男が射精してからほぼ四十五分がたっていた。やがて膣がぬれてくるのを感じた。まだ半分眠っていて意識がもうろうとする中で、女は起き上がってトイレに行こうか、ティッシュをとろうか、あるいは膣から液体が流れだし、お尻の下にしたたり落ちてシーツを濡らしてしまうままにしておこうか、迷っていた。

うつらうつらしている中で、女は七年前、高校生最後の夏休みに、二歳年上の大学生の男に出会ったときのことを思い出していた。何回かデートしたあと初めてセックスし、それ以後はチャンスがあるたびにセックスをした。最初はコンドームを使ったが、最後は女がピルを飲むことにした。夏休みが終わり、女は男と別の大学に行くことになったが、数か月は二人の関係は続き、週末にはどちらかの狭い下宿の部屋で過ごすようになった。二人はいつも日曜日は一日中ベッドにいて、セックスをして過ごした。そしていつも最終の電車に間に合うギリギリまでベッドにいたので、最後はあわただしく洋服を着て、駅までかけつけるという具合だった。男の下宿からバタバタと飛びだし、最終電車にやっと間に合って飛び乗り、やれやれと一息つくと決まって、さっきまでしていたセックスの証《あかし》ともいえる液体が下着にしみだしてくるのだった。そしてその後は電車を下りるまで、両足の間に冷たくてベトベトした感触を感じていなければならないのだった。

さて、七年たった今、女はベッドの中で完全に目を覚ましていた。やっとの思いでベッドから起き上がり、よろよろとトイレまで歩き、電気をつけ、しゃがんで排尿した。終わって水を流そうと立ち上がり、便器の中をのぞくと、そこには尿にまじって白いかたまりが四つできていた。ベッドに戻ってまだはっきりしない意識の中で、自分の体は精子を体内に留めておくことに問題があるので、今回もまた妊娠しなかったという考えが横切った。しかし、そんな思いはあっというまに消え去り、ベッドに横たわるとものの一分もしないうちに、眠ってしまった。今夜は少なくとも、シーツは乾いたままである。

【解説】

多分、セックスの後しばらくして膣から流れだしてくる液体「フローバック」ほど、セックスの中で誤解され嫌悪されているものはないだろう。たいてい女性は、それを不愉快なものと思っているが、なかには不妊の原因とまで考えている人もいる。

フローバックは、男性と女性が合同でつくりだすものである。主成分は精液で、ほとんど全部が膣から流れ出たものである。子宮頸部《けいぶ》からの大量の粘液やピストン運動ではがれた膣内の細胞も含まれている。しかし、フローバックの中にあるいちばん多い細胞は精子だ。たいてい数百万個ある。人間の目から見ると、フローバックは不愉快で無意味なものとしかみえない。一見したところでは、シーツに残った濡れたシミ、あるいは足からしたたり落ちる液体でしかないものが、積極的な意味をもちダイナミックな出来事であると、考え直すことは難しいだろう。しかし、その考え方の変換こそが、ここのテーマである。フローバックは女性にとって子孫繁栄のための主要な武器の一つなのである。

ここに数年来、気にいっている一枚の写真がある。シマウマの親子の写真だ。オスはちょうど射精を終わったばかりで、まだメスの背中に前足を乗せ、後ろ足で立っている。子ウマはまるで見るのが恥ずかしいというようにそっぽを向いている。母シマウマが膣からみごとにフローバックをほとばしらせているからだ。シマウマの場合、射精して数分ののちに、メスは精液の大部分を急いで排出してしまう。人間の女性のフローバックはシマウマのメスほど勢いよく出ないし、量も比べようもないほど少ない。しかし、私の研究によれば、実際、女性はこの点において、シマウマのメスに劣ってはいない。

シーン3で見た女性は、排尿後、便器の中に白い球体を認めた。もしあなたが女性なら、セックスをした三十分から四十五分後、排尿したときにフローバックが起きるのを鏡を使って見てほしい。トイレではできないので、お湯の入ってない浴槽で試してみていただきたい。まず、しゃがむ。そして恥毛を分けて外陰唇をむきだしにし、尿がまっすぐ出るようにする。じっくり時を待つ。フローバックが集まってきたなと感じたら、排尿する。脇から見ると、尿は尿道から前にほとばしるのが見える。その間、尿道の一センチほど下の筋肉が収縮し、フローバックは思わぬ力で膣から流れでる（男性は彼女がフローバックを排出するところを見せてほしいと頼んでみよう）。これを見れば誰でも、フローバックは受け止めたばかりの精液の一部を排出しているのだということに、まったく疑いをもたなくなるだろう。これができるのは、女性とシマウマのメスだけというわけではない。サル、ウサギ、ネズミ、ツバメ――哺乳類と鳥類のメスのほとんどは、フローバックを排出することができる。

　では、女性はどうやって排出するのだろうか？　まずその前に二つのことを説明しよう。一つは、女性の生殖器の詳しい説明であり、もう一つは、射精後三十分ほどの間の重要な時期に何が放出されるのかについてである。

　最初に、あなたはお医者さんになって、目の前のベッドに横たわっている女性の体の内視検査をするところだと想像してみていただきたい。女性は仰向けに寝ている。まず、恥毛をかきわけ小陰唇《しょういんしん》を両側に押し開く。膣への入口が見える。その内側の小さな空間が膣前庭《ちつぜんてい》だ。さらに小陰唇をもっと広げると、膣前庭部の一番上のところに、尿道が見える。

　こんどは小陰唇の間から膣のなかへ二本の指を入れてみよう。そして入るところまでそっと入れていく。まず、膣が指を取り巻くように触れてくる感触を覚えておいてほしい。膣は中に何も入っていないときは、トンネルのように丸く開いた穴ではなく、二つの壁が合わさった細長い切れ目にすぎない。また、膣は貫通していない。一般的に、膣は子宮までまっすぐに伸びていて、その入口が子宮頸部だと思われているが、それはまったくの間違いだ。また、射撃の名手であるペニスが子宮頸部からまっすぐに子宮の中に射精すると思われているのも、間違いである。実際には、膣は行き止まりになっている。もちろん、子宮への出口はあるのだが、まっすぐにつながっているのではない。その出口へは、ほとんど直角に曲がらなくてはならない。

　指は引っ込めずそのままにしておいて手の平を返し、手の甲を背中側、手の平をお腹側に向けてみよう。子宮は西洋梨を逆さにした形をしていて膣の上のほうに位置しているのだが、多分あなたの指先は届かないだろう。西洋梨の細くなった部分が頸部と呼ばれるところで、ここが膣の天井に突き抜けているところであり、二センチほど膣の中へ突き出している。もし、あなたの指が長ければ（たいていの場合は短いのだが）、頸部が膣の天井から下がっているのを感じることができるだろう。頸部には細い管があって、この管が膣と子宮の内部をつないでいる。精子はここを通らないと子宮の中へ入っていけない。出産の際にはこの頸管が驚異的に伸びて、子供を体外へ押しだす。

頸管の中は空《から》ではない。粘液が詰まっていて、指をしばらく中に入れておくと、少しだが頸管粘液は指に落ちてくる。頸管粘液は女性のフローバックに対するいちばんの貢献者で、本書でもスターのように中心的な役割をもっている。人間のセクシャリティを理解するためには、女性のこの頸管粘液の美しさとそれの驚くべき働きとをじっくり味わわなくてはならない。頸管粘液には複雑な働きがある。まず、常に隙あらば頸管と子宮へ入ろうとねらっているバクテリアや他の病原体から体を守る最後の砦《とりで》である。一方、精子を膣から子宮へと通さなくてはならないし、月経血を子宮から膣へと出さなくてはならない。つまり、頸管粘液は双方向のフィルターの役目をしているのである。

粘液ときくと、たいていは鼻の粘液がいちばん馴染みがあるものなので、汚らしく、流動する物体で、たいした役目のないものと軽んじられている。頸管粘液も見た目や感触は鼻の粘液と同じようなのだが、実際は大変異なり、すばらしく完璧な構造をもち、女性の健康と病気の予防、そしてセクシャル・パワーには絶対に必要なものである。頸管粘液は繊維組織で、編み目のようになっている。この編み目は非常に細く、中には二個の精子が横に並んでやっと通れるくらいの狭さのものもある。しかし、それでもこの編み目は精子が膣からこの頸管を通って子宮の中へ入っていくときに通るハイウェーなのである。

頸管粘液は主に頸管の上部にある分泌腺でつくられ、絶えず分泌される。分泌されると、頸管を伝わってまるで氷河のような感じでゆっくり落ちてきて、最後に膣へしたたり落ちる。この落ちる速度は、精子が泳ぐ速さより遅いが、頸管を通ろうとする病原体よりは速い。バクテリアや他の病原体は留まることができずに頸管から膣内へと押し戻されてしまい、膣内では、膣液の中にある酸性の分泌物で殺されてしまう。月経の間は、月経血が粘液の分泌を促し、粘液の量は二倍になるので、バクテリアや他の病原体が頸管を通るのはさらに困難になる。月経の間は子宮内膜は特別に傷つきやすくなっているので、このことは特別に重要なことである。

頸管粘液のこの変化は、精子に対して何の役にも立たないように見えるが、受精するための戦略の上で特に重要である。すでにシーン2で、なぜ女性は男性を混乱させるために妊娠しにくい時期にセックスするのかを説明した。閉経後の女性も、その後何年間も性的に活発であることがよくあって、男性を混乱させるためにセックスする。パートナーが自分より若くて子供を産める女性を選び、自分が捨てられないようにするため、自分の生殖生命が終わったことを悟らせないようにしているのだ。事実、明らかに閉経後でも、女性は妊娠することが可能だ。少なくとも五十七歳までは可能で、七十歳までの妊娠が報告されている。妊娠した女性でさえもセックスを続ける。これまた男を混乱させるためだ。しかし、これについては後にシーン17で述べることにする。

女性はいつでも精子を通し、なおかつ病原体を入れないようにするために、バランスを保たねばならない。精子を通りやすくさせようとすると、病原体もまた通りやすくさせてしまう。妊娠している間は、精子を受け入れても何の役にも立たないので、フローバックとしてすべてを放出する。頸管粘液のフィルターは、病原体を通さないよう最大限に防護するようになるので、精子は死んでしまう。しかし、妊娠していないときは精子を必要とすることがあるので、精子を通すためには病原体を通さないように防護する働きが少々手薄になってしまう。精子を通す必要性が月経周期中の時期によって変化するように、頸管粘液のフィルターの強さもまた同じように変化する。

女性にとって、一生のうち妊娠しにくい期間（たとえば、排卵期前後の妊娠しやすい時期以外と閉経後）には、精子はほとんど役に立たない。しかし、この時期でさえ、精子を通すことによっていくらかの利益を得ている。それは妊娠しにくい期間に通過した精子は、その次の妊娠しやすい時期の初期まで存在し、新しく入ってくる精子に何らかの影響を与えることができるからである（シーン7参照）。しかし、妊娠しにくい時期に精子を蓄えておくことの利点は比較的少ないので、頸管のフィルターは病原体による感染を防ぐための防護に力をいれるから、精子はフィルターを通りにくくなる。排卵が近づくと、自然に頸管のフィルターは精子を通しやすくなる。妊娠しやすい時期と妊娠しにくい時期とで、精子を通したり妨げたりするのは、頸管粘液のフィルターの性質が変化するからである。

妊娠しない期間の頸管粘液は通りにくくなっている。粘液のフィルターの編み目は全体として狭くなり、精子は粘液の中に突入しても、通り抜けることはほとんどできない。通過したとしても、精子の泳ぎはさらに遅くなる。この時期の粘液はゆっくりしみ出すが、病原体と闘うだけの速さは保っている。反対に、妊娠しやすい時期は短いが、粘液は変化する。液状になり、流動性が増し、編み目は大きくなる。精子にとってもバクテリアにとっても通過しやすくなる。

妊娠しやすい時期に、精子がここを通りぬけるときに直面するいちばん大きな問題は、前にも述べたことだが、編み目をふさぐものがすべて取り除かれているわけではないことである。編み目をふさいでいるものを除き、高まる感染の危険性と闘うために、粘液の量が増える。それで細胞やバクテリアや他の残骸を外に押し出してしまう。この時期、女性はいつもより多く濡れていて、透明で汗の臭いのする分泌物が下着に目立つようになる。

頸管粘液のこのような変化が利益をもたらすのは明らかだが、問題も引き起こす。それは妊娠しやすい時期を、パートナーにも自分にもかくそうとする女性の試みが失敗しそうだからである（シーン2参照）。女性の体はこれに対し、頸管を精子が通りやすくするのに必要とする以上の粘液を、ときどき不意に大量に分泌する。それは排卵の一週間前から排卵後二、三日まで続く。その結果、ふつうは頸管粘液は女性が妊娠しやすい時期がいつかを知ることのできる一つの手がかりになるのだが、分泌が起きるのを前もって知ることは不可能なので、排卵時期を隠すという女性の戦略が無効になることはない。

つまり、頸管粘液はもともと適切な精子のフィルターなのである。月経周期中のどの時期であろうと、編み目をふさぐことで粘液のフィルターの効力を高めることができる。編み目をふさげばふさぐほど、フィルターの効力は強まる。それではいったい、何によって編み目はふさがれるのだろうか？

それには三つある。一つは、血液や繊維、月経によって生じるいろいろな残滓《ざんし》だ。二つ目は白血球であり（シーン4）、三つ目は精子である（シーン7）。これらが数日間は編み目をふさぐが、最終的には粘液の氷河によって膣の中へ運ばれ、あわれにも消滅してしまう。頸管フィルターの効力が高まったり低まったりするのは、女性の体が男性をごまかすのに用いる強力な武器であるが、これについては後で述べることにする（シーン21〜25）。

粘液は膣にしたたり落ちたからといって、その役割はまだ終わっていない。膣壁を伝わって落ちていき、膣の表面を薄い膜で覆ってしまう。ある部分は外に出るので、女性は外陰唇が「濡れている」のを感じる。しかし、多量の粘液は膣壁に残り、次のセックスのために、その間、数日あいたとしても、前もって準備をしていることになる。女性が最終的に前戯の間に興奮してくると、膣壁は「汗」をかきだす。この汗自身はすべりやすくはないのだが、古い頸管粘液と一緒になると、非常に効果的な粘りが出てくる。こうなったとき、膣は挿入から性交への準備が整ったことになるのである。

さて、ここまでで、ペニスが膣に挿入され、フローバックが起きるまでの必要な情報をすべて説明した。しかし、さらにわかりやすくするために、今まで見てきた体の内部の医学的な検査のイメージを変えてみよう。これから述べることは、セックスする直前に男性のペニスの下側にファイバースコープを取りつけて初めて撮影に成功したものである。つまり、これからはペニスの目で見たことが展開されるのだが、わかりやすく説明するために、あなたは今、正常位でセックスしている最中で、勃起したペニス（あなたが女性なら、パートナーの勃起したペニス）の先にカメラが取りつけられていると考えてみてほしい。目の前にある大きなテレビスクリーンには、今まさに撮影されているシーンが映しだされているところだ。

まず最初にペニスが膣に当たり、押すと、今までぴったりしていた膣壁が開く。ペニスが全部、膣の中まで入ってしまうと、その先は行き止まりになっているのがわかる。その少し先に膣の天井から下がっているのが、頸管だ。頸管は真ん中にえくぼのような窪《くぼ》みがあるが、今のところ、ピンク色をして、触手を取られたイソギンチャクのような形をしている。だが、セックスの経過に従って変化してくるのだ。

ペニスのピストン運動が始まった。ペニスが引くたびにその後ろの膣壁が閉じるのが、大きなスクリーンに映しだされる。ペニスが突くと、膣壁は開く。ペニスが完全に挿入されると、膣壁のどんづまりと、吊り下がっている頸管の姿が映しだされてくる。ピストン運動が続くにつれ、スクリーンの映像も変化してくる。膣のいちばん奥はゆっくりと空気でふくらみ、だんだん小さな部屋のようになり、粘液でヌルヌルしてくる。さらに劇的な変化が起きてくる。頸管が伸びはじめ、徐々に下に降りてきた。そして、その姿が変化する。さっきの触手がないイソギンチャクの姿がだんだんと薄れていき、どんどんピンク色をした少し幅の広い「象の鼻」に似てくる。ついにスクリーンいっぱいに映しだされているのは、頸管の「象の鼻」の壁になった。鼻の先端は膣の床に着いているのだろうが、よくは見えない。セックスのクライマックスに向けて、「象の鼻」は膣の床で休んでいるのかもしれない。さて、射精が始まった。精液は「象の鼻」の前面の壁に勢いよく噴射し、それを伝わって膣の床へ落ちていき、小さな部屋の床に水たまり（精液プール）ができはじめる。この精液プールに上から吊り下がって浸っている、どこから見ても「象の鼻」と思えるものこそ、頸管なのである。

一分ほどで射精が終了すると、ペニスは萎《な》えて縮んでいく。縮むにつれ、膣の壁はその後ろから閉じていきペニスを外に追い出していく。精液のプールはそのまま残っている。ペニスは縮んで後退していくのに従って、カメラを支えることはできなくなり、目の前のスクリーンは暗くなった。しかし、今はもうカメラで写せなくともたいした支障はない。重要なできごとが起きているのだが、それらは化学的なことで、カメラより顕微鏡の世界のことだからである。

まず最初に起きるのは、ペニスが膣の入口のほうへ縮まっていく寸前にモニター画面に映しだされるところだったのだが、少しずつ精液プールの水分が減り、ゼリー状になりながら、凝固する。次に、精子が精液プールから移動を開始する。目的地は頸管で、頸管粘液と精液の間にできている境界面を通り抜けて入る。頸管の象の鼻の中には粘液が詰まっている。だが、この粘液は精液と出会っても、精液に溶けたりまじることすらない。その代わりに、もっと構造的なことが起きるのである。

頸管の「象の鼻」の入口で粘液と精液がぶつかりあう境界面は、平らではない。「指」のような形になった精液は頸管粘液の広がった編み目の中へ入って進んでいく。まるでゴムの手袋のように指が何本も広がり、「象の鼻」までのわずかな距離を進み上へ上へと伸びていく。精子はこのゴム手袋の中に激しく泳ぎ回って入っていき、そこから粘液のより狭い編み目へと流れていく。この精子がどうなっていくかは後に述べることにして、ここではフローバックについて見てみよう。

精液プールの中に浸っていた「象の鼻」は、数分すると縮みはじめ、「象の鼻」からイソギンチャクへと姿を変えつつ、膣の天井へと上がっていく。精液プールから離れるので、これで精子が上へ這い上がっていく道は閉ざされる。頸管が完全にプールから引き上げてしまうと、まだ精液の中に残っている精子は排出され、死んでしまう運命になる。射精のあと十五分もすると、凝固していた精液プールはだんだん柔らかくなりはじめ、またもとの液状にもどる。やがて、目に見えない、無意識の筋肉の微動が起こり、精液と粘液、精子、膣からはげ落ちた細胞などが一緒になったものを静かにかきまぜていく。そのまざったものは最後に、膣前庭に集められる。これが起きるのが、平均的に言うと射精の一時間後だが、十分後から二時間後ということもありうる。これが起きる前なら、立ち上がって歩きまわっても、さらに排尿してさえも、フローバックは起きない。しかし、フローバックが膣前庭に集まってしまうと、立ったり歩いたり排尿したりすればもちろんだが、咳やクシャミをしただけでも出てしまう。たとえ眠ってしまったとしても、フローバックは二時間くらいすれば液体となって、最終的にはどうやっても外にしみだしてしまうのだ。そしてシーツを濡らす。

平均してみると、フローバックは量の多少はあるが、おおよそ半分が射精で入ったきた精子である。量の違いは、ある部分は頸管フィルターの強さの程度にもよる。強い場合は、射精したほとんどを出してしまうことがよくある（十回のうち一回）。弱い場合はめったにないが、ほとんど全部が膣内に入ったままだ。なかでも大変重要なことは、体内に留めておく精子の割合は、まったくの偶然によるものではないということだ。大部分は頸管フィルターではなく、女性の体がコントロールしている。つまり、セックスをするたび、精子をどのくらい体内に残し、どのくらい排出するのか女性の体が決めるのだ。なぜ、どうやって決めるのかは、後ほど説明しよう。ここで見てきている私たちのカップルの人生において、やがてこの女性の能力が大変重要になるが、それはまだ先の話である。

シーン4　精子の量を一定に

さて、次の二週間、このカップルは打って変わって、頻繁《ひんぱん》にセックスするようになった。妊娠しやすい時期そっけなかった女の態度はどこかへ消し飛んだ。二人とも一年振りにセックスを心待ちにし、楽しむようになった。土曜の夜はおざなりなセックスだったが、日曜日には二回、朝起きた時と午後三時にそれぞれ一回ずつセックスした。さらに午後三時半にもまた一回。男のペニスが立ってしまったので、入れたり出したりを十分ほどしたが、とうとう射精まではいかないで終わった。その後、数日はセックスなし。水曜日の夜は、女が女友だちと集まる毎週の定例日。木曜日の夜は、男が男友だちと集まる毎週の定例日。そのふた晩は、酔っ払ったほうが夜遅くこっそりと、相手が寝ているか、寝たふりをしているベッドへもぐり込んだ。金曜日の夜、二人はセックスをし、土曜日の夜、日曜日の夜もセックスをした。その翌週も同じパターンでセックスし、土曜日の朝、女の月経が始まったので、出血が終わるまでそれから丸一週間、その次の土曜日までセックスはしなかった。

【解　説】

週の何曜日と何曜日というように、ぴったり日を決めてルーティン・セックスをするカップルはほとんどいない。さて、これまで四週間にわたってこのカップルを見てきたわけだが、この間に二人は十回セックスをし、そのうち九回射精している。しかし、その間のセックスの間隔は、短いときは三十分（射精なし）か、七時間（射精あり）、長いときは七日間であった。

男性は本書ではかなり分の悪い役回りだ。女性の体がほとんどすべての局面で男性を知恵で負かし、相手の裏をかくのに対し、男性の体は常に分の悪い役回りでも何とかそれを最大限利用しようと試みている。本書の話の筋は、そういう対比に基づいて展開していく。しかし、一見するとどうということのないこのシーンは、実は男性がかなり感銘的なあることを行っているのが観察できるのである。射精の瞬間、男性は特に高尚であるとは見えない。しかし、実際にはすばらしいことが起きているのだ。男性はルーティン・セックスで射精するたび、パートナーに「常に一定に満たす」のに必要な量の精子だけしか注入していないのである。そんな抑制は子孫繁栄を追求するために、どのように役に立っているのだろうか？　いったい男性はなにをしようとしているのか。それを理解するためには、精子の動きをさらに追いかけてみなくてはならない。これまで私たちが見てきた精子は、女性の頸管粘液の編み目の中を通って泳いでいた。さて、その先は、どうなるのか。

これらの精子の中でも少数の言わば尖兵は、頸管粘液を通って子宮へとまっすぐに進んでいく。妊娠していないときの子宮は、おおざっぱに言うと、ちょうど西洋梨を逆さまにしたような形をしていて、大きさもそのくらいだ。膣は、壁がくっついて閉じていて、ほとんど中に空間はない。精子は子宮に入ると、子宮の壁に沿って泳ぎ、それに導かれるようにして、子宮のいちばん上、いちばん広い西洋梨のお尻の部分に到達する。実際、精子は子宮の壁の筋肉がわずかに動いてつくりだす小波を次々とサーフボードで乗りこえていく。子宮の形は断面図で見ると、ちょうど二本の角が生えた牛の顔のように見える。その二本の角に当たる部分は、細い管で、卵管である。卵管は二本あるが、一回の排卵で出る卵子はどちらか一方の卵管に落ちる。精子は子宮を出て卵管に入ると少し泳ぎ、やがて待機場所に着く。すると、泳ぎを止め、じっとして、事態の展開を待つ。

一方、頸管粘液に話を戻すと、粘液の斜めの編み目に入った精子の一団はそのまま頸管の壁にあるたくさんの微小な分泌腺の窪みへと入っていく。この一団もまた、その小さい窪みの中で泳ぎを止め、じっとして、エネルギーを蓄える。その後四日から五日間の間に、徐々に動きだし、再び通りぬけ、子宮の壁をサーフボードで乗り継いで、卵管に入り、待機場所へと向かう。

残りの精子の一団は、ただ頸管粘液の中に留まるだけだ。粘液の編み目の中でバタバタして、ただそこにいるだけ。最後には、死ぬか、殺されてしまう。彼らを襲う殺し屋は、射精後、数分で子宮の壁から出てくる白血球軍団だ。精子の一団が頸管粘液の中を進んでいくと、この白血球の殺し屋軍団が待ち構えていて、生きている精子も死んでいる精子も呑み込み、食べてしまう。最高時には白血球の数は精子の数と匹敵するほど多くいるが、射精後二十四時間以内に、白血球軍団は残りの精子を食べ尽くす作業に必要なだけの数を残して、いなくなってしまう。白血球は多数であるけれども、頸管の中に潜んでいる精子までを追うことはしない。

一回の射精に含まれる精子の数は、平均、約三億である。これらのうち、半分の一億五千万個がフローバックとして排出される。卵管へ直進する精子は数百で、約百万はまず最初に頸管の壁のたくさんの微小な窪みに入り、それらがいわば貯蔵庫となって貯蔵され、その後五日間かかって卵管へ進む。一回の射精で、最終的に卵管を通過する精子は、約二万個だ。フローバックとして排出されなかった残りの精子は、頸管の中で動きまわり、最後は白血球に食べられてしまうか、ゆっくりした氷河状のような頸管粘液の動きで（シーン3参照）膣の中へ押し戻されてしまう。

一回の射精で三億の精子を女性の体内にいれても、たった百万個しか貯蔵庫に入ることができないとなれば、これは途方もない無駄な話のように思えるかもしれない。しかし、それだけのことではないのだ。精子の数を常に一定に保つという点から考えると重要なことは、精子の貯蔵量は、男性が射精でどれだけ精子を出したかにかかわってくるということだ。射精した精子が二億しかないなら、貯蔵量は四億の精子が射精されたときの半分になる。

射精をすると、男性と女性はそれぞれお互いに、約五日間のうちに新鮮な精子が両方の卵管を通っていくための確実な通り道をつくるよう、策をめぐらす。この精子の動きは射精後一日か二日が最高潮となり、頸管壁の貯蔵量が徐々に少なくなるにしたがって、ゆっくりと衰えていく。この場所が、常に一定量の精子を満たしておく場所なのだ。つまり、もし、頸管壁の精子の貯蔵庫を常に一定に保つことができれば、新鮮な精子が卵管の着地点に行くための道が常に確保されていることになる。必要以上の精子を射精しても、単に浪費されるにすぎない。精子の貯蔵庫はあふれてしまい、多くの精子が頸管粘液の中を走りまわっているうちに白血球の餌食《えじき》になるだけである。精子が過剰な場合のもう一つの危険性は、多すぎる精子が卵管に行くと、それぞれの頭の部分に入っている化学物質（シーン7参照）が非常に増えるので、実際にそこに卵子が存在した場合、卵子を殺してしまうかもしれないのである。また、一方、貯蔵庫をいっぱいに満たさないと、貯蔵庫は早い時期に干上がってしまい、卵管にまで達する精子はほとんどいなくなる。男性が試みているのは、女性の体内の精子貯蔵庫をいっぱいにするのに、あとどのくらいの精子が必要かという数に従って、毎回射精する精子の数を調節することである。これを男性は驚くほど正確にやってのけているようなのである。

この調節というのは、大ざっぱにいうと次のとおりだ。前回の射精から一週間以上たっている場合、彼女の精子貯蔵庫は空《から》なので、精子を満タンに注入する。数はおおよそ四億で、そのうち貯蔵庫を満たすのはたった百万個かそこいらだ。前回からわずか二日の場合、注入する精子は二億個で、そのうち五十万個が半分に減った貯蔵庫を満たす。三時間しかたっていないときは、注入する精子は三千万個で、数分しかたっていないときは、精子は一匹も注入しない。なぜなら一回射精すると、三十分後でさえまた射精をするのは難しいからだ。このシーンの男性が日曜の二回目の後三十分後にしたセックスのときをみても、彼の体ははっきりと精子を出す必要はないと言っている。パートナーの貯蔵庫は満タンで、いくら射精しても精子は単に無駄になるだけだからだ。

さて、このカップルは、ここ四週間で十回セックスした。その結果、約三十億の精子が男性から女性へと渡ったことになる。パートナーの体の中の精子の数を常に一定にしておく男性の能力は非常に正確なので、セックスの回数が二倍でも、あるいは半分になっても、パートナーが受け取る精子の数にはほとんど違いはない。

つまり、男性の体は、パートナーの精子貯蔵庫を満タンにするだけの数しか射精しないのである。いったいどうやって射精する精子の数をコントロールするのか？　これに答える前に、まず男性の生殖器の構造と射精の起こる仕組みについて見てみよう。

さて、あなたは医者で椅子に腰掛け、目の前には裸の男性がチェックされるために立っているとしよう。彼の生殖器はあなたの目の高さだ。順番に確認しよう。へそ、恥毛、二つの睾丸が入った陰嚢《いんのう》、その前に少し曲がって下がっているペニス。次に、彼のぐにゃりとしたペニスを右の手の平で持ってみる。包皮があるなら、包皮を根元のほうへぐっと押し下げる。ペニスの先のふくらんだ部分、亀頭に、縦に細長い線が切れているのが尿道だ。ここから男性は排尿し、また射精もする。この尿道は、尿道の入口からまっすぐにペニスの後ろに沿って伸びて体に入り、膀胱まで続いている。次に恥毛の上のほうに目を移し、その内部を想像してほしい。そこはちょうど尿道が膀胱に到達している場所だ。この到達点のちょっと下のところで、尿道は左右の管（精管）とつながり、二つの精管はそれぞれ二つの精巣《せいそう》（睾丸）までつながっている。精巣には精細管があって、この中に精子が一列につながって詰まっている。精管が尿道と一緒になるところはクルミ大の前立腺で、大量の精液がつくられる。

精細管の中の精子はどうやってできるのだろうか？　精巣は男性が立っていようと横になっていようと、いつでも活動している。その中で細胞は分裂し、成長し、最後は精子になる。精子は成熟し、まさに射精される時期になると、精巣上体の中の管の中に一列に連なる。精管が多かれ少なかれまっすぐなのに対し、精巣上体はジグザグに曲がっており、螺旋《らせん》状に巻き込まれている。

精子が精巣上体に入ると、射精に備えて整列する。射精するたびに列の先頭の精子が飛びだし、新しく成熟した若い精子が精巣上体の中の行列のいちばん最後につく。非常に大まかに言えば、精子が成長し、精巣の奥深くから精巣上体のこの列に加わるまでには約二か月かかる。さらに二週間、精子は精巣上体の中で待機し、その後五日間程かかって精管の中へ上がっていく。列の後ろについた若い精子が、いちばん先頭にいる古い精子の前に列を飛び越えてつくこともときどき起こる。しかし、今はそのことにはふれないでいよう。

さて、この男性が二つの精子軍団を解き放ち、セックスしたときに何が起きるか見てみよう。彼があなたの目の前に立っているときには、尿道には精子は一つもない。しかし、精巣上体の管の中には約十億の精子が詰まっている。ペニスが勃起しても何の変化も起きない。ペニスが挿入され、動きだした最初の段階でも何も起こらない。しかし、やがて精子は両方の精管から分岐し射精管へと入る。ふだんは膀胱から尿がもれるのを抑えている円形の括約筋《かつやくきん》はまた、精子が膀胱に入るのを抑える機能も果たしている。男性の射精管には、精子がいっぱい積み込まれて準備が完了した。

精子が詰め込まれている間、男性はペニスの根本のほうでグッと間近に迫ってくる心地好い緊張感を感じる。それと同時に射精が近いことを知る。どのくらい近いかということは、もちろん限界はあるのだが、その男性の意識的なコントロールにかかっている。さあ、ついに射精した。精子は前立腺から尿道になだれ込む。すると筋肉が収縮し、精《せい》漿《しょう》と精子がまざりあったものが、尿道から女性の膣へ向けて、一気にほとばしるのである。

さて、これで男性の体が射精する精子の数をいかにコントロールするか、理解できるだろう。まず、精子を積み込む筋肉が何本働くか、どのくらい強く働くかによって、精管から射精管に入る精子の列の長さを変えることができる。さらに精子が積み込まれた後でさえ、体は考えを変えることができる。放出する回数は、普通は三回から八回の間だが、それを自由に変えると、積み込んだ精子の量を変えて射精することができる。しかも、尿道に残った精子や精液は、次に排尿するときにきれいさっぱり流すことができる。

もちろん、いちばん最後にパートナーに射精したのはいつだったかと覚えている脳は、生殖器の筋肉組織の間とどこかでつながっている。しかし、男性が意識的に精子の数をコントロールできるとは、誰も思っていない。ピストン運動の最中、あるいは射精管に精子を積み込むときに、こんな質問を自分にする人は誰もいない。「これは一億のケースだっけ？　それとも四億だっけ？」無意識のうちに体が答えを出してくれているのである。精子を積み込み、射精するときが来た瞬間、体のさまざまな部分がそれに従って反応する。それによって、心は自由になり、ピストン運動に集中し、やがて意識は女性に集中していく。

シーン5　妊娠

金曜日の夜である。女の前回の月経の開始から、二十一日が過ぎている。この二人は妊娠できるかどうかを心配していた。しかし、一年間、避妊せずセックスしても妊娠しない場合にはじめて不妊の検査をすることを知っていたので、さほど悩んではいなかった。それで二人は「また来月」と思い、新たな気持ちでスタートした。さて、今、二人はセックスしたばかりで、セックスの後の眠りに陥りかけているところである。今夜は女はトイレに立たないので、シーツがフローバックで濡れるはずである。

ここ二週間、彼らのセックスライフは多かれ少なかれ、避妊をやめてから決めたルーティンどおりである。つまり、土曜日と日曜日にセックスし、ときどきは今週のように金曜日もセックスする。しかし、今週は少し違っていた。水曜日の夜、いつもの外出から帰ってきた女はベッドにもぐりこむと、眠っていた男の体をなでて目覚めさせ、ペニスを触って勃起させた。そして女は男の上にまたがり、自分の手でペニスを膣の中に導いた。膣はとても濡れていたので、ペニスはすぐに入った。それから後はすべて女がリードした。だんだん男も喜びを感じはじめる。しかし、二人とも女性上位の体勢でセックスするのに慣れていなかったので、二度ほどペニスが膣からはみだした。女は必死で動かなくてはならなかったが、ついに男は射精した。今夜もまた女が上になったが、うまくいかなかったので、最後はいつもの正常位にもどった。

女が眠りについている間に、女の体の中では、これからの人生を変えてしまうことが起きている。その日の夜早く、排卵が起きていた。卵子はちょうど左の卵管に到着しようとしている。そしてもうすぐ受精が起きるのだ。卵子が受精ゾーン（卵管膨大部）に到着した。ちょうど同時に、三匹の精子が到着した。三匹の精子は卵子のいちばん外側の層に入ろうと、外壁に穴を掘りはじめた。二匹の精子は外壁の同じ場所に穴をあけようとしてお互いにぶつかってしまったので、数秒遅れた。受精という手柄は、まっすぐ進んだ三番目の精子が手中にした。数秒後、残りの二匹の精子が到着したときには、卵子はすでにバリア（障壁）をめぐらし、彼らが入るところはどこにもなかった。卵子は、最初に中に入った精子によって受精したのである。避妊をやめて三か月後に、女は妊娠した。

これから二十日過ぎると、月経が来ないので、女は妊娠テストをするだろう。そして二百五十日後には出産する。しかし、父親が誰かは決してわからないだろう。金曜日の夜、女の卵管で待っていた精子は、実は二人の男性からのものだったのである。

【解　説】

さて、ここでは受精までの長い旅の最後の局面を迎える。それは男と女が子孫繁栄を求めるうえで重要な局面になるところだ。

これまでに、精子が精巣《せいそう》でつくられ、射精される瞬間までの道筋、その後、精液プールから抜け出し、頸管粘液の細い編み目を通り、最後には卵管の待機場所にまでたどりつく過程を見てきた。しかし、それ以後の精子の最後の行動の場面が、これからなのである。

精子は卵管で一日ほど待機している。その数はだいたいいつでも数千個である。やがて一匹ずつ動きはじめ、卵管に沿って泳ぎだす。最終目的地は受精ゾーンで、卵子がいた場合は受精が起きる。しかし、たいていは卵子はそこにいなくて、精子はただ単にそこを通過し、死んでしまう。

精子は受精ゾーンに到着すると行動が変わる。尻尾をより激しく動かし、狂ったように円か8の字を描いて泳ぎまわる。受精ゾーンには、いつでも精子がいる。たった一、二匹のときもあれば、千匹もいるときもあるが、全員が卵子が来るのを待っている。だが、たいてい卵子は来ない。やがて精子は一匹、また一匹とその場所を離れていく。一匹が離れるたびに、その空いた場所はそれまで待機場所で待っていた新人の精子がやってきて取って代わられる。受精ゾーンを離れてしまうと、精子は卵管の先端へと進み、最後は卵管の外、腹腔《ふくこう》へと飛びだしてしまう。卵管の最後は手のような形をしていて、開いているからだ。

それでは卵子について考えて見よう。

両方の卵管の先端からわずかに離れたところに、比較的大きな衛星のように下がっているのが、卵巣である。卵管の中の小さな繊毛は体液の波をつくりだし、卵子が卵巣から排卵されると、卵子はその波に乗ってゆっくりと卵管のブラックホールへ向かって運ばれていく。卵管の先端はまるで手のようになっていて排卵を待ち受け、排卵された卵子はそこを通って卵管の中にポトンと落ちる。このときから、卵子は子宮に向かって、五日間の旅をはじめるのだ。

受精は、精子が単に受精ゾーンで卵子に出会うだけでは起きない。卵子は三つの防御壁で覆われているので、精子はその壁を突破しなくてはならない。まず第一の防御壁、外壁は、卵子が卵巣から運ばれてきたときについているデコボコとした形の細胞の厚い層である。その厚い層の下にはまた、比較的厚く滑らかなゾーナ（透明帯）といわれる層がある。ゾーナは卵子そのものの外壁の膜である。ゾーナの下には、最後のいちばんもろいバリアである卵黄膜がある。

精子は頭の部分を使って、まず外壁に切り込んでいく。それが成功すると、その下のゾーナに到達し、最初に到着した勝利のしるしのように頭の脇にある化学物質を付着する。そして、精子は再び頭の先にある尖ったヤリの部分を使う。激しく振っている尻尾は精子を前へと押しやる。最後にこの精子がゾーナに最初に到達した精子であれば、その下にある卵黄膜に触れる。すると卵子によって迎え入れられ、飲み込まれてしまうのである。一つの精子が迎え入れられると、卵子はその表面に化学物質を出し、わずか数秒で、他の精子をいっさい通れなくする。人間の精子の場合は、二番目に到着する精子には卵子と受精する道はとざされてしまうのである。

突入に成功した精子は細胞膜を取り払い、遺伝子の核ＤＮＡを解き放つ。そして卵子の中にある同じ核に近づき、溶け合う。精子と卵子のＤＮＡが溶け合ったものは、父親と母親の遺伝子が同量まざっている。ここに一人の人間が誕生したのである。両親から引き継いだ遺伝子のわずかな混合物がその人間の性格を決めていくのである。

これまで見てきたシーンで、この子供の母親が誰かは明らかだ。子供は九か月、母体の中で成長していく。しかし、父親は誰だろう。排卵前の重要な数日間、この女性は二人の男性から精子を得ている。夫と恋人だ。何が起きたのか、誰が父親なのか探るために、まず、十日間ほど戻ってみよう。いよいよ、精子戦争が始まるのだ。

3　精子戦争

シーン6　一回きりの不倫

水曜日の夜、女はいつものように八人の女友だちと外出した。もう一年以上前からの習慣だ。メンバーは全部で十二人だが、毎週、全員が集まるわけではない。飲んで、食べて、おしゃべりをして、たまにクラブへくりだすのが、いつもの過ごし方である。ときには男が寄ってきて、グループの誰かを連れだそうとすることもある。女たちはときどきこのように集まっておしゃべりするのが楽しみなのだが、多分、男と別のところへ消えてしまうのも楽しみなのだ。ほとんどのメンバーは同じ屋根の下に住む男がいるのに、そういうことには女同士、暗黙の共犯関係を結んで楽しんでいた。

今夜は女の番だった。まったく偶然バーに入ってきた男は、昔つきあったことのある男だった。高校生最後の夏休みに出会い、大学一年の数か月間、週末を過ごしたセックス・パートナーである。お互いにすぐわかった。その夜はかなりいい争って別れた最後の日以来、お互いの身の上に起きたできごとを報告しあううちに時は過ぎていった。男は女のいる都市とは国中でいちばん遠い都市に住んでいて、たまたま一週間ほど仕事でこの町を訪れているところで、近くのホテルに泊まっていると言った。もう三十歳近くになっていたがまだ独り身で、女友だちは一人か二人はいるらしかった。

男は、たくましい体をアピールし、女好きで信用できないという雰囲気は昔とちっとも変わっていなかった。女は昔、男の恋人であることを自慢に思っていたこともあったが、男が何人もの女性と何回も浮気していることを知って、最終的にはつきあいをやめたのだった。傷つきやすいあの時期には、女には信頼できる男が必要だったのである。しかし今、まったく思いもかけず、こうして男と出会ってみると、昔の懐かしい感情が戻ってきた。しかし、それでもその夜、女は最後にはグループに戻った。

翌日の昼休み、男は女の職場に現れ、簡単なランチに誘った。ランチを食べている間に、その日の夜、夕食を共にする約束ができあがっていた。その日は木曜日で夫は男友だちと出かけるいつもの日だったので、女は夫にそのことを告げる必要も理由もないと判断した。その夜はまったく完全に潔白に終わったので、どっちにしても言う必要はなかったのだが。だが、女は人目につかないよう、昔の恋人を町から離れたレストランに案内した。

その晩ずっと男が、「今晩二人は自分のホテルのベッドへ行き着くことになる」と、期待していたのは明らかだった。男はとても親切でベタベタし、何かと言ってはチャンスを見つけて女に触った。しかし、女には不倫するという気持ちはまったくなかった。男は今でも魅力的で、触られるたびに感じたが、男がセックスを望んでいることがあからさまで気分を害し、女はほとんど攻撃的にすらなった。だから、その晩ずっと女は男に冷たい態度をとっていた。そして最後には男はそれを察知し、引き下がって女を家まで車で送った。

車から降りる直前、二人はまるで「もうこれで二度と会うことはないだろう」という言い方をした。すると突然、女は自分の胸の中に、あたたかく懐かしい感情がわき起こってくるのに我ながら驚いた。そして罪の意識を感じたので、あわてて男のほほにキスをした。次に今度は唇にキスして、もっと自分自身に驚いてしまった。この束の間の情熱のたかまりにやや動揺して、女は車からすばやく降り、男に「お幸せに」と言い、家に入った。

それから一時間して夫が帰ってきたときには、女はベッドに入って寝たふりをしていた。夫は酔っ払っていてすぐに寝てしまい、いびきをかきはじめた。女はその夜のできごとを思い起こすと、頭の中は興奮でいっぱいになった。夜中にふと、夢の中でオーガズムに達したと気づいて目がさめた。

翌日、女はオフィスで昨夜のことを思い出しては、一日中信じられない思いで過ごした。「何てすべてのことが、あんなにうまくいったのかしら。何のやましいところもないのよ。昨日の夜、私は男とデートしたんだわ。そしてそのことを知っている人は、誰もいないのだわ」男のこと、二人で過ごした昨夜の時間、二人が交わした会話やキス、そして十代の頃のセックスの思い出のあれこれ。そんなものすべてが、その日一日中、オフィスで働いている間も、常に女の頭から離れなかった。それらの思いで無意識のうちに興奮状態が続き、実際、女の下着はその日一日中濡れていて、一回はトイレでマスターベーションをした。

金曜日の夜、女は夫とセックスをしなかったが、土曜日と日曜日は続けてセックスした。土曜日の夜、女は夫が自分の中に入る前にオーガズムを感じた。夫が挿入している間に、女がクライマックスに達するのはめったになかった。女が本当にオーガズムを欲しいと思うときは、前戯のときに得られるようにしていた。日曜日の朝、女は入浴中にマスターベーションをした。そしてラウンジに裸で出てきて夫の気を引き、床でセックスした。週末のセックスで感じたオーガズムの絶頂のときや前戯の間でさえ、女の心の中で想像していた甘い夢は夫ではなく（男と会って以来、夫のことは全然考えていなかった）、昔の恋人と過去にした実際のセックスや想像したシーンであった。

週末の間、女は何回もセックスし、性的な興奮が一気にあふれるのを密かに楽しんだ。しかし、一人で想像して楽しむだけで、不倫しようとは思ってもみなかった。だが、月曜日に職場へ出ると、女の気分に変化が訪れた。昔の恋人は木曜日に出発し、もう二度と会うことはないかもしれない。そう考えはじめると、徐々に気持ちが落ち着かなくなっていった。「私はもう一度だけ会うべきなのかもしれない。会うのは簡単だわ。水曜日の夜、いつものように女友だちと会う代わりに、彼と過ごすことができるのだもの。電話の受話器をとって、彼の携帯電話にダイヤルして、時間を決めるだけじゃない。簡単だわ」

しかし女は、この考えに興奮もしたが、同時に恐ろしくもなった。両方の気持ちがとても強かったので、月曜日はただその考えを楽しむこと以外は何もしなかった。火曜日、女は勇気を出して電話をしたが、返事がない。するともう気力が失せてしまって、二度目の電話をすることはできなかった。水曜日の朝、女の気分は恐怖と罪の意識から、ある種の静かな自信に変わった。「どうしてもう一度、彼に会ってはいけないの？　彼は古い友だちで、これは最後の機会じゃないの。結局、この間の夜だって何もやましいところがなかったじゃないの。だから、何も罪に感じることもなければ、神経質になることもないのよ。そして、他人に言う必要もないのよ」

思い切って電話をすると、男は出た。女の声を聞いて驚き、喜んだ男は、「今晩、僕のホテルに電話してくれ」と、急いで約束を一方的に決めた。女は承諾した。その日は仕事が終わるまで、女はずっと興奮していた。職場の友だちには、「妹に会いに行かなくてはならないので、今夜は例会に出られないわ」と告げた。帰宅後、洋服を着替えて七時に家を出るときに、夫にはこう言った。「今夜はクラブに行きたいので、帰りは遅くなるかもしれないわ」

夫は、一言二言、不満を言うだけだった。

男の待つホテルに着くと、女は神経が高ぶっていて、最初の数分間は、会話も非常にぎこちなかった。しかし、バーで一杯目のドリンクを飲み干した頃には、もう二人はすっかり昔の学生の頃の気分に戻っていた。この六年間、二人は離れ離れでなんかいなかったのだ。

今夜、女は、先週の木曜日とは打って変わった態度と気分だった。二杯目のグラスを空けると、腰掛けている自分の膝を男の膝にくっつけ、話が進むにつれ、男の腕や足にしばしば大胆に触った。「外は寒いから、ホテルのレストランで食事をするのはどうだい？」と、男が誘った。「ええ、ＯＫよ」と、女はすぐに応じた。

食事が済むと、男は言った。「君に見せたい写真があるんだ。ちょっと部屋へ取りにいかなくちゃいけないんだけど」「あら、私、前から一度このホテルのお部屋はどんなだか見たいと思っていたのよ」

そういって、女はすぐに男と一緒に部屋へついていった。

男が女に写真を見せることはなかった。ドアを閉めるやいなや、二人は激しくキスを交わし、お互いの服を脱がしはじめた。ほとんどあっというまに、二人は裸になり床に横たわった。そして、すぐに男は女の中に入り、射精した。男のあまりの急な態度に、女はずっと面くらっていたが、しかし男の気を削ぐことはしなかった。男はコンドームも使わず、射精直前にペニスを膣の外に引き抜くこともしなかった。そして女は、「避妊して」と頼むことも考えつかなかった。女の膣はその日ずっと期待していたので濡れていて、男の部屋に入ったときにはもう十分に潤っていた。挿入は非常に早く簡単で、射精はあっというまに終わった。

すべてが終わったとき、男は女に謝った。「ごめん。こんなに焦《あせ》ってしまって。ずっと君が欲しくてたまらなかったんだ。ね、ベッドへ行こう。今度は君をイカせてあげるよ」

そして、男はベッドで今度は三十分ほどかけて、やさしくそっと女の体をくまなく愛撫した。女は夫からそんなことをされたことは一度もなかった。女がクライマックスに達した後、二人はしばらくの間、抱き合ったままうとうととした。そして、また、最初から同じようにセックスをはじめた。男は早い段階で挿入したが、今度は急がなかった。ピストン運動はゆっくりだったが、時間をかけた。今までにないことだったが、女は男が射精する数秒前、ピストン運動の最中にクライマックスに達した。

二人は再び抱き合ってうとうとしはじめたが、静かなときは長くは続かなかった。その夜初めて、女の心の中に罪の意識とパニックが広がりはじめたのだった。もう夜も遅い。急に恐怖が女の心の中をおおいつくしはじめた。「家に帰らなくちゃ」「ホテルに泊まっていけばいいじゃないか。家に電話して何とか理由をつければ、帰らなくたっていいじゃないか」

女はもう聞く耳をもたなかった。「家に帰らなくちゃ」ついに女はトイレに行くことを口実にして、ベッドから抜け出した。そしてトイレから出るとベッドへ戻らず、洋服を着はじめた。二人の会話はトゲトゲしくなった。女は男に対してイライラし、別れ方はとてもぎこちないものになった。女はタクシーに飛び乗った。座席に座っていると、昔と同じように下着にフローバックがしみ出てきたが、女は気がつかなかった。家に着いたらあれをして、これをしてと、しなくてはいけないことを考えるだけで頭はいっぱいだったのである。

家に着くと、夫を起こさないようにそっと服を脱ぎ、シャワーで十分に体を洗い流し、そっとベッドへもぐりこんだ。そして夫を起こしにかかり、ペニスを勃起させることにとりかかった。夫は半分寝ぼけたままだったが、ペニスが勃起すると、女は夫の上にまたがり、ペニスを自分の中に入れ、しばらく自分で動いて、何とか夫に射精させた。夫は女がやけに濡れているとかすかに気がついたが、それ以上考えることなく、自分は何もしなくてもセックスを楽しめることのほうに気持ちを集中した。

翌日、昔の恋人は家路についた。二人はもう二度と会うことはなかった。その翌日、女は排卵し、妊娠した。それから三週間にわたって、女は夫とほとんど一日おきにセックスをしたので、妊娠に気づいたときには、自分が不倫をしたときの日のことはもう遠い記憶になっていた。罪の意識と恐怖はどこかへ消えてしまい、そんなことはなかったのだとさえ思えるほどになっていた。「このお腹の子は、実際、夫の子供なのよ」と徐々に自分にも納得させた。「だって、私は今月、昔の恋人とセックスしたのはたった一晩だけど、夫とは十六回もセックスしたのだから」

九か月後、女の子が生まれた。その二年後、二人には息子が生まれ、さらに三年後、次女が生まれた。長女は成長するにつれ、どんどん母親に似てきた。下の二人の子供と比べると、ずっと魅力的で、ずっとダイナミックで、ずっと人気があるのが目立ってきた。しかし、三人の違いは、どの兄弟にもある程度の違いでしかなかった。

以来ずっと、夫は女が最初の子供を妊娠したときに、女の体の中に自分の精子の他に別の男の精子があったということを疑ってみることなど一度もなかった。もちろん、女でさえ、あのときの決定的な数日間に、自分の体の中で何が起きたのかまったく知らなかったのである。女の卵子に突入し、女の最初の子供をつくることになった小さな精子は、夫の精子ではなく、別の男の精子であったということは、夫婦二人ともまったく知らないのであった。

【解説】

短い第3章の中の二つのシーン（シーン6、7）では、精子戦争の引き起こされ方とその闘い方を見てみよう。次のシーン7には人間は登場しないが、体の中で実際に闘われている精子戦争の様子である。そしてシーン7は本書の中で唯一「解説」がない。シーン自体が解説になっているからである。

これは不倫のケースである。三人の登場人物がとった行動のわずかな違いが、長女の父親を決めたことに影響している。昔の恋人は信頼できず、浮気性の肉体派である。その特徴は、彼女が夫との間につくった二人の子供より、彼との子供のほうに多く現れているということに注目しよう。また、彼女が男性によって引き起こされたり、自分で刺激して得たオーガズムの回数と時期にも注目してもらいたい。これらのもつ意味についでは別の章で話をする。ここでは不倫を中心にして、夫の精子でなく恋人の精子が受精に成功した要因は何であるかについて話していこう。子供ができたという結果は、この三人に子孫繁栄の点で大きな影響を与えるからである。

女性は排卵後の妊娠しにくい時期に、パートナーとルーティン・セックスをするのがやや多くなりがちだ、ということはすでに述べた（シーン2）。しかし、このことは不倫には当てはまらない。女性はパートナーよりむしろ別の男性と妊娠しやすい時期にセックスすることのほうが多いのである。さらにそれ以上に、不倫の場合は、自分が避妊具を使うことも、男性に使うよう要求することもより少なくなる。

不倫にこういうパターンがあると統計的にいえるからには、女性には不倫を促進させる気分と態度のサイクルがあるに違いない。ヒントは、このシーンの中だけでなく、このカップルが登場した最初のシーンにも見てとれる。最初の一か月、女性は妊娠しなかった。彼女は妊娠しやすい時期に夫に冷たかった。そしてそのことは、「夫婦の失敗ではなく、彼女の体の勝利である」と解説した。そのとき彼女にとって唯一可能だった男性は夫であったが、彼女の体が、「夫は彼女の最初の子供の父親になるにはまだいい時期ではない」と決めたのである。ここには意識的な脳の働きは関係していないのだ。そのため妊娠しやすい時期の間ずっと彼女には冷淡な感情が起きていたのである。

今月、彼女が恋人に出会ったことは、彼女の最初の子供について夫以外の選択肢の可能性が現れたということを意味する。そして、その選択肢を彼女の体は好んだのである。彼女が不倫をするチャンスは二回あった。先週の木曜日と今週の水曜日だ。彼女は先週でなく、今週のチャンスをとった。木曜日の夜は恋人がたきつけたが、妊娠しない時期で、彼女の体はこの男とのセックスにほとんど興味をしめさなかった。彼はセックスしたいという希望をあらわにしていたが、その夜の彼女の冷たさは彼を寄せつけなかった。しかし、水曜日になると、彼女の気分はまったく違った。しかし、まだ不倫を行う時期に入ったので、恋人に会うという考えが強く起きてきた。月曜日に彼女は妊娠しやすい理由は、水曜日までは強くならなかった。彼女も知らなかったが、この日は射精するといちばん妊娠しやすい日だったのである。

水曜日の夜になると、彼女の気分と態度は先週の木曜日とまったく異なっていた。事のなりゆきはほとんど男性がリードした。一週間前には彼女は男のそんな態度にはまったく興味がないとはっきりしめしたのに、今回は躊躇なく協力した。ホテルのベッドでは、彼女は彼の精子をしっかり獲得しようとさらなる協力をした。挿入を許し、最少時間の前戯だけで射精を許し、避妊についての質問もまったくしなかった。後になって、彼女は「自分は興奮とその瞬間の情熱に圧倒されてああいう行動をしたのだ」と頭で合理的に納得したが、現実はごく単純だった。つまり、排卵二日前で、彼女の体がこの男の精子を集めたがっていただけなのである。彼女の体が二回目の射精を欲しがった理由は、後に（シーン24）説明する。しかし、彼女は彼の精子を集めてしまうと、彼と一緒にいるのに興味を失った。それよりずっと重要なことは、夫のもとへ戻ることであった。

無意識のうちに、なぜ彼女の体が恋人に対して急に気分を変えさせたのかと言うことには、多分二つの大きな理由が挙げられる。彼女は自分自身にはちょっと違った説明をするだろうが、一つの理由は彼女の意識である。彼女の体が遂行している無意識の戦略は、子供の父親が誰であろうと、彼女の子育てを助けてくれるのにいちばん適した人は夫であるということである。これはきわめて重要であるので、どんな不倫も発見されてはならないのである。

彼女の体は見つかってしまうのではという恐怖とパニックを引き起こしたが、いつ不倫をするかという時期を決めることとそのためのうまい口実をつくりだすことには、体ではなく意識に考えさせることが必要だった。調査によると、このような一回だけの不倫はめったに見つかることはない。そして長いつきあいの不倫でさえ見つかる可能性はわずか半々だ。この場合は、女性は不倫の跡を消すことに成功した。

彼女の体の戦略には、意識はほとんど推測できそうにないもうひとつの段階がある。家に帰ると、彼女は夫とセックスしようと一生懸命動いた。意識の点から見れば、これは見破られないようにとった行動である。夫とセックスしてしまえば、シーツについたどんな濡れたシミも、あるいはどんな精液の臭いも、夫に疑いを起こさせることはないだろう。しかし、そこには意識が理解していないもう一つ別のことがある。それは彼女の体は、恋人から精子を集めてしまった今は、夫の精子もまた非常に集めたがっているということである。彼女の体は、すべてを考慮して、恋人のほうが夫より、ずっとよい遺伝的父親になれるだろうと、すでに決めてしまっている。彼女は恋人の精子のほうが受精能力があって競争力が強いなら、卵子と受精させてもいいと思っている。二人の精子の競争力を比べるには、恋人の精子と夫の精子を闘わせることである。言い換えれば、彼女の体は二人の男性の間に精子戦争を引き起こさせたいと思っているのであり、これは多分彼女にとっては唯一のチャンスなのであった。

女性の体が二人以上の男性から精子を獲得すると、精子たちは卵子と受精する手柄を得るための競争を開始する。しかし、ここで起きるコンテストは単なる運がものを言うゲームでもなければ、単なる競争でもない。それは本当に二つ（あるいはそれ以上）の軍隊の間で戦われる戦争なのである。そして、これまで存在してきた動物のすべてのオス、メスと同じように、今現在、存在しているすべての男と女のセクシャリティを形づくったのは、精液同士の間で起こるこの戦争、あるいはその脅威なのである。

精子戦争は、ふつう考えられているより、もっと頻繁に起こっていて、もっと重要な意味をもっている。最近、イギリスで行われたある調査によると、私たちの四％が精子戦争によって生まれたとされている。言い換えれば、二十五人に一人は、自分が今生きていられるのは、遺伝的父親の精子が母親の生殖器内で一人かそれ以上の男性の精子に勝ったという事実に負っているのである。

女性は一度に一個の卵子しか排卵しないので、たいていは、精子戦争の勝利者はシーン6で見たように、たった一人である。しかし、ときには二個の卵子を同時に排卵して、二卵性双生児が生まれることもある。そういう状況では、精子戦争の別の結果もありうる。つまり、引き分けだ。実際にいくつかの驚くべき記録があって、精子戦争で二つのライバルが競争して、その結果、二卵性双生児の父親は別々の人物である、という極端な事例さえあるのだ。

さて、少し戻って、妊娠した瞬間を見てみよう。三つの精子が同時に卵子に到達した。三つとも恋人のものである。卵管の待機場所で静かに出番を待っている精子を見てみると、恋人の精子が十個のうち九個の割合である。夫はできるかぎりの準備はしたのだけれど、この精子戦争に大きく負けてしまっているのだ。ルーティン・セックスに戻ってみよう。

今まで、男性がルーティン・セックスをするのは、卵管までたどりつくエッグ・ゲッターの量を常に一定にしておくためだと言ってきた。しかし、ルーティン・セックスの役目は、また、精子戦争に備えるためなのである。どのくらい精子を準備するかは戦争の危険の度合いによる。どのくらいの精子を詰め込み、射精するかを決めるときには、男性の体はパートナーの女性が他の男性の精子を持っているかもしれないことを計算に入れる。割りだし方はしごく簡単だ。今まさに射精しようとしているこの女性と、最後にセックスをしてから、どのくらい一緒に過ごしたかを計算するだけである。もし一週間以上セックスしてないなら、この八日間、どのくらい彼女と一緒に過ごしたかを計算する。

そんなことだけでわかるのかと思えるかもしれないが、ちゃんとわかるのである。男性がパートナーと過ごす時間が少なくなるほど、女性が不倫をする危険性は高まる。もし男性が自分の時間の八〇％以上を彼女と一緒に過ごしていれば、実質的に彼女が不倫するチャンスはない。しかし、それが一〇％以下となると、女性が不倫するチャンスは一〇％以上になる。つまり、男性の体に関して言えば、最後にセックスをしてからパートナーと過ごす時間が少なければ、いざ女性に射精したときにはすでに別の男の精子が入っているという危険性が高くなる。それゆえ、起こりうる精子戦争に勝つチャンスを増やすには、精子をたくさん射精する必要がある。そして、それしか方法はないのである。

今述べたように状況の違いにもよるが、射精する精子の量の違いは、非常に大きい。今見た不倫のシーンでは、女性は水曜日の夜、家に帰り、夫とセックスした。どのくらい精子を注ぎ込むかについて、彼の体は眠いながらもまず、二人が最後にセックスしてから（日曜日）、三日たっていると判断した。三日間の開きの場合、補充する精子の平均の数は、三億である。次に彼の体は、最後の日以来、一緒に過ごした時間は約五〇％だったので、彼女が不倫する機会は平均並みにはあったと計算した。だから、補充する精子の数が三億であるというのはほぼ正しい。そしてそれが彼が射精すべき精子の数である。この三日間、もし二人がずっと一緒にいたら、彼女が不倫をする危険性はゼロに近く、射精する精子もわずか一億ほどでよいことになる。反対に、どちらか一方が月曜日の朝早くから水曜日の夜遅くまで家を空けていたなら、彼女が不倫をする危険性は高くなり、彼は約五億の精子を射精することになっていただろう。

恋人の側からみると、状況はまったく異なる。彼がこの女性に射精したのは六年ぶりのことである。さらに、この八日間の間でさえ、彼女と一緒に過ごした時間はわずか数時間しかない。彼の体は、もちろん彼女の体は他の男性の精子を持っている可能性が非常に高いと正しく判断したので、それに応えるために六億の精子を詰め込み、射精したのだ。そして三十分後、さらにまた一億ほどの精子を射精した。「不倫の水曜日」に関するかぎり、精子戦争は恋人が夫の二倍以上の量の精子軍団を、女性の体内に入れたことから始まったのである。

つまり、精子戦争の初っぱなから、恋人軍は夫軍に対して二倍の優勢だったのである。しかし、戦争がクライマックスに近づき、勝者がまさに決まろうとしたときには、恋人軍は夫軍に対して九倍の優勢になっていた（卵管の待機場所で受精ゾーンへ出発するのを待っていた精子は、恋人の精子が十個に九個の割合だったのを思い出していただきたい）。いったい何が起こって、恋人軍の優位がさらに強まったのだろうか？　それを探るには、まず、兵士たち、つまり精子に会ってみなくてはならない。

精子といえば、オタマジャクシのように、頭と中間部、そして長く細い尻尾からなる、あの堂々として、なめらかで、活発に動きまわる姿が思い浮かぶだろう。よく見ると、頭は三角形の舟の艪《かい》のようで、周りは楕円形だ。そして平べったい帽子を被っていて、この帽子には重要な物質が入っている。受精させる精子が卵子の核へ運ぶDNAのパッケージが、濃厚に折り畳まれているのだ。頭は棒つきキャンデーのように頑丈な中間部の上にちょこんと載っかっている。中間部は、精子の発電所で、尻尾を動かして泳ぐ源動力になるエネルギーが蓄積されている。精子は、尻尾をゆっくり動かし、それによって起きる小さな波によって前へと押し出され、取り立てて努力することなしに女性の体液を通って旅するのだ。

この精子のイメージはたいていの人がよく知っているのだが、実はそのような精子は、ふつう一回の射精で出る精子の中でも、わずか半分ちょっとしかいない。精子軍団はふつうに考えられているより、もっとずっと違った性質の精子がいる混成部隊なのである。その部隊には、大きい頭、小さい頭、ピンのようにとんがった頭を持つものもいる。ピン頭は、頭の部分がとても小さいのでDNAの遺伝子のパッケージを運ぶことができない。さらに、丸い頭もいれば、葉巻型、洋梨型、ダンベル型、またあまり不規則に変形しているので何と説明していいかわからない形をした頭の持ち主もいる。さらには頭が二つ、三つ、非常に稀《まれ》には四つも頭を持つ精子もいるのだ。

頭の形が違うだけではない。尾も違う。短い尻尾、スプリングのようにクルクル巻いた尻尾、二本、三本、ときには四本の尻尾を持つ精子もいる。また胴体が九十度曲がった猫背の精子や、細胞のバッグを胴体にリュックサックのように背負ったハイカーのような精子もいる。平均的に見ると、軍団のわずか六〇％だけがあのよく知れわたってい るなめらかな運動力抜群の精子で、残りはこういった標準からはずれた精子たちなのだ。しかし、精子戦争では、すべての精子が重要な役割を演じるのである。

「不倫の水曜日」は、全体的に恋人の精子軍団のひとり舞台だった。精子戦争が進むにつれ、恋人の勝算を二対一から九対一へと引き上げたのである。それがどのようになされたのかを明らかにするためには、マイクロスコープで女性の体の中へ入り、すべての戦闘の局面を詳しく見る必要がある。女性と恋人が彼のホテルの部屋へ入り、洋服を脱ぎ、床の上でセックスをはじめた時点に戻ってみよう。

シーン7　精子戦争

女と恋人が床に身を沈め、セックスしようとする直前、女の体にはすでに精子が入っていたのである。夫はその前の週末のルーティン・セックスで、合計六億の精子を射精していた。大半は何回かのフローバックで女の体の外に流れでていたが、いくらかはまだ体内に留まっていた。しかし、その留まっている残りの精子が精子戦争の結果に影響を与えるには、どの場所にいるかによるのだ。

膣の奥深くには、頸管粘液に運ばれてきた動きの衰えた精子がいくらかいた。頸管粘液は頸管からしたたり落ち、この不倫の瞬間を予想して今日は一日中膣へしみでていたのである。粘液がしたたり落ちるたび、夫の精子がわずかずつ運ばれて膣へと追い出されてしまう。これらの精子はこれから後に頸管でくり広げられる闘いの場からはずれてしまったので、頸管の窪みの貯蔵庫にいる最後の少しばかりの精子が、頸管の上部へと進み、膣へと追い出されていった精子の分を補うため、粘液の編み目に入ろうと努力する。しかし、追い出された数は補充分よりもずっと多く、夫の精子軍の頸管の守りは徐々に弱まっていった。

頸管粘液に留まっている精子は、なめらかなタイプではない。無精な「ブロッカー（守り屋）」と呼ばれる精子で、彼らの役割はあとからくる精子が頸管の分泌腺の窪みや子宮内へと進入するのを防ぐ（ブロックする）ことである。ブロッカーの面々は、尻尾がコイル状に曲がっているもの、胴体が曲がっているもの、大きなリュックサック持ち、デカ頭、二つ頭、三つ頭、四つ頭など。これらのタフガイが粘液の編み目に留まったり、ときには二匹が横に並んで、後続の精子の道をブロックするのである。しかし、恋人が女性の中に挿入したときには、夫軍は急速に弱りつつあったので、それらがブロックしている粘液の編み目はほとんどなくなっていた。

これらのブロッカーたちだけが、夫軍の唯一の防衛隊ではない。だんだん数が減りつつあるが、子宮の内部を漂っているのは、ほっそりとして活発に動きまわるお馴染みの精子たち、「キラー（殺し屋）」と呼ばれる精子である。彼らの目的は受精することではない。その名のとおり、他の男性の精子を見つけだしてやっつけるのが役目の殺し屋稼業なのだ。殺し屋は、まず他の精子に出会うと、相手の精子の頭の表面にある化学物質をテストしてみる。それが自分の頭にあるのと同じだとわかると、「よし、こいつは味方だ」と判断して通過し、敵を探しにいく。現在までのところ、この女性の体の中で出会った精子はみんな味方だったので、まだキラーの出番はない。動きが徐々に鈍くなりはじめた精子が多くいて、大量の精子が古くなって死んでいく。いちばん弱くなっている精子は、もう三日間も子宮内にいたことになる。元気に動きまわっている精子は、頸管の貯蔵庫から、新しくやってきたばかりの精子である。

キラーの徘徊《はいかい》場所は、子宮だけではない。卵管をうろついているのもいくらかいる。左の卵巣の近くの腹腔を一人で泳ぎまわっている強者《つわもの》もいる。卵管を徘徊しているキラーと一緒にいるのが、夫軍の最後のひとにぎりの受精のための精子たち、「エッグ・ゲッター（卵獲得者）」と呼ばれる精子である。このエッグ・ゲッターとキラーとは外見上よく似ている。ともになめらかで、よく動きまわる。ただ、頭の大きさは、キラーが平均的なのに比べると、エッグ・ゲッターは幾分大きい。もし、今、この女性が排卵すれば、夫軍の精子が受精するチャンスはかなりある。しかし、排卵はまだ二日先だ。まさに今、精子戦争の火ぶたは切って落とされようとしているのである。

恋人は挿入するとほとんど動かすことなくすぐに射精し、膣内には精液プールができた。頸管は精液プールに浸り、留まる。先兵隊の精子たちは頸管粘液の編み目の中を通り抜けはじめた。この先兵隊は、約五億のキラーと約百万のエッグ・ゲッター、それに約一億のブロッカーから成り立っている。夫軍のブロッカーが塞《ふさ》いだ編み目もあるが、そのブロッカーの大半はもう死んでしまっているので、今はほとんどの編み目が通過可能である。侵略者の恋人軍は波に乗ってなだれ込む。数百のエッグ・ゲッターはキラーに護衛されて、頸管から子宮に入り、卵管の待機場所めざしてまっしぐらに進む。残りのエッグ・ゲッターとキラーの一部、ブロッカーのいちばん若手たち、これら全部で数百万の残りの部隊は、頸管の窪みの貯蔵庫をめざす。そして到着すると、そこで落ち着き、今後の出番を待つ。その部隊よりさらにゆっくりと進むキラーの残り組は、遅いブロッカーを後にして頸管から子宮を目指す。これらの後発隊は、頸管粘液の編み目全体に広がり、そこで落ち着き、これから先の旅の長さを知っているかのように、大半はただちに尻尾を巻いて待機する。

エッグ・ゲッターの中には卵管まで到達できないのもいる。今まで見たように、子宮の中には夫軍のキラーはほとんど残っていないのだが、それでもできるだけの力を振り絞って恋人軍を食い止めようと必死で闘っているからだ。お互いのキラーが出会ったときは、もう戦闘の開始だ。一時間ほど、両軍の精子たちは互いにできるだけ多くの敵の兵隊を捕まえようと、ふつうより速いスピードで泳ぐ。彼らの目的は、自分の帽子の中に詰まっている死のカクテルで、敵のエッグ・ゲッターとキラーを毒殺することである。闘いは、頭と頭をぶつけあう頭突きだ。まず、どの精子も出会うとすぐに、相手の頭の表面の化学物質が自分と同じか違うかチェックし合う。ひとたびキラーが敵の兵隊を見つけると、自分の鋭い頭の先で相手の頭の横の弱い部分をねらって何回も突っつく。そしてそのつど、少量の腐食性の毒を注ぎ込む。数回突っつき、相手が死ぬのを見届けると、さっさと次の獲物をめざして移っていく。

一匹のキラー精子が持っている毒は、大量の敵の精子を毒殺するに十分な量だ。しかし闘いが進むにつれエネルギーの貯えはなくなり、毒もしだいに足りなくなってくる。とうとう最後は全身の力をふり絞って敵の頭へひと突きし、残りの液体をすべて注ぎ込んで、自らも死んでしまうのである。闘いが進むにつれて、あちこちでこうした頭を突き刺しあって死んでいる二匹の精子の残骸が見られるようになる。

この最初の小さな戦闘で、夫軍のキラーの一匹や二匹はそうやって自分の役目を果たし、恋人軍のエッグ・ゲッターやキラーの中には頭をくっつけあって一つに溶け、死んでいるのもいくらかでてくる。しかし、夫軍の緒戦の健闘も長くは続かない。今度は恋人軍が優勢になる番で、恋人軍のキラーがエッグ・ゲッターを伴って大挙して押し掛けてくる。凶暴な「カミカゼ」部隊は、その名のとおり激しく、両軍のキラーは互いに相手を全滅させようと闘う。しかし、まもなく夫軍の残留部隊は、少なく見積もっても千対一という圧倒的に優勢な恋人の軍に破れ去るのであった。

さて、戦局の前線は、まだ戦闘が続く卵管に移った。恋人軍は多少の犠牲者を出しながらも、最後となった夫軍のエッグ・ゲッターとキラーを組織的に一掃していく。一時間後、女と恋人が再びセックスをするまでには、最初の戦闘は終了し、夫軍の精子は全滅した。だが、話はこれからなのである。この精子戦争では、二回目のセックスは思っているより複雑な様相を呈するのである。

これまで戦闘は恋人軍の一方的な勝利で、夫軍を寄せつけることはなかった。しかし本格的な戦いはこれからなのだ。女が家に帰り、彼女の体が夫を求め馬乗りになり、ペニスを膣に入れ、夫に射精させてしまったときに、実際の戦争に突入したのである。しかし、夫は今、三億の新たな精子を送り込んだにもかかわらず、戦闘はやはり一方的な様相を呈していく。

新たに送り込まれた夫軍の精子は、精液プールから離れようとしたときに障害に出会った。頸管粘液の編み目が恋人軍の精子だけでなく、白血球によってもほとんどブロックされているのだった。両者は完璧なまでに役割を果たしているのだ。そのため夫軍の精子は二時間前の恋人軍のようには精液プールから出ていくことができないでいる。夫軍の精子は精液プールから延々とブロックされた編み目の前まで列をつくっている。そのため、女がフローバックを排出する前に、ようやく精液プールから抜けだすことができたのはわずかな部隊だけだった。

しかし、ようやく精液プールから抜け出し頸管粘液の編み目を通過できたものの、夫軍の精子にはまだ難関が控えている。子宮をめざすエッグ・ゲッターやキラーのわずかな尖兵隊は、恋人軍のキラーの大軍から激しい攻撃を受けるはめになる。一匹や二匹はその攻撃を巧みにかわしうまく通り抜けられたとしても、今度は子宮から卵管への入口でさらなる攻撃が待っている。卵管は、卵巣から落ちてくる卵子がやっと通れるくらいの狭さの上、入口は、恋人軍にブロックされており、見張り役のキラーが巡回している。夫軍の多くの精子がここを通ろうとして殺されている。ここをかろうじて通り抜け、卵管の待機場所へたどり着いたとしても、そこもキラーが巡回していて安全ではない。

一方、頸管にいる夫軍の精子たちは、頸管の窪みの貯蔵庫に突入しようとしている。しかし、この入口も恋人軍のキラーが巡回していて、中は事実上、恋人軍が占拠している状態だ。ごくたまに、夫軍の中にも編み目をよろよろと進み占拠されていない頸管の窪みに到達するものもいくらかいるが、大半は粘液の中で立ち往生してしまい、恋人軍と白血球の混成部隊の餌食にされてしまうのだ。

水曜日のデートによって引き起こされたこの戦争は、明らかに恋人軍の優勢で終わった。続く二日間にはその優勢を覆すこれといったことは何も起こらなかった。女は木曜、金曜とふつうどおりに過ごしたので、頸管粘液の中でブロックしている両軍の兵士たちは徐々に減りだした。粘液に運ばれ膣の中にしたたり落ちて去るものあり、後方部隊の白血球に一掃されるものあり。頸管上部にいるブロッカーがいくらか窪みからやってきた精子たちにとってかわられても、精液の中で減りだした分を補うことができずブロッカーは減っていく。子宮の中にいるキラーは、緒戦で負けてからいったんは木曜日に頸管の窪みの貯蔵庫からの補充兵によって数を建てなおしたが、今はまた減りはじめている。両軍のエッグ・ゲッター（主には恋人軍のだが）は徐々に頸管の窪みの貯蔵庫から離れ、卵管の待機場所へと向かっていく。途中、彼らは子宮内にいる敵軍のキラー隊と闘わねばならない。それはほとんど恋人軍のキラー隊なので、夫軍のエッグ・ゲッターの大半は、負けてしまう。金曜日の夜、排卵まであと数時間となった今、卵管の中にいる夫軍のエッグ・ゲッターの数は、恋人軍と比べると百対一に減ってしまっているのだ。

金曜日の夜、女が夫とセックスをしたときは、排卵まであと一時間であった。さて、夫軍はもうブロッカーの数がとても減ったので、頸管粘液を通りやすくなっていた。その大半は今は半分ほど空《から》になった頸管の窪みの貯蔵庫へと向かっているが、エッグ・ゲッターとキラーの尖兵隊はまっすぐに卵管をめざす。多くは子宮の中で速度がおちたり、巡回中の恋人軍のキラーにやられてしまうが、卵管での恋人軍との比率をかろうじて百対一から十対一にした。このときである。片方の卵巣から一個の卵子が放出され、化学的な信号が隣り合う卵管へと伝わった。この信号が届くと、待機場所にいた何百もの精子がそれっとばかり活発になり、精子の波が卵管の受精ゾーンへと動きはじめたのだ。さあ、競争だ。いやむしろ、卵管には主に恋人軍のキラーがまだいるので、それは単なる競争より障害物競争といったほうがよい。たった今の射精から着いたばかりの夫軍の精子は数はほとんどないが、実際には恋人軍の精子より動きが速い。もし他の条件が平等だとしたら、夫軍にも受精という優勝杯が得られるのだが――。

しかし、実際の条件は平等ではない。次から次へと夫軍のエッグ・ゲッターは恋人軍のキラーにぶつかっていく。卵管の受精ゾーンへ最初の精子が到着する頃には、恋人軍と夫軍の割合は五対一になっている。しかし、これではまだ十分でない。最初に到達した三位までの精子はすべて恋人軍で、この中のいちばん最初の精子が受精に成功した。一時間後、夫軍の勢いのいい部隊は女性の生殖器官のすべての部分で恋人軍を圧倒し、卵管での勝ち目は大幅に夫軍へと動いた。しかし、遅すぎた。もうすでに恋人軍が受精に勝利してしまったのである。そして、女の赤ちゃんが九か月後に生まれるだろう。だが、この娘が父親と呼ぶ男の子供ではないのだ。しかし、そのことは誰も知らないのである。

4　不倫のコスト

シーン8　父親に似ていない？

男にかすかに意識が戻った。体はベッドに横たわったままようやくの思いで左手の手の平を返した。妻は腕を伸ばして自分の手を男の手に重ねると、その冷たさにたじろいだ。目が合った。男は無言で問いかけた。妻も黙って首を振って答えてみせた。

男は死が遠くないことを知っていたが、まだ死ぬわけにはいかなかった。最後に自分に課した一つの仕事が残されていたので、その分だけもう少し生きていなければならなかった。薬を飲み、痛みに耐えているにもかかわらず、今にも死んでしまうかもしれないという恐怖に襲われた。息子は地球の裏側から飛行機でこちらへ向かっている途中だ。男はどうしてももう一度息子に会いたかった。男の最後の瞬間を安らかなものにしてくれるものは、それしかなかった。

男の目が閉じ、再び意識が薄れていった。昔のできごとがまるで今、自分が実際にその場にいるかのように鮮やかに蘇《よみがえ》っては消えていった。妻とはじめて出会った日のこと、息子が産道を通り抜け、この世に生まれ出た瞬間の血と水。そうだ、あのとき助産婦は赤ん坊を抱き上げ、「男の子ですよ」と言ってから、一息おいて「まあ、お父さんにそっくり」と言ったっけ。それから布でくるまれた赤ん坊が俺の腕に渡された。小さなしわくちゃの顔は上を向き、唇は乳首を探し求めて吸うような動きをしている。「俺の血と肉を分けた分身が、この腕の中にいる」人生で最も感動的な瞬間だった。

男は再び目を開けた。まだ目に入るのは妻の姿だけだ。息子が生まれた後、妻は決してもう次の子供を欲しがらなかったが、男は気にしなかった。子供が一人だけだったので、息子に快適な暮らしをさせ十分な教育を与えてやるために倹約する必要はなかった。しかも、あまり苦労をせずに比較的豊かな生活が送れた。彼らが投資した時間とお金は息子の出世によって十分に報われたのである。

男は息子が生まれてから三度、もう少しで不倫しそうな誘惑に駆られたことがあった。そのたびに、家庭を壊してしまうかもしれないという恐れからぎりぎりのところで踏みとどまった。妻を失うのも悲しいが、息子を失ったらもっと大きな悲しみに打ちひしがれてしまっただろう。息子とはいつでも仲が良かった。思春期というむずかしい時期でさえ、あらゆることを分かちあったじゃないか。卒業式の日に感じた誇らしい気持ち、次々に出世していく息子の姿。息子の気をひこうとした可愛い娘たちの姿、そして息子の嫁になった美しい娘。次々に生まれた五人の孫たちの姿――。

自分が今、実際に一枚の額に入った写真を手にして持ち上げているかのように感じた。その写真は何年も居間のいちばん目立つところに飾られていたが、今はベッドの側に置いてある。息子が出世のチャンスを与えられ、移住してからというもの、その写真はとりわけ大切なものになった。それは男の「一族」の写真だった。男はこの写真をそう呼んでいたのだ。プロのカメラマンが撮った男と息子、五人の孫たちとの写真である。男は飽きることなく言っていたものだった。「この写真は、俺がこの社会と、将来の世代に残した貢献を表している。どんな芸術作品よりも後世に残る貢献を表すものなんだ」息子や孫たちは男の遺伝子をすでに受け継いでいた。そしてまもなく、男の資産の大部分を受け継ぐことになるのである。

若い男性が病室に入ってくるのを見たと思ったとき、男の心臓はドキンと波打った。「おお、息子だ。元気そうで、立派じゃないか」その男性は奇妙なくらいにとても若く見えた。男は微笑んだ。「とうとう会えた」男はちょうどその分だけ持ちこたえたのだった。

女は夫が死んだことを知った。男の手はだんだん冷たくなっていった。「とうとう死んでしまったのね」枯れ果てたと思っていた涙がさらにあふれてきた。しばらくして看護婦を呼び、その後、短く黙禱《もくとう》するとと病室をあとにし、息子を待った。息子はそれから二時間後にようやく着いた。息子に男の死を知らせると、二人は病室の中に入った。ベッドの傍《かたわ》らに佇《たたず》むと、男の体はもうすっかり冷たくなっていた。女は息子に慰めの言葉をかけた。「お父さんは最後に意識がもどったときに、あなたとあなたの家族のことばかり話していたのよ」

息子は声を上げて泣いた。「クソ、飛行機が遅れたうえに、道路が渋滞してこんなに遅くなっちまったんだ」それから、後で後悔はしたが、取り乱した彼は母親に怒りを向け、罵《ののし》った。「お母さんが不倫をしたのがいけないんじゃないか」そして母親が彼に秘密を負わせた日のことを嘆いた。「十年間も僕は知らないふりをさせられたんだ」息子はとうとうその重荷に耐えきれなくなって、移住しようと決めたのだった。しかし、とりわけ息子が母親を責め立てたのは、今日、自己嫌悪に陥らせたことだった。飛行機に乗ってこの家に帰ってくる間中、ある一つの考えがずっと彼を悩まし続けていたからである。「僕はなぜこんなに心配しているのだろうか？　実の父親でもないのに」

【解 説】

この本ではさまざまなケースで、不倫によって子孫繁栄を強化する人々が登場する。しかし、不倫は、当人がより大きなコストを負うことなく利益を得られる場合にのみ、有利に働くのである。

この章では、不倫をするとどのようなコストが生じるかを見ていこう。シーン8〜11までのそれぞれのシーンで、不倫のコストと危険を探ってみる。不倫をする本人が経験する危険もあれば、パートナーが被る危険もある。最初のシーンでは、知らないうちに騙《だま》されて別の男の子供を育てた男が受ける子孫繁栄への影響を検証してみよう。

生まれたばかりの赤ん坊を初めて見たときに私たちが言う第一印象は、実は驚くほど先入観を持って、赤ん坊とその父親と思われる人物との間に似たところはないか探して、言っているのである。そういう表現や比較がどのくらい正確であるかは、わかっていない。シーン8では、助産婦の表現は間違っていたわけだが、それでも男はその言葉によって安心したことだろう。しかし、結果から見れば、安心しなかったほうがよかったのかもしれない。子孫繁栄という点から見て、男には自分の置かれた状況を改善する可能性がもっとあったかもしれないからである。

死の床にいた男は、子孫繁栄のために自分の遺伝子を残そうとする熾《し》烈《れつ》な世代勝ち抜き競争において、敗者であった。彼には子孫もいなければ一族もなかった。彼は人生の交配ゲームにおいて、妻と「息子」の遺伝的父親であり決して知ることのない男に出し抜かれたのだ。この二人は彼を騙して子孫繁栄のための献身的な努力をさせ、自分の子でもない子供を育てさせた。まるで騙されて大きなカッコウのひなを育てる小さな鳥のようだ。

このように騙されていなければ、子供を一人だけしか持たない彼の戦略は原則的に間違っていない。最近の研究によると、他の条件がみな同じなら、富を増やし、一人の子供により多く投資すれば、複数の子供を持つのと同じくらい子孫繁栄を強化することができる。なぜなら、その子供が生き残るチャンスがより大きくなり、より健康で、財力に富み、異性にもてる可能性がより高くなるからである。結局、そのような子供は両親からあまり投資してもらえなかった子供より多くの孫や曾孫をもつ。

特に息子はよい投資になる（シーン18）。金持ちで健康な息子ほど長期のパートナーを選ぶ前に多くの女性たちを妊娠させる機会が多く、魅力的で多くの子を産む貞節なパートナーを獲得しやすく、不倫をするチャンスをもつ可能性が高い。そのような息子は長期のパートナーとの間にできた孫たちの他に、不倫の相手の女性から得る「サテライト」（衛星）孫を持つ可能性も高い。そして他の男性にあたかもその男自身の子供であると思わせて育てさせることが多いのだ。

最高の子孫繁栄をなしとげる人は、富と地位を追求することと、何人の子供を持つかの間で、絶妙なバランスをとることのできる人たちである。この原則は、他の動物たちにも当てはまる。たとえば、鳥の雄はよりよい縄張りを獲得して雛《ひな》に餌をやりながら、一方で交尾をするチャンスを探っている。絶妙のバランスというのはとらえづらい。子孫を増やすための時間をもてないほど富を蓄えることに長い時間を費やすと、失敗する。また、富を蓄えずに子づくりのためにすべての時間を費やしても失敗する。子供たちは栄養失調のために死ぬかもしれないし、病身で病気に苦しめられ、異性にとって魅力的ではなくなるか子供を産めなくなる。

投資の面でベストである一人っ子戦略は、今まで見てきたように成功する場合もあるが、失敗する場合もある。しかも、失敗する場合はとりかえしがつかない。その子が事故や病気で死んだり、遺伝や感染で不運にも子供が産めない場合は、一人っ子戦略は完全な失敗となる。あるいはシーン8の男性のような状況に陥れば、一人っ子戦略はこれまた失敗である。

　しかし、このシーンの女性にとってはこの戦略はうまくいった。彼女が産んだ息子は無事成長し、大病にもかからなかった。それどころか、平均以上の豊かな家庭に育って健康も富も手に入れ、魅力的で、健全な娘たちの人気者になった（シーン18）。恐らくこのうちの何人かには、子供を産ませていたかもしれない。彼は実の父が死んだばかりの男を騙したのと同じように、他の男性を騙しているのかもしれない。そのようなひょっとしたら存在するかもしれない「サテライト」子は別として、彼は妻との間に五人もの子を設けた。女性がもっと子を産んでいたら、子供一人に対する投資が減り、結局、孫の数は少なくなっただろう。最後になってみれば、彼女の戦略は正しかったのである。

　この戦略は遺伝的父親にとっても成功であった。彼は息子を通してこの女性と同じ子孫繁栄に恵まれたばかりか、自分の長期のパートナーとの間にもさらに子孫を増やしたに違いない。生物学的に見ると、彼の成功は、彼が遺伝的父親である息子を自分の子供のように育てた男の失敗とは対照的である。その男は子孫を残せる時期の早い段階で裏切られたのだから、状況を修復する機会は何度かあったにもかかわらず、そのたびに、自分に不利な行動をとった。もう子供はつくらないという妻の決心を変えるよう説得することもできただろうに、そうしなかった。与えられた不倫のチャンスを活かすことだってできただろうに、それもしなかった。妻と別れて、自分の子供を産んでくれる別の女性と長期の関係を結ぶことだってできただろうに、それもしなかった。彼にとっては子供を一人だけ持つという危険な戦略は完全な失敗だった。男が育てた子供が自分の子供だったら、彼の性格や子育てに対する取り組み方は有利に働いたであろう。この夫婦は出来のいい息子という報酬を共に受けたことだろう。しかし、息子は彼自身の子供ではなかったので、生物学的に見れば、彼の特性を遺伝するということには失敗した。残酷な自然の選択により、彼の遺伝子は絶え、次の世代に受け継がれていくことはなかったのである。

シーン8で死んでいく男性が経験したことは決して珍しいことではない。血液型の研究から算出した結果によると、全世界で約一〇%の子供たちは実は自分が父親だと思っている男性の子供ではない。これは工業化の進んだ先進諸国でも見られるレベルである。DNA検査のような最新の技術を用いた広範な研究の必要が実際にある。現在のところ、そのような研究に最も近いのはチャイルド・サポート・エージェンシーが行う実父鑑定テストである。これは共に暮らしていない「父親」が前妻から経済的援助を強要されるのを避けたり遅らせたりするために要望するのに応じて、行われている。チャイルド・サポート・エージェンシーの報告によると、世界的に見て、実の父親ではない確率は、約一五%である。

この一五%という数字は実際に生まれた子供たちの比率である。だから、妊娠した子供が父と思われる男性の子ではない比率は、もっと高いものになるだろう。なぜなら女性は、夫以外の男性との間にできた子供を中絶する可能性がより高いからである。これは主に夫が、自分がお腹の子の実の父親でないことを知っているか、あるいは気づく可能性が高い場合に起こる。つまり、中絶はシーン11で述べられている不倫のコストを避けようとする女性の意図の現れである。

精密なDNA鑑定検査は人間には行われていないが、明らかに「一夫一婦制」をとる多くの種類の鳥には行われている。その結果によると、雄が他の雄の雛を育てている確率は、人間の場合より高く、約三〇%である。つまり、平均的な雄鳥は平均的な人間ほど、雛鳥が自分に似ているという保証はないということになる。

シーン9　過ちを犯す

女は角を曲がると、街灯の下で立ち止まって、バッグの中に鍵が入っているかどうかを確かめた。もう二、三分で家に着くと思うと、みるみる気が重くなっていく。夜気は冷えこんでいるが、女はしばらく街灯の下を動かなかった。家に着くのを少しでも遅らせたかった。

女はその晩、心の安寧を求め相談しに、歩いて十五分ほどの姉の家を訪ねてきたのである。姉の意見ははっきりしていた。「子供たちを連れて家を出なさい。お母さんのところにいくのよ。事が落ち着くまで置いてくれるでしょう」

女はまだじっと街灯の下に佇んでいる。頬骨を指で触れてみた。痛みはほとんど消えていたが、またすぐにあざができることはわかっていた。深呼吸を一つして気を取り直し、家へ向かって歩きだした。「夫はもう寝てくれていますように」そう祈りながら路地を上っていくと、まだ居間に灯りがついているのが見えた。

女が部屋に入っていくと、男はテレビの画面をくいいるようにみつめていて、目も上げなかった。缶ビールが一本手ににぎられ、床には潰《つぶ》した空き缶八本がころがっている。この雰囲気が何を意味するか十分わかっていた女は「用心しなくちゃ」と思った。しばらくの間、男と二人の子供が散らかしたものの片づけで忙しく立ち働いた。だが、とうとう沈黙に絶えきれなくなって、できるだけ落ち着いた声でたずねてみた。「子供たちはぐずらずにおとなしく寝ましたか」男は女の方を見もしないで、吐き出すように答えた。「お前の子供たちはおとなしく寝たよ。俺には子供はいないがね」

女は男の言葉に反駁《はんばく》しないほうがいいと知っていた。子供たちは二人とも確かにこの男の子供だったが、つい最近、男は勝手に自分の子ではないと決めつけたのである。それ以来、男はことあるごとに女や子供や近所の人にまで、聞いてくれる相手がいれば誰にでもこの新たな疑いを口にした。女は自分でも思わなかったほどの挑戦的なため息をついて、男に言った。「またその話を持ち出すのなら、先に寝ますから」「こっちへ来い」男は命令した。

女はたじろいだ。いつもの恐怖が襲ってきた。「こっちへ来るんだ」男はさらに凄《すご》んでくりかえしたが、まだ女のほうに目を向けていない。

女は為す術のないことを知っていた。逃げてもさらに男を怒らせるだけだ。女は男の前まで歩いていった。男は座ったままだった。「また、男と一緒だったんだな」女のお腹のあたりを見すえたまま、抑揚のない声で言った。「誰とも会っていないわ。姉と一緒だったの。他には誰もいなかったのよ。疑うのなら、姉に電話してみてください」と、女は言った。「そんな必要はない。俺は知っているんだ」「あなたは酔っぱらってどうかしているのよ。これ以上話してもしょうがないわ。私は寝ますから」すると、男は初めて目を上げ、言った。「そこにいろ」男の顔に、暴力を振るう前にみせるいつもの残忍な表情が現れた。「誰と一緒だったんだ」男がしつこく迫ってくると、女は恐ろしさで体が動かなくなった。「男と寝ていたのはわかっているんだ。お前はいつだってそうだ。いったいそいつは誰なんだ？　今度こそ殺してやる」

男がよろよろと立ち上がって向かってくると、女は後退りしながら、「もう殴らないで」と哀願した。「誰と寝ていたのか言ってみろ」と、男はさらに大声で迫った。「そんな人いません」と、女は半泣きになって叫ぶ。「そいつが誰だろうが、ただ乗りはさせんぞ」女の言うことには耳を貸さずに、男はどなり返した。「服を脱げ。そしておとなしく待つんだ」「いやです」女はすすり泣いて拒んだが、それがよくなかった。

男は女を床に押えつけると、げんこつや平手でところかまわず殴りつけた。古いあざの上に新しいあざができた。痛さには慣れっこになっていたが、一段とひどい。あまりの痛さに、男が殴るのをやめ、下着を引き裂いたときにはほっとしたくらいだった。それから男はズボンのファスナーを降ろし、むりやり女の中に入り、激しく動かして痛みを与えた。

男は射精するやいなや立ち上がり、こう言い捨てた。「お前が会っていた男を突き止めたら、そいつを殺してやる。運が良けりゃ、お前は生かしておいてやるよ。俺はベッドにいくから、お前はそのままこの床で寝ろ」

翌日、女は姉の忠告に従って、自分と子供の荷物をまとめて家を出て、母親のところに身を寄せた。それから二、三週間、女は暴力とレイプで男を訴えようかと考えていたが、結局、男とこれ以上、一切の関わりをもたないほうがいいと判断した。女は二度と男に会わず、男も女や子供たちに連絡をしてくることはなかった。女は後に、自分が家を出てからほんの二週間後に、十九歳の若い女が引っ越してきたことを聞いた。それから一年後、男はその娘の父親に殺された。

女は思っていたよりもずっと長く母親の家で暮らした。結局、女は自分と子供の面倒をみてくれる新しい男が現れて、その男のもとにいった。その男は子供ができないうちに前妻に捨てられたので、自分の子供はいなかった。初め、男は女の子供たちに対して、良い父親だった。しかし、女との間に自分の娘が生まれたとたん、態度は一変した。男は女の連れ子の息子を殴り、女の知らないところで連れ子の娘を性的に虐待したため、娘は陰気で反抗的になった。息子は継父からひどい暴行を受けた後、家を出て、独立するまで祖母と一緒に暮らした。何年もたってから、息子は子供のできない体だと診断され、いつも「最後に受けた暴行のせいだ」と言い続けた。娘は十代の早いうちに家を飛び出たまま、行方知れずになった。

女は前の男との子供たちを追い出した新しい男が許せなかったが、この新しい男のもとにとどまった。息子と娘が家を出てからは、男との関係は良くなったように見えた。二人はもう一人子供をもうけ、あまり問題のない家庭を築いていった。

【解説】

貞節と不倫に対しては、賛否両論がある。子孫繁栄の観点から見ると、どちらの方がメリットがあるかは言えない。失敗をおかせばどちらの場合もメリットはなくなる。何人かの候補者の中から適切でないパートナーを選ぶのは、一つの過ちである。状況判断を誤って、貞節であるほうがいい場合に不倫をし、不倫をしたほうがいい場合に貞節を守ることも過ちとなる。パートナーの不倫を防ごうとして一生懸命になりすぎたり、あるいは無関心すぎるのも過ちである。世代勝ち抜き競争で成功する人々は、状況を正しく判断し、適切に処理する人々である。

男性はパートナーの不倫から多くのものを失う。まず、騙されて、生涯の富と努力を他の男の子供を育てることに費やすことになるかもしれない（シーン8）。次に、パートナーが不倫によって性感染症（ＳＴＤ）に感染する危険性が高くなるので、自分もＳＴＤに感染する危険性が高くなる。三番目には、パートナーが不倫相手の男性のほうが将来有望だと判断すれば、捨てられる可能性も出てくる。その場合、子供たちを連れていくか、彼のもとに残していくかのどちらにせよ、男性の子孫繁栄は危うくなる。

女性が子供を連れていけば、継父《ままちち》によって育てられるかもしれないが、これは子孫繁栄という点で犠牲が大きい。世界中のさまざまな文化のどの研究でも、子供たちは実父より継父によって虐待されたり、殺される確率のほうがはるかに高いことが示されている。しかし、女性が自分で子供を育てようとすれば、これもまた犠牲が大きい。片親の子供たちのほうが死亡率が高いという社会もある。女性が子供たちを実父のもとに残して去り、彼が一人で育てる場合にも同じことが言える。たとえ彼が新しいパートナーを見つけても、今度はその継母によって虐待されたり、殺されたりする危険がある。

継子《ままこ》いじめをすることが知られているのは、何も人間だけに限ったことではない。オスのライオンがいい例だ。ライオンの群れは二、三頭のオスと八頭以内のメスと子供によって成り立っている。二、三頭の若いオスライオンのグループはサバンナをさまよい、オスを追い出して自分たちが乗っ取る群れを探している。追い出しに成功すれば、まず初めに前のオスの遺産である子ライオンをすべて殺してしまうのだ。メスは子を失うことによって発情し、新しいオスに早く自分の子を持つチャンスを与えるようになるからである。

サルの中にも、これと同じような行動をとるものがいる。ハーレムのように数匹のメスに囲まれて暮らしていたオスザルがハーレムを追い出されると、新しいオスが前のオスの子供を殺す。オスとメスが混在する大きな群れで暮らすサルでさえ、似たような行動をとる。オスはしばしば自分の子であるはずのない子ザルに攻撃を加える。しかし、正反対にわざわざメスを手伝って、そんな子ザルの面倒をみる場合もある。これは一見、無私無欲に見えるが、実はメスに近づくための策略なのである。いったんメスがそのオスの子供を産むと、メスの産んだ前の子ザルたちには攻撃的になる。このような行動はシーン9に登場した女の二番目のパートナーの行動とよく似ていることに注目しよう。

男性がパートナーの不倫のチャンスを減らそうとするには二つの方法がある。大ざっぱに言えば、これらは所有欲と嫉妬心という仮面をかぶっている。シーン6で見たように、男性がパートナーの女性と一緒にいる時間を多くすれば、彼女には不倫のチャンスはまったくない。一方、「不倫をしたら、ただじゃすまないぞ」と、女性を脅《おど》すこともできる。主な脅しの手段は、一つには女性を捨てることであり、もう一つは女性か、その恋人、あるいは両者に対する暴力である。シーン9の男は暴力を使い、しかもそれは度を越した暴力だった。そのような行動は珍しいことではない。

不倫とその疑惑は家庭内暴力の主な二つの原因である。この二つはパートナーによる虐待や殺人事件のケースの半数以上の原因として挙がっている。これは人間以外にはあまり見られない。他の動物、主に鳥の研究によると、オスはメスの不倫相手のオスに対して攻撃的な行動をとることはあっても、不倫したメスに対してはめったに攻撃的な反応は示さない。サルはもう少し人間に似ている。それでも、不実なパートナーに対して人間ほど攻撃をあらわにしない。

人間ははっきりしない状況の中で、なぜパートナーに対して他の動物より攻撃性を表すのか？　一つ考えられるのは、男性と女性の体の大きさと力の差である。ところがたいていの動物はオスとメスでそのような差はほとんどない。犠牲者となるものはふつう、やられた分だけやり返すことができる。しかし、人間では、男性は女性より肉体的にかなり優位に立ち、家庭内暴力はほとんどの場合、男性が女性に対して行うものであって、その逆は少ない。この肉体的な差が大きいため、動物のオスがメスを攻撃する可能性よりも人間の男性が女性に対して暴力を振るう可能性が高くなるのである。

適度な攻撃や脅しは、パートナーの不倫を防ぐのに大いに役立つかもしれない。しかし、そのタイミングや度合いの判断を誤れば、子孫繁栄という点でのコストは利益をはるかに上回ってしまうだろう。これは、セックスのパートナーに対して攻撃的な行動をとることには、潜在的な三つのデメリットがあるからである。

まず第一は、男性（または女性）が子供を持ち、育てるには、パートナーの協力が必要なので、当の相手が健康で子供を産める体であることが不可欠である。そのために暴力やそれによる損害は、犠牲者ばかりでなく攻撃者にとっても損失となる。二番目には、犠牲者の側が激しい報復に出れば、攻撃する側が結局より大きな損害を受けることになる。三番目は、親や兄弟や新しい相手など犠牲者のことを心配する人々が強力な防衛手段をとるかもしれない。これはシーン9で暴力的な男が苦い経験から知ったことである。

この男性はパートナーに対して、動物には見られない激しい攻撃性を示した。しかし、彼のように不倫を疑いながらもパートナーとセックスしたいという衝動にかられることは、あまり珍しいことではなく、他の多くの動物にもよく似た行動が見られる。たとえば、オス鳥はメス鳥が他のオスと交尾しているのを見ると、そのオスめがけて飛んでいって払いのけ、その後すぐメスと交尾する。ネズミやサルのオスも似たような行動をとる。ネズミやサルのオスはメスと交尾した後、ふつうは次の交尾までしばらく間をおく。しかし、メスが他のオスと交尾しているのを見たときは、そのオスはすぐにまた交尾する。ただ、いつもより長い期間離れていただけでも、次に会ったとき交尾する可能性は強い。

このように交尾を続けてすぐさま行うことは、実は精子戦争に勝つための重要な戦略なのである（シーン20）。二番目のオスが交尾するまでの時間が開きすぎると、その間に最初のオスの精子はそれだけ多く精液プールを離れることになる。そのうえ、最初のオスの軍隊は最高の条件でメスの生殖器官の中に配備するチャンスができる。頸管粘液の編み目をふさぎ、頸管器官の窪みの貯蔵庫を満たし、以後数日間にキラーとエッグ・ゲッターが通る道を整える。反対に、二番目のオスがメスとすぐに交尾すれば、そのオスの軍隊がメスの体の中で最高位を争うのに間に合う。ネズミの研究から明らかなように、一秒がものをいう。二番目のオスがメスと交尾するまでの時間が開けば開くほど、最初のオスの精子によって生まれる子の数が多くなる。時間がすべてである。

ネズミやサル、そして人間が別のカップルのセックスを見て、性的に興奮するのはこのためである。オスのペニスは勃起し、尿道に精子がいっぱいになることさえある。人間のセクシャリティのほとんどすべての面と同様、人がハード・コア・ポルノに引きつけられるのは、精子戦争に勝つための行動によるものである。

男性はパートナーの不倫によるコストを避けようと、その兆候を見落とさないよう警戒を怠らず、相手が不倫する機会を最小限に減らそうとし、相手を捨てたり復讐すると脅す。相手に不倫の兆候が見られれば、ガードや脅しを強化する。しかし、脅しが実行されるのは、不倫が実際に行われたときだけである。それでも男性は他の女性より現在のパートナーと暮らしたほうが、子孫繁栄の上で長期的に見てよいかもしれないと考えれば、脅しはなくなる。シーン9では、別居は男にも女にも大きな損失だ。少なくとも、息子は別居による直接の結果として子孫繁栄という点で損害を被った。娘もその後の運命はわからないが、同じように苦しんだことだろう。

この暴力的な男の言うとおり、どちらの子供も彼の子ではなく、女性が不倫をしていたのなら、彼の極端な行動は有利に働いていたかもしれない。新しい、若いパートナーとやりなおすことは、不実で年齢の高いパートナーと暮らすよりよい戦略だったろう。しかし、男は過ちを犯した。シーンで見たように、彼の判断を誤った暴力は二つの点で子孫繁栄にマイナスに働いた。一つには彼がもうけた二人の子供のことで、もう一つは若くして殺されてしまったので、さらに子供を持つ可能性を失ったからである。

女性が最初のパートナーを捨てたことは子供へ影響を及ぼし大きな損失となったが、子孫繁栄という点では今までのところ逆境を何とかうまく切り抜けたと言えるだろう。女が男のもとにあれ以上とどまっていたら、男の暴力が嵩じて、もう子供の産めない体になっていたかもしれない。男は自分が実の父親ではないと思い込んで、子供たちにさえ暴力を振るったかもしれない。その場合、子供たちの将来は、継父と一緒に暮らした場合と同じか、あるいはもっと悪くなっていただろう。あのような状況では、女性は最初の家庭では孫を持つことはほとんどできなくなる危険性がいつでもつきまとっていた。しかし、暴力的なパートナーのもとを離れることによって、女は少なくとも次の家庭を持ち、今度はいずれの場合でも孫を持つチャンスができたのである。

シーン10　オーラル・セックスの目的

それが終わった最初の数分間は、二人はお互いに落ち着かなかった。太陽の下、他からはのぞかれないような位置にある草原の上でピクニックを楽しんでいるうち、二人は性的な興奮が高まりあやうく不倫しそうなところまでいった。しかし、最後の時点で女性が拒否し、男は女の言うまま仕方なく草の上に射精したのだった。さて、興奮と不満がおさまってみると、ぎこちなさもなくなった。女は「この次はもっとたのしい時間を過ごしましょう」と約束した。そして、二人は落ち着きをとり戻した。

それから三十分ほど、男は太陽の下に寝そべり、女は木陰に座って、ときどきおしゃべりをして過ごした。やがて時間になり、二人はしぶしぶそこを引き上げ、帰路へついた。オフィスの駐車場まで来ると女は車を降り、自分の車に乗り換え、二人はそれぞれの車で家路についた。

玄関のドアを開け、妻と「ただいま」のキスを交わしたとき、男は妻の様子がいつもと違うなと感じた。電話が鳴った。男が出ると、無言のまま切れた。夕食の間、男がその日のできごとを話しても、妻は何の関心もしめさなかった。仕事でどこへ出かけたか、誰と一緒に行ったかなどと話しても、何の返事も返ってこない。夕食の後も妻はいそがしく立ち働き、ほとんど男のそばにいなかった。ひとこと、ふたこと言葉を交わしたときでさえ、妻はほとんど男の顔を見なかった。男が妻に「今日は何をしたの」ときいても、「いつもと同じよ」と肩をすくめるだけだった。子供たちを学校へ送り、迎えに行き、買い物をするか、そうでなければ一日中、家にいるかだった。いちばんのできごとは午後、一時間ほど日光浴をすることだった。すると、特別の理由もないのに、妻は自分のほうから、「今日、シーツを洗濯しておいたわ」と言った。夜も遅くなって二人は寝ようと二階へ上がった。「今日はなんて暑かったんでしょう。ゆっくりお風呂に入りたいわ」と、妻は言った。

妻が風呂に入っている間、男はベッドの上に裸で横たわっていた。夏の夜の少しムッとした暑さも心地よい。今日一日のできごとが思い出される。昼間のピクニック。もう少しで不倫できそうだったあの女性。「この次はもっとたのしい時間を持ちましょう」と言ってたな。

男は興奮してきた。妻が部屋に入ってきたとき、ペニスが勃起しているのがはっきり見てとれ男がセックスする態勢でいるのに、妻はそれを無視して、洋服を片づけていた。ふつうなら夜遅く風呂に入ったときは、妻は裸で部屋を歩きまわるのだが、今夜はバスローブを着ていた。部屋の電気を消してから裸になって、ベッドへ入ってきた。しかし、妻はそんなに恐がる必要はなかったのだ。自分で気にするほど背中には何のしるしも残っていなかったのだから。

男が前戯を始めると、妻は「疲れているから」と言った。しかし、男は今日は二回も断られたくないと決めていた。男が唇を胸から徐々に下へと移していくと、妻は身をこわばらせ、男の頭を抑えた。男の唇が恥毛に触れると、妻は「今日はしたくないのよ」と再び文句を言った。「体を楽にして。君が好きなようになめてあげるから」と男は妻に言った。「今夜はそれも嫌なの」と妻が言ったが、もう遅かった。男の頭はすでに妻の足の間にあった。

男は妻の恥毛へ鼻をつけた。甘い匂いがして、湯上がり後の湿りけがまだ残っていた。太腿も少し湿っていた。男の唇が妻の外陰唇を分け入ろうとしたとき、突然妻は体を動かし、ベッドの下方へと体をずらし、男にキスをした。そしてそれ以上の前戯なしに、妻は男のペニスをつかんで自分の膣へ導き入れた。男はちょっと早すぎると思ったが、膣の中は驚くほどに濡れていた。セックスは長かった。妻はクライマックスを迎えなかったが、男はイッた。

一方、草原のできごとから男の愛人に近い存在になった女は、男とは町の反対側にある家に帰っていた。この女も夫との間に問題を抱えていた。子供たちはもう寝てしまい、二人は裸の上にナイトガウンだけを羽織って長椅子に座りベッドに行く前の一時を過ごしている。それぞれ膝の上には猫が載っている。夫はその夜ずっとイライラしていた。なぜだか女にはわかっている。「男と日帰り出張をしてきたのが気に入らないのだわ」

夕食が済んだ後、夫は女にその日のできごとを聞きだそうとした。そのたび子供が邪魔したり、女が家事に忙しく、満足のいく会話ができなかった。今やっと静かになって、夫がついに聞きだせるときが来たのだった。「男とはうまくいったのかい？　ろくに知りもしない人間と一日中、一緒にいたなんて、今日はさぞかし長い一日だったんじゃないか？」と夫は聞いた。「なんとかうまく行ったわ」と、女は答えた。そして、「帰り道、ずっと仕事の話をしていたの」と本当の事を言い、「私はほとんど寝てたけど」と嘘をついた。「列車で行けばよかったじゃないか」夫は女が車で男と二人きりだったのが面白くない。「だって、仕方なかったのよ。彼が車で行くと決めたんだから。なにしろ私の上司なんですもの」と、女は肩をすぼめて言った。そして、とっさにひらめいて、こうつけ足した。「車で行ってよかったのよ。だって、窓を開けることができたんですもの。今日はとっても暑かったでしょう。彼は体臭が強くて、一日中まいったわ」

ちょっと間があった。そこで女は自分のついた嘘に効き目ありと見て、さらに嘘を重ねた。「ランチの間、本当に困ったのよ」と不平を言ってみせた。「私の趣味や意見のどれも気に入らなかったようなのよ。ときどき、あなたは私がどう思っているかわかってるのっていう言葉が喉まで出かかって、抑えるのに苦労したわ」

夫はそれを聞いて少しリラックスしたようだ。女の嘘を信じて、何とかホッとした。

突然、女にいい考えが浮かんだ。女は膝《ひざ》から猫をそっと追い出すと、夫のほうへ体を向け、片方の手は夫の腿へ、もう片方の手は夫の膝にいる猫の上に載せた。口から出任せに話をつくって喋りながら、出張の帰りの道中、寝ている間に見た夢を話して聞かせた。話しながら女は夫の膝の上の猫をなでていたが、手の甲は偶然を装ってガウンの下のペニスをなでていた。女の話は描写が詳しい。夢の中で、今夫の膝の上にいる猫が、どんなふうに自分にオーラル・セックスをしていたかを話している。「舌はザラザラだけれど、やさしかったのよ。本当に興奮して、ほとんどイキそうになったわ。もし私が赤くなっているのを気づかれていたなら、目を覚ましたときにきっと恥ずかしい思いをしたでしょうね」

夫が十分意識しているのを知りつつ、女は話を続け、不満を言い、懇願した。「それからずっとオーラル・セックスのことが頭から離れないのよ。あなたがしてくれたのはもうずっと前よ。ね、お願い、今ここで、して」

いつものように、二人のセックスは進んだ。夫がなめても女は絶頂には達しなかったが、イッたふりをした。そして、そのふりが終わると、女は夫のペニスが自分の中に入ってくるのを許した。

【解説】

オーラル・セックスをするのは、もちろん人間だけではない。ネズミからイヌ、ゾウ、サルにいたるたいていの哺乳類は、前戯の間にメスの陰唇《いんしん》に鼻をすりつけ、匂いをかぎ、なめる。サルもまたメスの性器に触れ、膣に指を入れて出したあと、その指の匂いを嗅《か》いだりなめたりする。これらのオスがしていることは、情報収集である。すなわち、三つの質問に対する答えを求めているのだ。その三つとは、「このメスは健康か?」「このメスは妊娠できるか?」「このメスは最近、他のオスと交尾したか?」

オーラル・セックスで人間もまったく同じことをしている。そして集めた情報は、子孫繁栄をめざす上で、大変役に立つのである。

女性の分泌物に特別に不快な匂いがあったり味がしたりすると、男性はセックスする興味を失う。匂いは病気の兆候かもしれない。男性が女性と初めてセックスしようと思うときには、その情報は大変役に立つのである。また、病気は変化するので、長期間のパートナーの分泌物に対しても、ときどき健康チェックをしてみるのは必要なことだ。

多くのオスの哺乳類にとって、メスの妊娠しやすい時期における分泌物の匂いは他の時期のそれとはっきり異なり、大変快いものである。しかし、女性や、メスの妊娠しやすい時期が隠されている哺乳類では、月経周期中の時期の違いによる匂いの変化はそう目立たない。それに関してアメリカで行われた一つの実験がある。月経周期の異なるそれぞれの時期に女性に一晩タンポンを挿入して過ごしてもらい、それを試験管に入れ、中は見えないようにして匂いだけを嗅いでもらった。匂いは「大変不快である」から「大変快い」までにランク別に分けられた。心地好いとされる匂いは月経周期のどの段階にあるかで異なり、「大変不快である」は月経中であった。平均的に、匂いは妊娠しやすい時期のほうが、ごくわずかで一定はしていないが、より心地好いものだった。女性の陰唇に鼻をこすりつけることによって、男性は少なくともこの女性がいま月経中かどうかということが分かるのである。

男性が女性の分泌物から健康状態と妊娠可能かどうかをチェックすると、次に求める主な情報は、この女性は最近他の男性とセックスしたかどうか、である。男性の体はこの情報を得ると、女性にそそぎ込むキラーとエッグ・ゲッターの精子の数を変化させることができる。今まで見てきたように、基本の調節は、男性が前の週か、あるいは最後にセックスをしてから、その女性とどのくらい一緒の時間を費やしてきたか、によってなされる（シーン6）。女性と一緒に過ごした時間が少ないほど、彼女が他の男性の精子を取り込んでいる可能性は高くなるので、男性はより多く精子を射出する。この方法は、あくまで大ざっぱなやり方にすぎない。もし男性の体が女性の体の中に他の男性の精子が入っているということを知ることができるなら、より的確に自分の精子の数を調節できるようになるだろう。シーン10を見てみよう。家に帰った男を待っていたのは、その日のうちに明らかに不貞行為をした妻であった。妻はシーツを洗い、恋人が残した小さなしるしも夫に気づかれないよう背中を見せないでいた。しかし、なかでも大切なのは、ゆっくり風呂に入って恥毛や太ももや陰唇についた恋人の形跡を流し去ることであった。これらは実は、不倫がわかってなぐられたり捨てられたりしないように、彼女の体がそうさせていたのだが、妻は意識した心に従って行っていたのであった。

妻の体は何時間も前に恋人のフローバックを排出していたが、精液の何らかの形跡は膣の中に常に、最長で一日はとどまるのである。最初、妻は夫とのセックスを完全に避けようとした。妻の体は恋人のほうを好み、恋人の精子をできるだけ容易に勝たせたかったのである。しかし、同時に、夫の援助も失いたくなかった。その結果、夫が妻の陰唇をなめ、不倫が発覚する危険が高まると、妻は作戦を変えた。セックスを回避することはあきらめ、今度はオーラル・セックスから夫の気持ちをそらすことにしたのである。

町の反対側では、女は疑い深い夫の元へと戻っていた。しかし、女には自分の膣には不倫ギリギリまでいったという証拠は何も残っていないという自信があった。その結果、言葉だけでなく（一緒にいた男性を批判することにより）、自分の無実を確認させるために夫に自分の陰唇の匂いを嗅ぎ、なめさせることを強いて、夫を安心させうまく騙《だま》したのである。その夜には、夫は頭だけでなく、肉体まで納得させられてしまったのである。

このように今見たシーン10の二つの場面のオーラル・セックスは、ルーティン・セックスとはお互いを安心させることとだますことが交錯しているということを描きだしている。男性はパートナーの不倫をオーラル・セックスでなめて知ることはできないだろうが、次に何をすべきかを決めるための有益な情報を集めることは確実にできる。短期的に言えば、この情報は精子戦争に備えるのに役立つのである。中期的に見ると、自分のパートナーを守るか、新たなパートナーを見つけるかのどちらに力を注ぐべきかを判断するのに役立つ。そして、長期的視点に立てば、相手を捨てることをどの程度望むかを考え、もしパートナーが子供を産めばその子供の父親が誰か別の男性であるかもしれない可能性を割り出すのに役立つ。と同時に、女性はオーラル・セックスを巧みに避けたり、反対に積極的にすることによって、実際の状況に関してパートナーを安心させるか、騙すことができる。

もちろん、私たちは今述べたような理由でオーラル・セックスを楽しんでいると、必ずしも自覚しているわけではない。意識的には、男性が女性の性器を舐めるのは、挿入するため濡れるよう刺激しているのである。不倫でない場合はほとんど、女性は性的な刺激を求めているのである。もちろん、そう考えているのは事実だが、それらは究極の働きではなく、行動に対する意識の単なる見せかけにすぎないのである。他の性行動の多くと同じように、意識は、より大きな可能性のある目的を達成しようとする体の命令によって見せかけの刺激を追い求めるからである。

女性の性器を舐めることが、足をふみつけることより女性を性的に刺激するということに対する本質的な理由はない。それにもかかわらず、一方は性的な刺激であり、他方はそうでない。性的な刺激の進化で起こりやすいことは、はっきりとした性的な関心のあらわれが刺激になるのもあるかと思えば、全然刺激にならないあらわれもあるということである。もしそうでなかったら、男性も女性もいちばん適切でない反応に対していつまでも応じていくことになってしまう。

これまで述べてきた理由のため、昔から男性は膣の中に含まれている貴重な情報を得ようと、体によって動かされてきたのである。性交の前にこの情報を得ることが失敗に終わった男性には、次の四つの損失がかかってくる。それらは、病気にかかる危険性が高くなる、不妊の女性とセックスする可能性が高くなる、精子戦争に勝つ可能性が低くなる、不倫と闘う可能性が低くなる、の四つだ。

男性に対するこれらのプレッシャーは、女性の側から見ると、自分の外陰唇に鼻をこすりつける男性は疑う余地なく性的な関心をもっているということを表している。もし女性がその男に興味がないなら、さっさとはねのければいい。もし興味があるなら、膣を濡らしその先へと進むセックスの準備が必要になる。そうやって準備すると射精の効果が高まり、損失が少なくなる。概して、魅力的な男性に膣をなめられ興奮する女性は、そうされない女性より子孫繁栄の面で成功率が高いといえよう。

同じことは男性についても言える。男性が自分の外陰唇に鼻をこすりつけるのを拒まず許す女性は、その男性の精子を受け入れることに関心があるということをしめしている。そうやって興奮した男性は、興奮しない男性より、セックスするチャンスを逃すことが少ない。概して言えば、女性の外陰唇に鼻をこすりつけて性的な刺激を得る男性は、そうならない男性より多くの子孫を残すだろう。

これらの反応はみな、人間の登場以前から形づくられているものなのだ。進化の最初のとき、男性は霊長類の祖先から、女性の性器に鼻をこすりつけ、匂いをかぎ、なめ、指を入れるという性質を受け継いだのだ。男性も女性も共にそういう行為が刺激になるという性質を受け継いでいるのである。

シーン11　不倫の露呈

ベッドの脇にある時計の蛍光塗料で赤く光る数字が、十一時五十九分から十二時〇〇分へと変わった。セックスの後の満足した眠りについている恋人の傍らで、男はさっきから時計を見つめていた。「このぬくぬくとしたベッドから抜け出て、寒い外へ出ていくなんて嫌だな」と男は思ったが、もうどうしても帰らなくてはならない時間だった。

そっと女の背中にキスして起こしにかかった。彼らの情事は半年前の夏、暗い森の中で始まった。まったく予期しなかった成り行きのままに、お互いに服をぬがせ裸にし、女は男が射精するのを手伝った。女が小さな部屋を借り、引っ越しして二か月後、二人はじめてセックスをした。二人は同じ職場で働いていたが、同僚から二人の仲を知られないよう最大限の注意を払って、昼間はめったに顔を合わせることはなかった。週に二、三回、男はセックスをするために、女の部屋を訪ねた。会えばすぐベッドへと倒れこんだ。一緒にいられる時間は短く、一時間以上一緒にいることはめったになかったが、それでも二回セックスした。男は女と週に五回セックスし、妻とも週に一〜二回セックスした。女は男より十一歳下だったが、男は妻と過ごした十年間のセックスで得たことより、女との六か月間のわずかな時間の中で得たことのほうがずっと多かった。

妻への口実のために、男は毎週行われる職場でのできごとをつくりだしていた。アリバイづくりはもう毎日のことで、そのためうまく仕事の行き帰りに恋人の家に立ち寄ることができている。しかし、一月下旬の凍りつくような今夜は特別な日だった。恋人の誕生日である。「いつもより長く一緒にいられる時間をつくって。そうじゃなければ、他の人とデートするわ」

そう言われて男は頭を悩まし、「我ながら、こりゃ、なかなかいいぞ」と思える話をつくりあげた。妻にはこう言ったのである。

「外国人の同僚が、僕がチェスが好きだというのを知ってね、一局闘いたいと申し込んできたんだよ。その代わりに彼がお国のエスニック料理をつくって振る舞ってくれるっていうんでさ。チェスの勝負っていうのは時間がかかるんだよ。多分三番勝負をするだろうから、長くなるだろうなあ。帰りは夜中になるかもしれないよ」

その夜は生涯の思い出になる完璧な夜になった。男は女のために料理をつくり、七時にはベッドの中にいて、音楽を聞きながら、ワイングラスを傾け、情熱のおもむくままにお互いの体をさわりあっていた。情熱は満ちたり引いたりしたが、彼らは四回もセックスした。四回目のときには男は射精したふりをしたが、女はその夜二度目の絶頂を迎えた。しかし、二人のパーティが終わった今、男には乗り切らなくてはならない二つの課題があった。一つは、酒酔い運転で捕まることなく帰ること。もっと重大なことは、妻に対して今夜の言い訳をつくったことに対する罪の意識を感じず、怪しまれないようにすることだった。

男は自分の嘘がわかってしまうことを恐れていたが、その理由はこれまでまったく推測することができなかった。二人の子供とは別れたくなかったが、妻が出ていくことはそう恐れていなかった。実際のところ、恋人を失うことのほうがずっと心配だった。多分それは妻が、「あなたが恋人にお金を使うくらいなら、私が財産全部を使ってしまうわよ」と脅かしたことによるし、また「あなたが私を裏切ったら、あそこを切っちゃうわよ」と年中言っていた「冗談」のせいかもしれない。妻は本気で言っているのではないことは確かだった。「でも、もし妻がハサミやナイフを持ちだしてきたら、俺は安全でいられるだろうか」理由は何にしろ、不倫がわかってしまうと考えることは恐ろしかった。

若い恋人がやっと目をさました。「行かないで」と最初は甘えた声で言っていたが、やがてイライラした口調に変わった。最後はプンとふくれて「帰りなさいよ」と言った。男はベッドから抜け出し、寒い部屋の中で洋服を着て、キスをし、なだめようとした。しかし、女の機嫌は直らず、しかたなくそのまま部屋を後にして、自分の車へ向かった。車はいつも、通りを二つ隔てて止めてあった。車を運転して家まで帰る途中、警官につけられていると思ったときがあったが、幸い車を止められることはなかった。恋人の家を出て三十分後、午前一時をちょっと過ぎて、男は家に着いた。そして、妻は起きて男の帰りを待っていたのである。

玄関のドアを閉めたとたん、妻のヒステリックな声が上がった。「いったい何があったのよ」男は意表をつかれて、「こんなに遅くなってすまない」とまず謝った。「ゲームが思ったより長引いちゃってね。でも、最後は僕が勝ったんだ」妻を納得させようと、あれやこれやと細かく言ってみせた。妻はそれには答えず、ちょっと間を置いてたずねた。「じゃ、あなたに伺いますが、外国人のお友だちとずっとひと晩中チェスのゲームをしていたと言うなら、その当のお相手が二時間前に電話をかけてきて、あなたに話があるって言ってきたのは、いったいどういうわけなのよ？　なぜなのよ？」

男は開いた口がふさがらなかった。全身をパニックが貫いた。「何てこった。信じられない。この二年間、あいつと一緒に働いてきたけど、一度だって俺のところに電話してきたことなんてなかったじゃないか。それがよりによって、何で今日という日にかけてこなくちゃならないんだ」

男の頭の中はグルグルとまわり、顔は真っ赤になり、脇の下には汗がたまってチクチクしてきた。一瞬、本当のことを白状してしまいそうにさえなった。しかし、男は嘘をついた。「いや、実はアシスタントの誕生日だったんだ。男だけの集まりに呼ばれてね、酒を飲み、ビリヤードをし、ストリップを見たんだ。君はそういう集まりに僕が行くことをとっても嫌がっていただろ。それに酒を飲んで運転するのを心配してたから、君には言わないでおくのがいちばんだと思ったんだよ」

妻は男の目をじっとにらんで、男が本当のことを言っているのかどうか探ろうとした。そして、数歩歩いて電話の前まで行くと立ち止まり、受話器を取り上げた。「アシスタントの電話番号は？」「知らないよ。どっちにしても他のやつらはもう一軒飲みにいくと言っていたから、家にはまだ戻ってないだろうよ。あんまり遅くなりすぎると君が心配すると思って、やつらと別れて早く帰ってきたんだよ、僕は」

妻はまた男をじっと見つめた。どう答えていいかわからず、男は笑ってごまかした。「馬鹿だったよ。嘘をついてごめん。でも、本当に君に心配かけまいと思ってやったことなんだ。もう二度としないよ。この次のときはちゃんと言うから。酔ってて疲れているんだ。もうベッドへ行かないか？」

妻は男のほうへ近づき、顔をくっつけんばかりにして男の目をのぞきこんだ。「嘘つき。嘘を言ってるんだわ。ちゃんと私にはわかるんだから。何でタバコやビールの匂いがしないのよ」妻はちょっと間をおいた。「浮気したのね」「してないよ」「嘘おっしゃい。相手は誰なのよ」

　男は妻にどなられて一瞬、黙った。「本当にしてないんだから。信じてくれよ」

　妻は一生懸命考え込んでいる様子で、ちょっと静かになった。そしてやおら言った。「ズボンを脱いでよ」「えっ、何でだよ。冗談じゃないよ」「いいからさっさと脱ぎなさいよ」「そんなこと馬鹿げているよ」

　妻は怒って、男のズボンの前のチャックを下ろしにかかった。「やめろよ」と、男は妻を突き返し、「じゃ、自分でやるよ」と言って、ズボンを下ろしパンツを下ろした。男はそこに妻が見たり、匂いをかぎとったりする何かが残っていないことを念じた。しかし、証拠は残っていた。「嘘つき」そう言って、バシッと妻は男の頬を殴った。「出てってよ。とっととこの家から出ていきなさいよ。あなたの顔なんて二度と見たくないわ」

　男がためらっていると、妻は足首のところまでズボンがずり下がったままの男をドアのほうへ押しやった。

最初、男は抵抗しなかったが、ドアまで追い詰められると、「お願いだよ。出ていきたくないんだよ」と妻にすがった。押し問答の末、妻は「じゃ、今晩だけはそこのソファで寝てもいいけど、朝になったらさっさと出ていってよ」と許した。

　男は不安な一夜を過ごした。なかなか寝つけなかった。ソファの寝心地がよくないせいもあったが、将来のことを思ったら不安になった。そして、何より怖くて眠れなかった。妻がナイフを手にして、復讐のために今にも部屋に入ってくるかもしれないという恐怖に悩まされてしまったのである。

翌朝、男は妻が下に降りてくる前に、会社へ出かけた。しかし、昼間、子供たちが学校へ行っている間にまた家に戻り、長いこと妻と話しあった。

「あなたなんかもう二度と信用できないわ。信用できない人間と一緒に暮らすことなんて私にはできません」

「昨夜はたった一回きりのできごとだったんだ。数年前、外国へ移住した昔の恋人が、ちょうど先週、まったく突然に連絡してきたんだよ。数日間、ここに出張でいることになって、昔の友だちを訪ね、僕にも会いたくなったというわけなのさ。ただ会って話をするだけだったんだよ。でも、お酒を飲んで酔っぱらって、彼女がホテルに来ないかと言ったことから、たまたま起きちゃったんだよ」「本当に申し訳ない。僕はしたくなかったんだ。でも、もう彼女は帰ったし、二度としないから。よく考えてみたんだよ。君や子供たちを失うことは恐ろしいことだ。僕にとって本当に大切なのは君であり、この家であり、この家族なんだ、ということがよくわかったんだ。君が望むなら僕は家を出ていくけど、そうしたらこの家を維持していく費用の他に、僕の部屋代も必要になってくる。そんなお金ないって、わかっているだろ？　僕と別れるというならこの家を売って、君と子供たちのためにはもっと小さな家をさがさなくちゃならないんだ。離婚して親が別れるという経験を子供たちにさせるのは本当にやるべきことだろうか？　すべては昨日の晩、僕が悪かったのが原因だけど。もう二度としないから」「じゃ、あなたは家にいてもいいわ。その代わり、寝室の床で寝てちょうだいね。そして私とは二度とセックスできると思わないこと。そして私が貞淑でいるとは思わないこと。いい人が見つかったら、私はすぐに子供をつれて出ていくから」

そういうやりとりのあと、実際は、わずか数日後には男は妻と一緒にベッドに寝ることを許され、六週間後にはセックスもするようになった。男はこのできごとを恋人には一言も知らせず、関係はそのまま半年続いた。恋人はその後、彼女と同世代の男性と出会い、男との関係を終わりにした。男は妻とその後五年間一緒に暮らしたが、その間も妻には知られずに他に三人の女性と関係をもった。三人の女性のうち最初の女性はまた十一歳下だったが、妊娠した。しかし、二か月後、女は同棲していた男がその子供は自分の子供ではないかと思ったものの捨てられ、流産してしまった。男は妻と離婚しこの若い娘と一緒になろうと思ったこともあったが、しばらくためらっていると、若い娘のほうから別れを切りだされた。

皮肉なことに、男は四人の女性と不倫したにもかかわらず、男と妻の十五年間の関係が壊れたのは、男の不倫ではなく妻の不倫だった。妻は宣言したように、別の男に出会うとさっさと子供を連れて男と別れた。妻は知らなかったが、そのタイミングは完璧だったのである。男は四人目の不倫相手から淋病を移され、妻はまさに感染する直前に別れたのであった。

妻との別れは、男にとって悲劇の始まりだった。淋病は治療して治ったが、医者からはっきりとその結果、不妊症になるかもしれないと言われた。家を売らなくてはならないはめになり、その代金は別れた妻にも公平に分け与えた。二人の子供の養育費に加えて二回大きな賭けに失敗し、男はすってんてんになった。若い女たちとの情事の日々は明らかに終わりを告げ、十歳上で外国に子供が住んでいる未亡人と一緒に暮らすようになった。しかし、この後、男の人生はゆっくりと上向きになっていった。

まず、十代になった男の子供たちは、別れた妻とその新しい相手の男性との家庭で仲良く暮らしていた。しかし、二人の間に子供が生まれると、新しい家庭には緊張が起きてきた。そして最終的には、子供たちは男と年上の未亡人の住む家に移ってきた。幸運なことに、この未亡人はいい継母ぶりを発揮し、彼らが成長して家を出ていくまでの間、自分の本当の子供のように面倒をみたのである。

【解説】

女性にとってパートナーの不倫を防止したり、発見することができないのは、どうしてそんなに重要なことなのだろうか？　子孫繁栄の点から見て、それに失敗した場合の影響とは何なのだろうか？

女性はパートナーの不倫によって失うものがたくさんある。その危険は、すべてというわけではないが、多くは男性と同じである。第一点は、その男性の財産、時間、エネルギー、そしてその他の資質を、もう一人の女性と共用しなくてはならないことである。第二点は、自分への援助を減らしつつ、最終的に男性は相手の女性のほうへ行ってしまうかもしれない。どちらが子供の面倒をみるにせよ、シーン9で見てきたように、片親か継父母に育てられる場合の危険性に直面するようになる。第三点は、パートナーが不倫で性感染症にかかる危険性が非常にあるので、女性も感染する危険性が高いことである。しかし、女性には影響しない一つのリスクがある。男性と違って、女性はパートナーの恋人の子供を育てさせられるという罠《わな》に陥ることはないのだ。以上を全体的に見ると、不倫は男性より女性にとってのほうがごくわずかだが危険性が少ないと言える。

この結論は、一夫一妻制の鳥類やサル、類人猿にも当てはまる。結果は、どの種のオスとメスもお互いの不倫を防ごうとするが、オスのほうがメスに比べて相手に対する所有欲がかなり強い。オスはメスより攻撃的で、許容度もかなり低い。メスは他のメスを追い払おうとする。自分のオスと他のメスとの間に割って入ろうとする。相手のオスから時間も援助もなさすぎると、子供を捨てることさえある。しかし、メスは不倫を防ぐために身をもって対処することは、オスと比べると少ないので、オスが不倫した場合、オスを捨て去ることがあまりない。それは人間の場合にも言えることである。

女性も時にはパートナーの男が不倫した場合、傷を負わせたり、殺したりすることがある。自分から出ていったり、相手を追い払ったり、また、時には子供をパートナーの元に置き去りにすることさえある。しかし、それでもやはり、男性に比べるとこれらの行動をとることは少なく、相手の不倫を見逃すことが多い。にもかかわらず、懲罰の脅威はいつも存在しているので、たいていの男性は必死で不倫を隠そうとする。

動物のオスは、メスほど不倫するのが巧妙でない。これは、十分論証できることだが、多分、不倫が露呈しても損失が少ないからだろう。私が気にいっているメスのスマートな不倫の様子は、小さな茶色の鳥、ヨーロッパかやくぐりのそれである。一夫一妻制を絵に描いたようなつがいが仲良く並んで、小さな餌を拾い上げながらピョンピョンと芝生を横切ってやってくる。灌木《かんぼく》のところまでやってくると、オスはその片方へまわり、メスは反対側へ進む。メスは灌木の陰に入ってオスから自分の姿が見えなくなった瞬間、近くの木の上でさえずっている別のオスの元へ飛んでいく。そしてそのオスとあわてて交尾し、また大急ぎでもといた灌木の陰に舞い戻る。数秒後、オスとメスは灌木から互いの姿を現し、灌木を通過していく。メスはまた一生懸命餌をついばんで、何事もなかったかのように演技しているのである。

これとほとんど同じなのが、世界的にも映画で紹介されたメスのサルの行動である。メスは地面の上で餌をあさっている。かたわらの木の枝ではオスザルがしっかりと監視している。そこへ別の一匹のオスザルがやってきた。メスの側に座り、監視のオスの目から自分のペニスが勃起しているのを隠して、無心に毛繕《けづくろ》いをしている。監視のオスザルがちょっと目を離すたびにそのオスは隣のメスの肩をたたく。とある一瞬、メスが立ち上がり、体を差し出すと、オスは交尾した。交尾があまりに速かったので、監視ザルが視線をメスに戻したときには、そのメスもオスももとの仕種にもどって、潔白さを偽っていた。

多分ヨーロッパかやくぐりのメスは、木に隠れて待っているオス以上に巧妙ではない。またパートナーのオスザルが監視している間は潔白さを装うメスザルは、自分が勃起しているのを隠し、素早く交尾したオス以上に巧妙ではない。そして、パートナーが店にいる間に窓拭き掃除人とセックスする女性は、職場のパーティで洋服ダンスに隠れて秘書とセックスする男以上に巧妙ではない。しかし、すべてを考慮してみると、どの種であれメスのほうが巧妙さと創造力の面から見るとちょっと勝っている。人間では、無数のケースを考えに入れると、平均的には男性のほうが女性より不倫が発見されやすい。

シーン11で、妻が男の性器をチェックしたのは、外見から男の不倫を確信するためであった。男が家に帰る前にもっと用心してペニスを洗っていれば、妻の追及を逃れられたかもしれない。もっとうまい口実をつくっていれば、妻の追及を逃れられたかもしれない。しかし、男はそのどちらも実行せず、その結果に苦しめられた。男の不倫が露呈したときから、妻は男が自分から去るのを待つのではなく、そのときがきたら、自分から男を捨てるのだと決心したのである。

もし男の不倫がみつかっていなかったとしたら、男はもっと子供を持てただろう。少なくとも妻との間に三番目の子供をつくるチャンスがあっただろう。しかし、現実はそうでなかった。それだけでなく、不倫でも再婚によっても子供をつくることができず、三番目の子供を持つことの埋め合わせはできなかったのである。男は別の男の子供の父親になりかけて、なれなかった。別の妊娠可能な女性と不倫したが、いざ妊娠となるとしなかった。それ以後は、男は淋病（少なくとも不妊の原因の半分は性感染による）に感染してしまったので、子供をつくるチャンスはなかった。もし彼が淋病にかからず子供をつくる能力があったとしても、年齢や悪くなった暮らしぶりから、男にはもう妊娠可能な女性を引きつける魅力はなかっただろう。その代わりに、男は子孫繁栄の戦略を、年上で多分、閉経後の女性とのパートナーシップに変えた。彼女の協力によって、男の子供たちは自分たちが子供をつくれる能力があるのだと十分認識して家を巣立っていったのである。その結果、男には孫ができるだろう。もし、男の不倫がみつからなかったとしたら、男はもっと孫を持てたかもしれないが、少なくとも何人かの孫は持てるであろう。

もし、妻が男の不倫を見つけていなかったとしたら、彼女は今ほど子供を持てなかっただろう。もちろん、男とあと一人の子供はつくったかもしれない。しかし、妻は男と一緒にいると、突然捨てられるか、あるいは、生活の援助がだんだん減っていく危険性に、気づかないうちにさらされていたのである。実際、妻も最後は淋病に感染し、不妊症になる危険性もあった。その代わりに、男の不倫を発見したことで、妻はその後五年間、生活の面倒をみてもらえたし、別の男を見つけ再婚するチャンスを得たのである。妻は最終的には男との間にできた子供たちから男と同じ数の孫を得ることができ、さらに再婚でできた子供からも孫を持つことができるのである。

子孫繁栄の面から言うと、後の章で述べるように、不倫は男と女の両方に利益をもたらす可能性がある。しかし、これまでの四つのシーンで見てきたように、不倫はまたうまく隠しおおせたとしても代償は高くつくこともありうる。さらに、自分の不倫でその人間がどんなに苦しもうとも、パートナーの不倫では特にそれを発見できなかった場合は、それ以上に苦しむことがある。

不倫による利益がコストを上まわることもあるし、そうでないときもある。前に述べたとおり、各世代間の勝ち抜き競争で子孫繁栄が成功するのは、意識的にせよ無意識的にせよ、いつ不倫して、いつ不倫しないのが得策であるのかを正確に判断できる人たちである。そして、得策であると判断された不倫でいちばん成功する人は、自分の不倫は隠して、パートナーの不倫を防ぐか、あるいは少なくとも発見する人である。子孫を残せない人は、状況を読み違え、自分の不倫が露呈したり、パートナーの不倫を防げなかったり、発見できなかった人である。

長期にわたる関係をつくる男女の間や動物のオスとメスの間には、その戦略にはほとんど変化はない。つまり、パートナーの不倫は防ぎ、自分はわからないように不倫を試みるのである。

5｜密かな期待

シーン12　マスターベーションの役割

また一日が終わった。男は仕事を終え、帰宅の途につこうとしている。五階の事務所を出てエレベーターに乗り込むと、すぐに新しい落書きが目に入った。思わずニヤリとする。カラフルな色でこんな意味のスラングが書きなぐられていたからだ。「部長は信用できないぜ。マスターベーションに時間を使いすぎるからだ」

エレベーターが三階で止まると、若い女性が乗り込んできた。男はその女を一度だけしか見たことがなかったが、たちまち空想の相手にしてしまった。女は男と同じ部に新しく配属されたばかりで、落書きの対象になっている部長のもう一人の秘書だった。ドアが閉まる。男は女の顔を見つめる。女はすぐに落書きを見た。と、視線をそらしたので、男と目が合った。二人は互いに笑った。女は顔を赤らめた。が、何も言わなかった。エレベーターが一階につき、二人は降りた。女は右、男は左へと、それぞれ家に向かうため駐車場をめざし歩きだした。

三十分後、車を運転して男は家についた。家に入ると、妻にキスをし、子供には「うまく描けたね」と絵を褒《ほ》め、二階へ上がって服を脱ぎ、浴室に入った。浴室のドアを閉めながら、すでにペニスを勃起させようとしている。シャワーのノズルをまわす。ペニスは大きくなっていた。ペニスをしごきながら、男は懸命にセックスの相手を頭の中で探していた。ここ数か月、十回も妻の妹を頭の中で裸にしていたが、しだいに飽きてきていた。今もまた彼女を裸にして、今度は後ろ姿を想像してみたが、興奮しなかった。すると、男はさっきエレベーターであった若い女性を思い出した。「OK。さあ、エレベーターが階の途中で止まってしまったぞ。二人は服を脱いで裸になった。俺はひざまずく。彼女は俺に馬乗りになる。俺の勃起したペニスの上に乗ろうと、しゃがみはじめたぞ。そして、ウッ――」

「そして」の後はいらなかった。そこまでのイメージを想像しただけで、男は射精し、精液は勢いよく浴槽の栓の穴の中へ落ちていった。すべての行動は二分ほどで終わった。そして男は何事もなかったようにシャワーを浴びはじめた。

シャワーをあびながら、男はこのいつも決まって行うマスターベーションのことをよく考えてみた。まるで二重の生活があるようだ。土曜と日曜は妻とセックス、火曜と木曜は自分一人のセックス。一回ぬけたり、一回追加されたりもするが、だいたいこれが男の二つの決まって行うルーティンであった。

もちろん自分一人のセックスは、完全なルーティンではなかった。特に若いときにはときたま訪れる重要なできごとであった。初めてデートした女の子とおやすみのキスをした後や、パーティで不完全燃焼のままに終わったヘビー・ペッティングの後には、トイレにかけこみ勢いよく射精して興奮を鎮《しず》めたことが何回もあったものだ。今でも映画やテレビでエロティックなシーンを見ると、ときどき同じような衝動を覚えることがある。しかし、そういう特別な状況を別にすると、自分一人のセックスは、妻とのセックスと同様にルーティン化していた。いつもそれはちょうど今夜のように、ほとんど性的なことではなく、セックスや性的興奮というより、排尿や排便と多くの共通点があると言える。衝動も興奮も満足もほとんどない。あるのは単に「すっきりした」という感情だけである。

【解説】

男性ならこのシーンには覚えがあろう。男性が経験する最初の射精は、その三分の二がマスターベーションが引きがねになっている。マスターベーションの経験は九八％以上の男性にある。さらに、実際、それは誰でも二十歳までに経験する。しかし、これほど広く行われている行為であるにもかかわらず、精子を射出する習慣は子孫繁栄の面で重要な武器になると考える男性はほとんどいない。しかし、これはまさにそうなのである。シーン12はこの章の三つのシーンの最初のシーンであるが、この章では各シーンで精子を射出すること（マスターベーションか、夢精を通じて）の意味を違った視点から見ていきたい。

マスターベーションをどのくらいの頻度で行うかは、男性の年齢と、マスターベーション以外の理由で何回、射精するかによる。射精（セックス、マスターベーション、夢精）の頻度は精子の製造量と密接にかかわっている。これは人によって違い、睾丸の大きさによっても異なる。また、年齢によっても異なり、思春期から三十歳ころまでは、男は平均的に毎日約三億の精子を製造し、週に三〜四回、射精する。五十歳までには、精子の製造量は減って一日一億七千五百万となり、射精は週に二回行われる。七十五歳までにはさらに減って、精子の製造量は一日二千万となり、射精も月に一回以下となる。三十歳以下の場合、一週間に三回以上セックスする男性は、めったにマスターベーションをしない。一週間に一回しかセックスしないときは、多分、週に二回はマスターベーションしているだろう。

人間の男性だけがマスターベーションで精子を射出する動物ではない。犬はマスターベーションすることで有名だ。人の膝《ひざ》のあたりに前足をかけてしっかりとからみつき、自分の性器を上下にこすりつけ、人を当惑させる習慣がある。自分の性器を刺激する方法は異なるが、ネズミやハツカネズミ、リス、ヤマアラシ、豚、などの多くの哺乳類もまた、精子を射出することが知られている。人間と同様、これらの動物のオスはメスとのルーティン・セックスの間に、しばしばマスターベーションする。

マスターベーションは、実際は非常に複雑な行動で、頻繁に射精する男性、あるいは射精する可能性のある男性が、次の射精を調節する方法なのである。どんな状況になるかを予測して、男性はマスターベーションを使って、相手の女性の中に射精する精子の数といつ精子をつくるかを調節することができる。それだけでなく、精子の中のブロッカーやキラーやエッグ・ゲッターの割合まで調節できる。

男性の体は、マスターベーションとセックスの違いを区別できるのだ。両方の射精精液の中身は同じではない。セックスで射精する精子の数はさまざまな状況によって変わる。たとえば、精子戦争の恐れがあるとすれば、パートナーに補う数はどのくらいか、精子戦争に勝つにはどのくらいの数が必要か、などである。しかし、男性の年齢を別にすると、マスターベーションで射出される数に影響する唯一の要因は、最後にした射精からどのくらいたったかという時間の経過である。マスターベーションではふつう、最後にした射精から一時間たつごとに、五百万の精子を生産することになる。これがブロッカーやキラー、エッグ・ゲッターの「賞味期限」を知る基準になるようだ。

精子は時間がたつにつれ役割が変化する。若いときは大半がキラーで、年をとるとブロッカーになる。キラーはエネルギーいっぱいで活発に動きまわり、殺人化学物質（シーン7）でいっぱいになった帽子を被っている。しかし、ブロッカーは年寄りでもよい。あるいは、年老いた精子の唯一の使い道がブロッカーであると言い換えられるかもしれない。頸管粘液の編み目をブロックするには、精液プールから出てほんの少しの距離を泳ぐだけのエネルギーがあれば十分なのだ。そしてたどり着いた後は、単にその場で尻尾を丸めてじっとしていればいいのである。そのまま死んでもかまわない。それでも編み目はブロックされるからだ。

エッグ・ゲッターも変化する。重要な化学変化は卵子に突入する前にエッグ・ゲッターの表面で起きる。変化は精子が卵管の受精ゾーンに近づかないと起きない。そのためエッグ・ゲッターは、まず盛んに動きまわって卵管の待機場所まで波に乗って泳いでいく。その後、そこから受精ゾーンへと泳ぐのである。そして受精後、死ぬ。

射出を待つ準備完了の精子が詰まった二本の精子の隊列（シーン4）には、さまざまに異なる精子がミックスされている。隊列の尿道近くにいるのは、一番年寄りの精子だ。隊列の後部、睾丸の中にはいちばん若い精子がいる。精子が尿道へ入るときには、年老いたのも若いのもまじりあうこともあるが、膣の中の精液プールには、いちばん年取った精子が真っ先に飛びだし、プールの底に沈む。若い精子はあとから続いて発射され、プールのいちばん上に行く。

若い精子は活発でよく動きまわるので、いちばん早く頸管粘液へ到達する。年とった精子はプールを離れるのが遅い。非常に年とった精子はプールを離れることができず、フローバックとして流されてしまう運命にある。若い精子は精液プールの中で表面近くにいるので、頸管の象の鼻に入るにはいちど下へもぐって、年とった精子たちの間を泳がなければならない。それは頸管がどのくらい深く精液プールの中に鼻をつっこんでくるかにかかってくる。精液プールの中に年とった精子がありすぎると、若い精子が頸管へ入ろうとするのを邪魔することになる。

セックスと次のセックスの間にマスターベーションをすると、しなかった場合より次のセックスの射精で出る精子は少ない。しかし、射精された精子は、若くて、動きが活発で、邪魔をする年老いた精子も少ない。その結果、何とか精液プールを抜け出られた精子が女性の中に留まる。彼らは若くて活発で強い兵士たちである。

同じように、ブロッカーとして働く年老いた精子も射出される必要がある。頸管粘液の中のブロッカーの不足分を補充するのに必要な数だけ求められる。カップルが最後にセックスをしてから三日間は、精巣上体にある精子は年とっていくが、パートナーの頸管の中にいるブロッカーが減っていくのを絶妙な正確さで探知する。次のセックスまでの間隔が三十分から三日間までの場合は、減った分のブロッカーを正確に補充して射精できる。しかし、その間隔が三日から四日になった場合は、精子の隊列にはブロッカーが増えすぎてしまう。頸管粘液の中には多くの編み目があるだけなので、いったんそれらをブロックするのに十分な精子が送りこまれると、それ以上のブロッカーは余分になる。実際、余分であるよりもっと悪い。若い精子が精液プールから頸管へと入っていくのを邪魔することがあるからだ。だからある量以上に増えたときには、いちばん年老いた精子をセックスでの射精の前に外に出してしまうのがいちばんいい方法となる。これがマスターベーションの一つの機能である。

次のセックスまでの間隔が四日以上ある場合は、次のセックスの二日前にマスターベーションをすると次のセックスで理想的な射精ができる。その時の精子の隊列は、列の先頭に二千万の年老いたブロッカー、後方に一億から五億の若いブロッカーとキラーが控える状態に再編成される。これらの若い精子の間に散在しているのがエッグ・ゲッターで、エッグ・ゲッターとカミカゼ精子キラーの割合は、一対九十九になっている。エッグ・ゲッターの一割は、受精するのに最適な状態にいるのですぐに卵管へ進む。残りは射精後五日間のそれぞれ異なる時期に、受精に最適な状態に達する。

このことから、精子戦争の危険性の度合いに応じて精子軍団を適応させるのに、最大限の柔軟性があることがわかる。もし、前回のセックス以降しっかりパートナーをガードしようと思うなら、ブロッカーは相当量が必要だが、キラーとエッグ・ゲッターはわずかな量でかまわない。したがって、精子の隊列の先頭にいるブロッカー全部と、列の後方にいる少量のキラーとエッグ・ゲッターを射精する。もし、パートナーとわずかな時間しか一緒に過ごしていないなら、精子戦争の危険性は高くなるので、キラーとエッグ・ゲッターの量はもっと多く必要になる。そこで、隊列の精子の量を増やす。ブロッカーの量は一定で変わらないが、キラーとエッグ・ゲッターの若い精子をもっと増やして射精するのである。

二日間たった精子の隊列を射精準備完了にしておくには、パートナーとの次のセックスがいつになるかを推測しておく必要がある。それには無意識のうちに、脳が大きな役割を果たす。マスターベーションの衝動は、マスターベーションとセックスの間の溝を埋めるために、脳と体によってその時期が計られる。シーン12に登場する男性は、毎週、土曜日と日曜日にセックスすることを見越して、たいてい火曜日と木曜日の二回、ときには水曜日だけ、ほぼ定期的にマスターベーションをしている。その結果、この男性は製造後三日以降か二日以降の精子を妻に射精することはめったにない。つまり、セックスするたびに男が送り込む精子軍団はその状況で理想的であるということだ。もちろん、たいていは精子軍団は必要ない。精子戦争が起きないからで、日齢の違う数百万のエッグ・ゲッターを注入するだけでよい。しかし、万一妻が不倫していたりその可能性があるかもしれない場合に備えて、きちんと測定されたブロッカーとキラーを射精する。

ルーティン化したマスターベーションが子孫繁栄の面でかかえる大きな問題は、ルーティン・セックスには予期できない要素があるということである。それはすでに見てきたように、ルーティン・セックスの役割が男と女では対立することから生じる。予期していた射精ができずに終わったときには問題が起きる（パートナーの女性が気のむくままに思いもかけない誘惑を試みることもまた、問題になるのだが）。

たとえば、シーン12の男はルーティン化したマスターベーションのお陰で、毎週土曜の夜、精管の中に、ブロッカーとキラー、エッグ・ゲッターがバランスよくミックスされ、理想的な配置になった精子を準備することができる。しかし、もし、ある土曜日、二人が喧嘩をしたり、何らかの状況によってセックスできなくなったりした場合、日曜日には男の精管に詰まっている精子のいちばんいい状態はどんどん衰えていくのである。そして男の体は、次のセックスを待つか、マスターベーションをするか、のどちらかの選択を迫られる。次のセックスを待つとすると、妻の体には、絶頂を過ぎ、多すぎる年寄りのブロッカーと大量の年寄りになりつつあるキラーとエッグ・ゲッターを射精することになる。反対にマスターベーションをして、思いもよらずその後一時間くらいあとで妻とセックスすることになった場合は、ブロッカーの不足した精液を射精することになる。もしどちらかの精液が本当に精子戦争で闘わなくてはならないなら、どちらも理想的でなく不利になってしまう。

しかし、男性にとっての問題は、女性にとってはチャンスになる。夫に最高ではない次善の精子を射精させようとするなら、妻は自分たちのルーティン・セックスの日程を変えてしまえばよいのである。そしてその後、数日の間に不倫をすれば、不倫の男性の精子軍団の方が有利になるのである（シーン6、シーン25）。

シーン13　割り算ではなく掛け算

夜のフライトは三時間かかり、到着したのは真夜中をちょっとまわった頃だった。男は同僚の男性一人、女性二人と一緒で、一行は空港からタクシーでまっすぐホテルに着いた。四人の部屋は同じ廊下に面していた。明日の朝は早いので、みんなすぐにそれぞれの部屋に入った。男も同僚におやすみを言って、ドアを閉めた。

荷物を開けると、服を脱いでシャワーを浴びた。部屋はとても暑かった。裸でベッドに横たわり、ボーッと天井を仰いでいる。眠れない。タバコに火をつけた。灰を落とさないよう気をつけながら、もう片方の手でペニスをぼんやりと触っていると、さまざまな思いが脳裏に浮かんできた。子供たちの姿が現れたかと思うと、すぐに妻の姿に変わった。最後にセックスした一昨日の晩のことに思いをめぐらした。「彼女は本当にイッたんだろうか？　ふりをしただけなのか？　出張に出る前のサービスとして、イッたふりをしてくれたのかな。もしそうなら、あーあ、俺たち二人のセックスも衰えてきたということだな」

出張に出る前の晩、男は妻が母親に電話している間にバスルームにすばやく入り込み、マスターベーションをしたのだった。

それから次に、男の関心は明日から二日間一緒に過ごす同僚たちに移った。どんなふうに攻めるか作戦を立てはじめる。「今回は、最高にツイてるな。社内で一、二を争ういい女二人と一緒の出張だなんて。ベッドに誘うチャンスが二晩もあるんだ」

男は一度に二人の女とベッドにいるところを想像してみた。これが初めてではない。出張の知らせを受けてから、すでに何度も空想していた。二人の女は裸で、男の体の上で身もだえし、せがんでいる。「ねえ、私に先に入れて」

空想が広がるにつれ、ペニスが手の中で大きくなった。「出したい」男はしばらくそのままの姿でベッドにじっとしていた。空想が広がる。興奮がどんどん高まる。よし、いよいよだ。

絶頂に達すると、浴室へ行って、射精した。「明日からの二晩は、このとおりにうまくいくだろうか」そう思いながら、男は眠りについた。

翌日の夕方、ホテルの部屋に戻ると、男は家に電話した。十分間話し、最後に子供たちにおやすみと言い、妻にはキスを送り、電話を切った。よし、これで家族は大丈夫。窓辺へ寄った。五階の部屋の窓からは、ビルの立ち並ぶ姿がシルエットで浮かび上がって見える。

今日の仕事は終わった。後は三人の同僚たちと過ごす夜を待つだけだった。「食事と酒。それに運がよければセックスだって楽しめるぞ」

その晩は、出だしはよかったが、終わりはひどかった。

レストランに向かうタクシーの中で、男はまずベッドに誘いたいと思っていた女の隣に座った。体が触れ合う感覚から、男は「うん、彼女の反応は、なかなかいいぞ」と、解釈した。しかし、バーに着いたとたん、女は男より上司に気があることがわかった。夜が更けるにつれ、二人はますますイチャついていく。男は黙って眺めているしか手はない。何度か二人の仲に割って入ろうとしても、女にまったく無視された。そこで男はこの状況を逆手にとろうと考え、もう一人の女にねらいを変えた。しかし、その女は二、三杯飲むと、疲れて気分が悪いと言いはじめた。「夜はまだまだ終わらないぜ」と男は期待して、「一緒にホテルに戻ろうか」と申し出た。しかし、その晩は結局、それで終わりだった。ホテルに着くと、女は言い訳をして、まっすぐに自分の部屋に入ってしまったからである。男はしばらくホテルのバーで過ごすと、しかたなく部屋に戻った。

その晩、男に残されたのは、空想することだけだった。男は寝る前にマスターベーションをした。「一週間ほとんど毎晩のようにマスターベーションするなんて、まるで十代の昔に戻ったみたいだ」眠りは浅く、何度か夜中に目がさめた。夜中の二時頃、上司と女が帰ってきた様子だった。二人とも上司の部屋に入ったらしい。五時に女が出ていく音を聞いた。

次の晩はまったく違っていた。上司は前の晩にものにした女を無視して、もう一人の女を口説きはじめた。女は何のためらいもなく上司の誘いに乗った。男は事のなりゆきにつけこもうとしたが、しばらくの間、捨てられた女は不機嫌だった。だが突然、スイッチが切り替わったように、男の口説きに応えはじめた。やがて男は、「何だ。俺に興味を持ったんではなく、上司に焼き餅を焼かせようとしているのか」と気づいたが、その女の気持ちをうまく利用することにした。女はひどく酔っぱらって、四人がホテルに帰る頃には気を失うか、吐いてしまうのではないかと思われた。男は女とセックスをしようかどうか迷っていたが、女のほうが答えを出した。

上司ともう一人の女が様子を見にくるのを待って、女は男の腕を掴《つか》み、部屋に引きずり込んだのだ。部屋に入ると、女はベッドに倒れ込み、二人の同僚をののしりはじめた。男が服を脱いで、女の中に入って行っても、悪口は少しもやまなかった。男はこの三日間で三度マスターベーションをしていたうえに、かなり酔っていたので、挿入している時間が長かった。射精したくなるまでに何分もピストン運動をしなければならなかった。女は男が挿入していることにほとんど気づかない。男の集中力も続かなかった。女はセックスの最初から最後までしゃべり続けていた。男が射精した後、女はしだいに静かになり、眠りについた。二時間後、男は眠っている女にセックスしようとした。しかし、女は目を覚まし、いらだちを声と態度で表した。「やめて。出ていってよ」

女は眠いのだ。いや、それより具合が悪いに違いない。結局、男はあきらめ、ベッドから出て、自分の部屋に戻った。そのときちょうど、もう一人の女が上司の部屋のドアを閉め、前を布で隠しただけで裸の尻を覗かせながら廊下を横切るのを見た。

翌朝四人は一緒に朝食も取らず、タクシーで空港に向かう出発のときまで、互いに顔を会わさなかった。誰もぎこちなく遠慮しあって、昨夜のことには触れなかった。空港で、男は子供たちにはおもちゃ、妻には香水を買った。前の晩にベッドを共にした女は具合が悪く、フライトの間ずっとトイレに行きっぱなしだった。

その晩、帰宅すると、男は妻に言った。「上司は両方の女とセックスしたらしいんだ」「それであなたはどうだったの？」「僕かい？　そりゃ、もちろんどっちの女性にも魅力を感じなかったよ」その夜遅く、木曜日にしては珍しく男は妻とセックスした。そして、その後、数日間で家庭も仕事もいつもどおりに戻った。

二か月後、出張で二人の男と寝た女は、妊娠したとみんなに告げた。具合が悪く、ピルが効かなかったのには何かわけがあったのだが、男は詳しく聞くことはしなかった。

出張から半年後、男はあるパーティで女とその夫に会った。二人がこれから生まれてくる自分たちの赤ん坊のことを自信たっぷりに話しているのを聞いて、男は自分が本当に女とセックスしたのかどうかさえわからなくなりはじめた。

【解説】

マスターベーションが男性の子孫繁栄の追求のために果たす役割は、ルーティン・セックスの中での役割（シーン12）だけではない。実際に、不倫や精子戦争の準備の段階で、さまざまな方法で強力な武器になるのである。

シーン12で述べたように、男性にとってマスターベーションは、妻とのセックスと同じように日常的なものだ。ルーティン・セックスが男性のセックスの中心であるので、男性の体がこれに最もよく順応していても不思議ではない。しかし、不倫はパートナーとの性生活に非日常的な要素をもたらし、そのためマスターベーションにもまた非日常的な要素をもたらすのである。

男性がパートナー以外の女性とセックスする機会をもつと、問題が起こる。精管にたまっている精液はパートナーの女性に補充するために調整されているので、比較的ブロッカーが多い。しかし、不倫を子孫繁栄に役立てようとするなら、必要なのは、キラーとエッグ・ゲッターが多い精液である。いままさにセックスしようとしている不倫相手の女性に自分以外の特定の男性がいる場合には、他の男性の精子を含んでいる可能性が平均以上ある。彼女の頸管には、すでにブロッキングしている精子がいるだろう。これらは彼女がいつセックスしたかによって補充する必要があるかもしれないし、ないかもしれない。しかし、男性にとってはブロッカーはたいした問題でない。男性に必要なのは、頸管を通り抜け競争に打ち勝っていける若く活動的な精子である。ブロッカーはよく言ってぜいたく品、悪く言うと邪魔物である。シーン13の男は頭で不倫を期待しはじめると、体がマスターベーションをする度合いを高め、それによって精管に若いキラーをたくさん含んだ精子軍団を蓄え、行動を待った。不倫の場合の理想的な射精は、精子がつくられてからわずか二十四時間以内に行われる射精である。

男性に決まったセックス・パートナーがいない場合も、理想的な射精はやはり二十四時間以内に行われる射精だ（男性は誰でも青年期にそのような時期があり、その後、パートナーから次のパートナーに移るときに、またそのような時期を持つ場合も多い）。このような状況でも、男性はいつでも若々しい精子軍団を持ち、絶えず準備のできている状態にしておかなくてはならない。セックスや精子戦争がすぐに起こるかもしれないからである。セックスのチャンスを探しているなら、卵管にまっさきに向かうような若くエネルギッシュなキラーとエッグ・ゲッターがいっぱいつまった精子軍団をためておく必要がある。頻繁《ひんぱん》なマスターベーションはそのような精子軍団をためておくために独身男性が経験する適正な衝動なのである。

マスターベーションの機能と同じくらい興味深いのは、マスターベーション自体が秘密にされ、社会的に認められていないことである。マスターベーションは人に知られないように行う場合がほとんどである。偏見の目で見られることもよくある。シーン12でエレベーターに落書きしたような男は世界中にいる。あらゆるところで人々はマスターベーションする男たちを、その行為に特有ののしりの言葉を使って非難する。マスターベーションは社会的にまったく認められていないため、実際にマスターベーションを禁止している文化や宗教は数多くある。禁止まではしていない文化でも、「マスターベーションをすると目が見えなくなる」というような、脅してマスターベーションを禁止しようとする話や言い伝えがある。もちろん、皮肉なことには、あの落書きを書いた男や世界中にいる同類の男性たちが、自らマスターベーションをしていることはほぼ確実なのである。では、なぜマスターベーションは、それほど秘密と偏見と偽善に包まれているのだろうか？

もし、男性が不倫をパートナーに隠そうとすれば、自分の行動に表立った変化を起こさないようにすることが大切である。変化があれば、何か新しい事態が起きていると勘づかれてしまうからだ。したがって、いつものルーティン・セックスを変えることはできない。また、たとえパートナーが不倫に気づいたとしても、マスターベーションの変化に気づかせてはいけない。今まで見てきたように、マスターベーションの頻度が突然増えることは、不倫を期待しているということである。頻度が突然下がれば、すでに不倫をしていて、マスターベーションによらなくてもセックスを通して頻繁に射精しているということを意味するからである。

そこで、男性がいつもマスターベーションを秘密にするには、二つの選択肢がある。一つはいつもの日課を続けること。しかし、この場合は、恋人には弱い精子軍団を送り込むことになる。もう一つはマスターベーションは秘密に続ける。そうすると日常の変化に気づかれない。もちろん、ときに見つかることがあっても、彼の戦略を脅かすことにはならない。事実、わざと見つかるようにすることは、それ自体戦略になることもある。パートナーを安心させたり、誤解させたりする場合には、特にそうである。男性が注意しなければならないのは、パートナーにマスターベーションしているのが頻繁に見つかり、自分のマスターベーションのスケジュール全体を気づかれてしまう場合だけである。

確かに、男性にパートナーがいる場合、あるいはパートナーを求めて競っている場合、秘密にしておくことは非常に重要である。そのときはマスターベーションのパターンは、パートナーにも他の男性にも気づかれてはならない。たとえば、もし男性が男友だちの一人に、自分のマスターベーションのパターンを知らせたとする。そして、彼の体が不倫を期待してマスターベーションの回数が高まったとする——しかも、その男友だちのパートナーとの！　そんな事態が起こらないともかぎらないので、男性ははじめからマスターベーションのスケジュールは秘密にしておいたほうがよい。だが、特定のパートナーがいない若い男性に限っては、秘密にしておくことにさして気をつかう必要がない。

若い男たちはみな、互いがセックスを求めていることを知っている。たとえ他の男性にマスターベーションを頻繁にしていることを気づかれても、何も秘密はもれないのである。こういうことから、子孫繁栄という文脈の中でその機能を考えると、マスターベーションが秘密にされているということは、納得がいくだろう。また、マスターベーションに対する偏見と偽善の理由もわかってこよう。マスターベーションの目的は精子戦争で自分が相手より優位に立つことなので、自分はマスターベーションをするが、まわりの男たちにはしないように忠告すれば、非常に得をする。こうして男は、ライバルが手にしない利益を手にするのである。世界中のどこでも、男性が自らはマスターベーションをしながら、他の男たちのマスターベーションは批判し、ときには苦しませさえする傾向があるのは、このようにマスターベーションそれ自体と同じように、戦略的なことなのである。

シーン13には、ここで論じるべきもう一つの要素が出てくる。それはアルコールである。アルコールは多くの人々の性生活において、今もそしておそらく数千年の昔からも重要な要因であった。アルコールが性行動に与える影響についての記録は非常に多い。男女ともアルコールを飲めば飲むほど、セックスを求めるようになる。あるいは少なくとも抵抗が少なくなる。しかし、あいにくあるレベル以上に酔っぱらうと、男女とも興奮しにくくなる。男性は勃起しにくくなる。俗に言う「醸造者の意気消沈シンドローム」（酒の飲みすぎによる勃起不能シンドローム）である。女性は膣やクリトリスが感じにくくなる。この二次的な影響により結局、男性はセックス不能になるが、女性はそうではない。このように、男性は飲めば飲むほどセックスをしたくなるが、実際はできなくなる。それに対して、女性のほうは飲めば飲むほどセックスをしたくなり、それができる。ただあるレベルを越えると、あまり楽しめなくなる。

アルコールにも本書で述べている戦略のすべてのパターンが当てはまる。たとえば、女性には性的興味を変化させる月経サイクルがあるが、アルコールの影響を受けても、女性は妊娠しやすい時期にはよりいっそう不倫しやすくなり、妊娠しない時期には夫とよりいっそうセックスしやすい。唯一の違いはアルコールの影響を受けると、いつでも性交が起きやすいということである。

シーン13では実際に女の子供の父親は誰なのかわからない。排卵が起きたとき、女性の体内には夫、上司、男、の三人の精子が入っていたのだろう。夫が別の男の子供を「父親として」育てる可能性は、三分の二の確率である。

これを論証するために、実際にこれが起き、父親はこのシーンの男だと仮定してみよう。この男は（男性にとっての）不倫の第一の利益である子孫繁栄をなしとげたことになる。彼は掛け算のように子供の数を増やしていくだろう。だが、関係を割り算することにはならない。妻に捨てられるような犠牲を払うことはないだろう。さらに、別の男をうまく騙して自分の子供をその男の子供だと信じこませてしまうので、この男は子供の養育費の援助を要求されることもない。要するに、彼は子孫繁栄という点で不倫の利益を獲得し、その代償は何も支払わなくていいのである。

もし男が不倫によって妻との子供以外に自分の子供を得たならば、その原因は密かに準備していたことが功を奏したことになる。彼の成功の要因は、三回のマスターベーションであり、その結果、彼の精液の中の若く破壊的な軍隊が精子戦争で力を発揮したおかげだと言えるだろう。

シーン14　夢精

妻がベッドで寝返りを打ったとき、男は眠ったままピクッと動いた。妻の手が勃起したペニスに微かに触れたのだ。悪夢は中断されたが、ほんの一瞬だった。

シャワー室のドアは通りに面していて、男は誤って外に出てしまった。明け方で、あたりはまだ薄暗い。男は裸で歩きまわっている。シャワー室に戻ろうと、懸命に道を探しているのだ。通りには人の姿もほとんどない。しかし、二、三人が男の姿を指さしながら、通り過ぎていった。笑い声は聞こえたが、顔はわからなかった。すると、ナイフを持った不良少年たちの一団が、通りの向こうからやってきた。「去勢してしまえ」と叫んで、追いかけてくる。逃げろ。走るんだ。息が苦しい。ハーハーいっている。苦しい。もっと速く走れ。ペニスよ萎《な》えろ。そうしたらもっと速く走れるのに。

突然、男は職場にいた。ボスが言う。「脱ぎたければ、服を脱いでもいいぞ。だけど、勃起したペニスは萎えさせろ」

　名も知らず、顔のない女が、手に帽子を持って部屋に入ってきた。「これで隠しなさい」と女は言って、手を伸ばして男のために帽子で隠してやった。しかし、女は帽子を落とすと、ペニスをつかみ、痛いほど強く握りしめた。「無駄にはできないわね、そうでしょ？」と女は言って、あっというまに裸になった。

　部屋には霧が立ち込めていた。男に見えるのは、女の体の腰から膝の部分だけだった。女の黒い陰毛が男の視界いっぱいに広がる。女は横たわり、自分の体の上に男を引き寄せた。女は膣そのものになった。しかし、男は女の中に入っていくことができない。どこにペニスを押し込んでも、入れない。「入口はどこだ？　どこなんだ？」男はパニックに陥った。「大変だ。入る前に、出ちまうぞ」そして、実際に射精してしまった。たちまち女は消えた。男のパニックも消えた。精液が腹から脇にしたたり落ち、シーツが濡れたのを感じて、初めて目が覚めた。「ウウッ」と男は声にならないうめき声をあげ、フトンカバーで体についた精液を拭き取った。

　一年ぶりの夢精だった。徐々に冷たくなっていく部分をよけようと、寝返りを打った。ほんの一瞬だけ少年の頃、朝、目が覚めるとシーツが濡れているのに気づき、どうやって母親に見つからないようにしようかと心配している自分に戻った。十代のはじめの頃にはときどき、夢精しやしないかとベッドに入るのも怖いことがあった。家でも心配だったが、友だちの家に泊まったときには、シーツを濡らしてしまうのではないかと心配で一晩中ほとんど眠れなかった。最終的には、家を離れたときには眠る前にマスターベーションをすれば、夢精はめったに起こらないことを発見した。

それ以来、夢精で驚くなんてことは、ほとんどなかった。「三十代前半の今になって、こんなことはめったにないことだぜ。一年前、インフルエンザにかかって微熱が出たときに、一度あったきりだ。シーツについたシミを妻が見つけて、えらく騒ぎたてたな。『私にセックス・アピールがないって侮辱していることじゃないの、いったい病気のときにどうしてセックスをしたい気分になるのよ』ってどなってさ。彼女は今度も同じように反応するんだろうか？」

しかし、若い頃とは違って、見つかってしまうと思っても、目を覚ましてはいられなかった。男は一分もたたないうちに、眠りに引き込まれてしまった。

【解説】

男性の五人に一人は、最初の射精は無意識のうちに起こる。この最初の射精は夢精である場合がほとんどだが、わずかながら公衆の面前で起こる運の悪い少年もいる。これはふつうは、映画を見たり、木に登るなど潜在意識における刺激や、授業中に全員の前で朗読するなどの過度の緊張によるものである。しかし、最初の二、三回以後は、無意識の射精はほとんど夜、睡眠中に夢精として起こる。八〇％以上の男性がこの夢精を経験する。では、男性が子孫繁栄を求めるうえで、夢精はどんな役割を果たすのだろうか？

　夢精は人生のいつでも起こりうるが、十代か二十代の初めに起こるのが一般的であり、長い間セックスやマスターベーションをしなかった後に起こりやすい。しかし、十代の間だけは他のはけ口の代わりとして頻繁に起こる。若者の体は少なくとも週に三回は射精するようにできており、マスターベーション（運がよければ、セックス）で射精しない場合は代償として夢精が起こる。

　夢精は、青年期にはマスターベーションと同じくらい正確に射精を調整すると考えられている。その後はごくまれにしか起こらないので、週三回のペースにはならない。二十代半ば以降はたとえセックスで射精できずに、あるいはマスターベーションせずに何日も何週間も過ぎても、夢精はめったに起こらない。それでも最も眠りの深いレム睡眠中に勃起したり、夢を見たりすることはあるかもしれないが、体が射精を抑制するようだ。

　青年期以後は射精のために待機している精子が何らかの損傷を受けた場合に、夢精が起こりやすい。たとえば、インフルエンザや他の感染症の高熱で、この射精待ちの精子はダメになったり損傷を受けることがある。そのような状態でも体はマスターベーションしたいという衝動を起こさせるが、男性がその日こっそりマスターベーションをする機会がないと、体は夜に夢精をさせて、この瀕死の住人である精子軍団を排出しようとする。

人間だけが無意識に射精をするわけではない。ネズミやネコなどおそらくほとんどの哺乳類は睡眠中にときどき射精する。特に思春期には顕著に見られる。人間の場合は、パートナーとセックスをするようになると、夢精は週三回の射精のペースを補助する役割が変化して、めったに起こらなくなる。

シーン13で述べてきたように、男性が精子を射出するタイミングと頻度をよく観察すると、現在の性行為とこれから起こるかもしれないと期待している性行為の両方がはっきり見てとれる。男性がそれを秘密にしておくことは、成功するためには戦略上、重要である。だから、パートナーができると秘密にするのがむずかしくなるので、セックスのはけ口としての夢精を避けるのであろう。夢精は証拠がシーツに残ってしまうので、マスターベーションほど隠しておくのが容易ではないからだ。マスターベーションをしている最中には、いつ、どこで射精するかをコントロールしやすいので、夢精がマスターベーションの補助として適しているのはパートナーのいない若者だけである。

6 失敗も一つの戦略

シーン15　家に帰ったあの日

　兵士は自転車のペダルをこぐのを止め、足を離し、そのまま自転車が坂を走り降りるのにまかせた。気持ちがのびのびとしてくる。六月の暑い夜だった。兵舎から自転車をこぎ出してもう二時間以上たっている。地平線の彼方に沈みかけている太陽を背にして走っていた。家に着くまでにはあと三十分走らなくてはならない。自転車にはライトがついていない。でも多分、ライトが必要にならないうちに着くだろう。スピードを上げると、灌木《かんぼく》の列が次々に後ろへ飛んでいく。兵士は自分の幸運と悪運の両方をほとんど信じられない思いで走っていた。悪運は、戦争中の理由で、兵舎が家からずっと離れたところへ移動してしまったことだ。幸運は、おもいもかけず、二十四時間の外出許可をもらったことだった。「俺には自転車がある。力もあるし元気いっぱい。家には妻と子供がいるんだ。三時間走ることなんか、目じゃないさ」

　兵士の妻は、彼が帰ってくることを知らなかった。ちょうど外が暗くなりかけたとき、裏口のドアが開いたので、女は一瞬びっくりした。十一歳と七歳になる二人の娘は、二階の部屋で寝ていた。侵入者が何者かわかったとき、女は喜んだと同時に、驚いた。喜んだのは、何週間ぶりにしか家に帰ってこない夫を恋しく思っていたからであり、何日もセックスの欲求不満が続いていたからだ。驚いたのは、夫が一時間早く帰ってきていたならば、家の中で別の男と鉢合わせしていたからだ。

これまで夫が長く不在でも「不倫していない」という女の主張は、何とか認められてきた。女がそう弁解するのは、とりわけ弱みのある立場だったからである。と言うのも、長女は夫の子供ではなく、夫もそのことを知っていたからだ。長女は青春の過ちから生まれた子供だった。女は二十二歳のとき、働いていた農場主にむりやり犯された。十二年前のその日のできごとを、女は決して忘れることはない。今でもなお、その男のなめるような視線が夢に出てくる。そして娘の顔から感じることとさえある。

妊娠したことがわかると、女は仕事も母親の愛情も自由もすべて失った。まず、お腹が大きく目立つ数か月の間、祖母のもとへ追いやられた。次に、威圧的で道徳をうるさく説く助産婦の家に閉じ込められた。そこへこの兵士はいきなりやってきて、女と娘の面倒をみると言ったのだった。そして、男は、自分の両親に反対され、娘が暮らしていた村の人たちから白い目で見られていたにもかかわらず、面倒をみると申し出たのであるから、女が一生の恩義を感じ感謝していることは疑いのないことであった。二人が最初に会ってから四年後、正月の間にしたセックスから娘が生まれた。しかし、男は息子を熱望していた。戦争が勃発していなければ、二人にはもう一人子供ができていたのかもしれないが、戦争が始まってしまったので、それはできなかった。

男は軍隊の生活を気に入っていたが、妻が家で何をしているのだろうかとしょっちゅう気にかかっていた。そのことを女は知っていたので、もし夫が帰ってきたときに別の男の姿を発見したなら、いったいどうなっていただろうかと考えると身震いがした。実際、その男と女のつきあいは今までは完全にプラトニックな関係だった。しかし、その男がもっと進んだことを望んでいるのを女は知っていた。そして今夜、初めて誘惑されてしまったのである。娘たちが寝てしまった後に、男との間で何が起きようとも誰にもわからないのだ。「おかえりなさい」と夫と抱き合いキスした後、女は言った。「自転車をこいできて、汗をかいたでしょ。何か食べるものをつくっておくから、その間に汗を流していらっしゃいよ」

男はベッドに入り、勃起するとようやく妻に打ち明けた。「コンドームを買う時間も借りる時間もなかったんだよ」「今、子供は欲しくないわ」と妻は抵抗した。「大丈夫だよ。イク前にちゃんと外に出すからさ」「まあ、大丈夫かもしれないわ。だって生理がいつ来てもおかしくないんだから」

男はそのときも、朝も、午後早くにも、三回のセックスで結局、膣の外で射精することはしなかった。一時間後、男は家を後にして、兵舎まで三時間、自転車をこぎ、帰るとすぐに任務に戻った。男は自転車に乗っていってしまったが、男の精子の一つは女の卵子に突入していた。次に男が女に会ったときには、女はつわりで苦しんでいた。数か月後、三月だというのに二十年ぶりという暑さのある日、男が待望した男の赤ちゃんが生まれたのである。

五十年後、女には七人の孫がいた。男には六人の孫がいた。一人は彼の娘から、そして五人は男が家に帰った六月のあの日にできた息子から生まれた孫たちだった。

【解説】

この章の三つのシーンでは、それぞれ女性がある意味で失敗する状況を扱う。失敗するといっても、実際のところはそれぞれの女性は、まるで失敗が一つの戦略だったかのように、利益を得るのである。シーン15で登場する女性は、妊娠はもっともしたくないことと思っているのに、彼女の体は、妊娠を避けられなかっただけでなく、確実に妊娠するにはどんなことでも惜しまないという状況であった。五十年後、彼女の体が非常に成功した失敗を起こしたことは明らかになる。子孫繁栄のうえで本当のボーナスを得たのだから。

彼女は妊娠したくないのに避妊しないセックスをしてしまった。それは妊娠しないだろうと意識したからである。そのとき、とっさに先月の月経からずい分たっているから、もうすぐ次の月経がくるに違いないと、急場しのぎの理由を思いついたのだ。しかし、シーン2で述べたように、そして彼女自身も実際にわかるのだが、女性の月経周期はふつうに考えているほどに予想できるものではとうていないのである。

月経周期で唯一信頼できる要素は、排卵があれば、その十四日後に月経があるということだけだ。その他の要素はすべてどれも非常に変化しやすい。女性の体はいつでも、男性が予想できないようにしようともくろんでいるからである。特にこの戦略に欠かせないことは、月経の最後の日から排卵日までの日数を変化させるパターンが途方もなく数多くあることである。しかし、この変化は（このあとすぐに述べるが）、月経周期が変化しやすいことのうちのほんの一例にすぎないのだ。

その次に知られている特徴は、一見するとノーマルに見える周期でも必ずしも妊娠可能であるとはかぎらない、ということである。そういう場合は実際まったく排卵しないかもしれないのである。健康で妊娠可能な女性は誰でも、妊娠しやすい周期の間に、一定の妊娠しない周期がくるのだ。

妊娠しない時期には、少なくとも三つの異なったタイプがある。第一のタイプは、月経も起こらず、排卵もない。第二のタイプは、月経はふつうにくるが、排卵がない。三番目のタイプは、月経も排卵もあるが、ふつうは一定した排卵後から月経までの日数を短縮する（十四日から十日）。これは受精卵の着床を妨げる。

短期的に見ると、妊娠しない時期は女性の体が無意識のうちに二つのことをしようとするための一つの重要な手順になっている。その二つとは、一方で男性を混乱させ、他方で一生の間に産む子供の数と間隔を管理することである。妊娠しない時期が数年間と長い場合は、何らかの問題があるかもしれない。しかし、そういうときでさえ、妊娠しない時期は家族計画の上で、女性が持つごく自然の無意識の能力の一部なのかもしれないのである。

女性の一生には妊娠しやすい時期と妊娠しにくい時期がある。子供の頃に排卵しないのは明らかであるが、初経がくる前に排卵することもある。そして月経が開始されてからでさえ、排卵のある妊娠しやすい時期は、実はほとんどないのだ。二十歳までは、ふつうの健康な女性は生理があっても毎回排卵しているわけではなく、排卵している確率は半分以下である。三十歳のいちばん妊娠しやすいころでさえ、排卵している確率は八〇%である。三十歳過ぎるとその割合は徐々に低下し、四十歳を過ぎると急激に低下する。五十歳では、女性は遅かれ早かれ、排卵がなくなる。七十歳で出産した女性の例もあるが、確認がとれていない。

では、それぞれの周期で何が起きるのだろうか。月経が始まると、女性の体には次々とホルモンの変化が起こり、排卵する準備ができていくが、排卵が起こる一日か二日前には、体の変化はそのままの状態でとどまる。最終的に女性が排卵するか否かは、変化がとまった状態に続く数日、あるいは数週間のできごとにかかっている。この保留期間は精子を収集するのに絶好の機会だ。パートナーだけの精子の場合もあるし、二人以上の男性から精子を収集するときもある。排卵するかしないかは、女性の体が精子を収集し、男たちに対してどう感じるか、にかかっている部分もある。しかし、中でもそれはその時点の状況で子供をつくることに対してどう感じるかにかかっているのである。シーン15の女性は、前回の月経から時間が長くたっているので、次の月経はもうすぐに違いないと考えた。しかし、それは間違っていた。彼女の体は保留状態だったのだ。彼女の体はしばらくの間は夫がいないと予想できたので、さしあたって別の男から精子を得ることを考えたのである。しかし、夫の精子が得られると、彼女の体は反応して、排卵した。彼女の意識は、今は妊娠するには適さない状態であると考えたが、体のほうがよくわかっていた。最後に妊娠してから八年が過ぎ、子供を産み育てるのにはもう能力が衰えはじめる頃と考えられるので、今こそまさに妊娠すべきときだったのである。そして特に六月だったのだからなおさらである。リスやヒツジやクマなどの多くの哺乳類は、一年のうちの特別な時期しか子供を産まない。つまり、彼らは出産と子育てには、いちばん天候がよく、同時に食料が一番確保できる時期を計っている。反対に、熱帯型の気候にいる大型のサルや類人猿は、一年のうちのいつの時期でも子供を産む。妊娠と出産は季節を通じて平均的に起きているのではない。月によって異なるのだ。それは人間も同じである。

イギリスとカナダでは、一年のうちで早春（二月と三月）に生まれる子供がいちばん多い。第二のピークは、初秋（九月）である。中南米では、一年のうち一番寒い時期（十二月／一月）に生まれる子供が多い。南半球では月で言えば半年の違いがあるが出産の季節は北半球と同じである。

このように出産の時期のピークがあるということは、それより九か月前には妊娠のピークの時期があり、さらには排卵のピークの時期があるということである。例えば、シーン15の話がイギリスで起きたことだと仮定してみよう。すると、女性が排卵する時期は五月か六月、あるいは十二月である可能性が高い。もし、話が六月でなく十月のことだったとすると、結果は大きく違っていたかもしれない。十月の場合、女性の体が保留中であったとしても、セックスによって排卵は起きなかったかもしれない。しかし、実際は六月だった。そしてこの女性は三十四歳で、最後に妊娠してから八年が経過し、彼女の体は精子を収集する機会がめったになかったのである。頭ではどう考えようと、彼女の体はこの夏の今こそが妊娠するにはまさに何よりの絶好のチャンスだと判断したのである。そしてそれは正しかったのである。

五十年後、彼女には息子の子である五人の孫がいた。当時の、彼女が属していた社会の孫の平均の数は四人であった。もし息子を産んでいなかったら、彼女の孫はわずか二人だけであっただろう。平均の半分である。息子を産んだので、彼女は全部で孫が七人、平均の二倍近くの数を得たのだ。そしてその後、彼女の血筋が何代も続くチャンスを手にしたのである。

男性のほうはもちろん、彼女ほどうまくはいかなかった。しかし、それでもかなりうまくいったといえる。男にとっては息子は重要だというより、息子がいなかったらたった一人の孫しか得られなかったのである。事故や不妊によって、一世代か二世代で男の血筋が途絶えてしまうという現実に起こりうる危険が横たわっていたのである（シーン

1）。しかし、男には息子ができたので、平均以上の数の孫を持てたのだ。したがって、子孫繁栄の点から見ると、男にとってこの女と一緒になると決めたことは、他の男の娘を育てるというコストがかかったが、よい決断だったのである。そして、六月の暑いさなか、三時間も自転車をこいででも家に帰ろうと決心したこともまた、大変よい決断であったのである。

シーン16　ストレスと避妊

一枚の紙を手にすると、女の目から涙がこぼれ、頰を伝わった。皮肉なことに、もう事態はこれ以上悪くならないだろうと、昨日、思ったばかりなのに。

七年前、男と初めて一緒に暮らしはじめたとき、将来は輝いて見えた。しかし、いつのまにか、すべてが悪いほうへ行ってしまった。「多分、経済的にむりして最初の家を買うべきじゃなかったんだわ。多分、最初の頃、あんなに旅行に行ったり遊びに出かけたりするんじゃなかったんだわ。多分、赤字の兆候が見えたときに、もっと早く手をうつべきだったんだわ。あの人はいつも何とかなるさと言っていたわ。もうすぐ昇給するから。もうすぐ金が手に入るからって。でも、この最後の請求書を見れば、もうこれ以上、事態は決してよくならないってことははっきりしてるわ」

女はすすり泣いた。涙がこみあげてくるたびに、思った。「私の人生はストレスと不幸の連続なんだわ」

それは十年前から始まった。十代の終わり、女は若いすばらしい男と関係ができた。その男は常に女のスタイルと容姿にうるさく文句をつけ、リズム法や膣外射精以外、基本的にどんな避妊法を使うことも許さなかった。その結果、女は妊娠の恐怖に脅かされ、つのる恐怖に苛まされ、あげくの果てに拒食症になってしまった。一年間、苦しんだ後、女は男と別れ、カウンセリングを受けて拒食症から立ち直り、二年後には、前から望んでいた資格も取ることができた。そしてさらに二年後、現在の男と出会い、すぐに一緒に暮らすようになったのである。

それから四年間、二人は子供をつくることに対して、お互いに「もうひと月、先にしようよ」と言って延ばしてきた。何より男の昇進を待っていたのである。だが、それは来なかった。そしてついに、二人は経済的に困難であるにもかかわらず、「もう待てない」と決心したのである。女がそう決めた動機の一つは、子供をつくることでこわれかけた二人のよりを戻せるのではないかという密かな望みであった。なぜなら、負債は二人の関係も蝕《むしば》んでいたからだ。そのため年中、二人はイライラし、憎みあうようになったのだ。

女は望んだにもかかわらず、妊娠しなかった。来る月も来る月も妊娠しない。自分は不妊症ではないかと悩んだ。しかし、結局は妊娠したので不妊症の不安はなくなったが、避妊しなくても一年かかった。しかし、その三か月後、男は職を失い、一週間たたないうちに女は流産してしまった。

この悲劇的なときから、二人の生活はさらに悪くなった。家は借金のかたに取り上げられ、賃貸の部屋を次から次へと渡り住むことを余儀なくさせられた。引っ越すたびに、何とか女の収入でやりくりして凌いだが、考え方はなげやりになり、生活のレベルも下がっていった。今住んでいるアパートは狭かった。夏は何とかなったが、冬は寒く、じめじめしてカビくさかった。だが、とうとう男は職を見つけた。最初の仕事より給料はやすかったが、少なくとも見通しはあった。しかし、二人は借金がかさみすぎていたので、経済状態がよくなるまではボロアパートから引っ越すことはできず、そこに留まるしかなかった。

借金にあえぎ貧乏に苦しんでいた最悪の時代、二人はめったにセックスをしなかった。まる一月セックスしないこともあった。しかし、男が新しく職に就くと、二人はまたセックスをするようになった。流産から二年がたっていたが、彼女はまだ妊娠していなかった。二人の経済状態は徐々によくなってきてはいたが、生活レベルは思い描いていた状態よりずっと悪かった。今でもしょっちゅう口喧嘩していたし、ときには暴力に及ぶこともあり、よく一悶着《ひともんちゃく》を起こしていた。

突然、女は泣くのをやめたかと思うと、手にしていた紙をくしゃくしゃにして壁に投げつけた。すでに決心がついていた。男にあてて走り書きを残し、玄関をあとにした。通りの端まで来ると、電話ボックスに入り、ダイヤルをまわした。別の男の声がした。

女はその男がこの一月間ずっと聞きたがっていた返事を告げた。「もしまだあなたが私を待ってくれているなら、あの男と別れてあなたのところへ行くわ」

　十分後、女はその男の車の中にいた。それから三十分後、女はその男の郊外の家の中にいた。二人の関係が始まってから、男はずっと女に自分のところに来るように説得していたのだった。男の家は特別な家ではなかったが、それまでいたあなぐらのような部屋に比べると、それはまるで宮殿のようだった。この男には別れた妻への支払いが定期的にあったが、借金はない。家は暖かく、乾燥していて、内装も美しく、そして車もあった。

　女はその日、昼間はほとんど泣いて過ごし、夜はほとんどセックスをして過ごした。翌朝、荷物を取りに部屋へ戻った。新しい男は一緒について行きたいといったが、女はそれを断り、一人でタクシーに乗った。部屋に着くと、元の男はベッドの中にいた。女が自分の洋服や身のまわりのものを整理していると、言い争いが続き、お互いに相手をなじりあった。だが、最後には元の男は泣きだし、女にすがりついた。「お願いだ。行かないでくれ。お前をこんなに思っている」

　女は後から考えると、どうしてそんなふうに反応したのかわからない態度に出てしまった。男がすすりあげるにつれ、女は突然、スポーツ選手で、意欲に燃え、自信にあふれていたこの男の若いときの姿を思い出し、かつて自分がその魅力に引かれていたことを思い出した。するとどっと感情があふれだし、女は男をなだめ、「よしよし」と頭をなぜ、そのうち男がセックスするようしむけたのだった。しかし、セックスが終わるとすぐにまた女は男に反抗し、「すべては終わったのよ」と言い、家を後にした。

その後、数週間の間に、女は新しい男との暮らしを落ち着かせた。セックスは盛んにしていたが、やがて女は毎朝吐き気を覚えるようになった。新しい男に自分は不妊症だと言っていたので、妊娠とわかると女も男もお互いに驚いた。定期検診で胎児の週数を知るまでは、二人ともいったいいつ妊娠したのかさっぱりわからなかった。そして逆算してみると、一緒に暮らしはじめたいちばん最初の週に妊娠したことがわかった。

前の男はすんなり別れてくれず、妊娠中もときおり大きなストレスの原因になった。何回も流産の危機があったが、今回は切り抜けた。やがて月が満ち、多少早まったが、女は少し小さめながら元気な女の赤ちゃんを産んだ。すると、前の男は、その子は自分の子供だと主張するようになった。そういう騒ぎに囲まれて女は深刻な産後のうつ病に陥ってしまい、子供を疎《うと》んじたり、間違った対応をするようになった。もし新しい男が一生懸命子供の世話をし育てることをしなかったなら、子供は死んでいたかもしれなかった。そのため男は職を失い、女は働きに出た。そして、男が家で子供の世話をすることになった。

前の男はしばらく姿を見せなかった。女は産後のうつ病から立ち直り、新しい男は職を見つけ、二人には子供の世話をする余裕ができた。そして女にとって人生で初めて安定した幸せな生活が訪れるようになった頃、前の男が再び姿を現した。今度は男は肉体的にも精神的にも若返り、経済力もつけ、子供は自分の娘であると迫った。そのため父子関係のテストを申しでた。新しい男はテストの結果がこの議論の決着をつけてくれると自信があったので承諾した。二人はテストを受けたが、結果は新しい男が思ったようではなかった。男は絶望にうちひしがれた。大切に育ててきた女の子は、実際には新しい男の娘ではなかったのである。

結果が出てから数週間のうちに、女は娘を連れて新たに金持ちになった前の男との生活に戻っていった。以来、女の人生はつきはじめ、再び一緒に暮らしはじめてから三年しないうちに、二人には新たに二人の子供ができたのであった。

【解説】

シーン15は、意識的には子供が欲しくない時期に妊娠して子供をもうけ子孫繁栄の力をつけていく女性の話だったが、このシーンは逆で、意識的に妊娠したかったときに妊娠できなかったことによって、かえって子孫繁栄の力を付けていく女性が登場する。

家族計画や避妊は現代の発明だと考えられているが、「計画的な」避妊さえ、そんなに新しいものではない。何世紀も前から、世界のさまざまな文化圏では、女性たちは妊娠を避けるためにいろんな方法をとってきた。たとえば膣の中に葉っぱや果物を入れたり、ワニの糞《ふん》を使うところもあった。ピルのような化学的な避妊法さえも、人間独自の発明ではない。たとえば、メスのチンパンジーは避妊が必要と思われる適切な期間、避妊できる化学物質を含む葉っぱを噛む。実際のところ、女性の体は人類が進化する以前の何千万年も前から、家族計画を立て妊娠を避けているのだ。女性は単にこの自然の特性を哺乳類の祖先から受け継いでいるだけなのである。

女性や哺乳類にとって、条件の悪さと妊娠を避けることの間を仲介しているのは、ストレスである。ストレスに対する反応はふつうは敵のように思われている。追い払うことのできない病的な状態だったり、ごくふつうにあるいは効率的に働けなかったりする病的な状態のように思われている。しかし、実は別の解釈がある。ストレスは友だちであるという考え方である。すなわち、時期が悪いときには、体は不利になることを避けるということである。特にストレスは強力な避妊法である。そして女性にとって、妊娠を避けることは、子孫繁栄を追求するうえでもかけがえのないこととなるのだ。いったいどうしてそんなことが起こりうるのだろうか？

それは逆説的にいえば、できるだけ多くの子供をできるだけ早く持つことは、必ずしも子孫繁栄のうえでいちばんの成功法とはかぎらないということである。たいていの霊長類（ヒト、サル）と同じように、女性もふつうは一回に一人の子供を出産する。これは、同時に二人以上の子供を育てようとするのは困難であり、危険であるということを証明しているのだ。双子は子孫繁栄上は効率のいい方法に思えるが、二人とも死んでしまう可能性も二倍以上あるのだ。女性をとりまく環境が好条件でないと、数年の間をおいて元気で繁殖力のある子供を二人妊娠するより、双子を妊娠して育てるほうが子孫繁栄の可能性は少ない。二人の子供を別々に妊娠するよりむずかしいのだ。

女性は人類の祖先から基本的な問題を引き継いでいる。それは、長い距離を歩くときには一度に一人以上の子供を抱えることは非常にむずかしいということである。この困難さは、特に二足歩行になったときには特別大きな問題となり、人類の進化を通じて女性を悩ましてきた。現代の工業社会に住む人々にとってさえもまったくなじみのない問題というわけではない。もちろん、女性が大量の食料や水、薪、あるいはその他の物を集め、運ぶ役割を負っている文化圏の中にいる場合は特に限界があったし、現在もある。そのうえに、運ぶのは一人の子供でさえむずかしい。そういう状況においていちばん子孫繁栄の上で成功するのは、最初の子供が歩きはじめ、病気に対する抵抗力がついてから次の子供を持つ場合である。

女性の子孫繁栄に影響を及ぼす「家族計画」の面で考えるべき点は、子供を産む間隔だけではない。好条件の環境の下で生まれた子供は、生き残り、健康的に成長し、妊娠能力のある大人へと成長する可能性が最も大きい。十分な住居空間、健康的で栄養のある十分な食料が補給されることが最高である。そうすれば子供は病気にかかる危険性がいちばん低く、抵抗力がいちばん高くつくからだ。現代社会においては、住居空間と栄養は財力にかかっている。今でさえ、貧しい家庭の子供は、裕福な家庭の子供と比べて、成人する前に死んでしまう可能性が二倍ある。富がお金でなく、穀物や家畜、あるいは単に食料や水、安全な場所を確保できるところへの道を知っているということを意味した歴史的、進化の時代においては、これらの違いは今よりずっと大きかったのである。

シーン8で「一人っ子家庭」の利益とリスクに関して考えたように、ここにも一般的な法則があてはまる。それは、どんな状況においても女性にはそれぞれいちばん多く孫を獲得できるための子供の人数が決まっているということである。もし、その数より子供の数が少ないとすると、孫の数も少なくなる。反対に、その数より子供の数が増えれば、家計は苦しくなり、財力もへってしまう。病気や不妊もまた、結局は孫の数が少なくなることを意味する。女性がすべきことは、まず自分の環境に最も適した子供の数を明確にし、次に実際にその数だけの子供を産むようにすることである。また、孫の数に影響する別の要因は、どのくらいの間隔で妊娠するかである。人生は常に変化する。健康、財力、状況は、時間によって変化し、子供を産むのに適した時期が女性の人生の中にはある。ちょうどよい時期に妊娠を計画できる女性は、いちばん多く孫を持てるのである。

時期が悪いときに妊娠して苦しむのは、生まれてくる子供だけでなく、母親も同じである。時宜《じぎ》にかなわない妊娠は女性の健康と状況を大変傷つけるので、再び妊娠できなくなってしまう恐れもある。シーン16の女性が、いちばんストレスの多い時期に妊娠していたとするなら、彼女は取り返しのつかない損害を被っていただろう（自分たち自身もやっていけるかどうかのときに子供が欲しいと思うことは二人の仲を決定的にこわしてしまうかもしれない）。そういう緊迫した状況の下では、病気になる危険性が高まり、それに伴って不妊になる危険性も高まる。敵意も増加し、暴行や殺人さえも起こりかねない。シーン16の女性は、最初の子供をつくるのを状況がよくなるまで遅らせ、その結果、何とか空間と時間、財力を備えて三人の子供を持つことができたのである。最終的には、彼女はまた有能なパートナーのサポートも得た。もう少し早く彼女が妊娠していたなら、子供が生まれなかっただけでなく、将来、妊娠する能力も失ってしまっていたかもしれないのである。

妊娠を避けるいちばんの方法は、もちろん、セックスをしないこと、禁欲である。そして事実、この男と女はいちばんストレスが多かった日々、セックスなしで過ごした。これは意識的に妊娠を避けたかったからではない。その反対に、お互いに相手に対して興味をなくしていたからだ。当時はお互いに敵意さえ感じていた。彼らの体は妊娠する機会を減らすために感情を操作していたのである。しかし、ずっとルーティン・セックスをしなくなることはなかった。禁欲は一般的には避妊の総体的な戦略の上から言うと得策ではないからである。その理由は次のとおりである。

シーン2で述べたように、ルーティン・セックスの第一の役割は、妊娠することではない。女性にとっては男性を混乱させることであり、男性にとっては精子軍団を相手の女性の体の中に常に維持して、女性の不倫から自分を守ることにある。男女共に長い期間ルーティン・セックスをしないですごすことはできないので、状況が適していないときには妊娠する機会を減らすという仕組みになっている。

特に女性の場合はその仕組みがいろいろある。その一つがよく知られている、授乳が排卵に及ぼす影響である。出産後、数か月間、母親が子供に母乳を飲ませていると、その期間、女性には排卵が起こりにくい。たとえ月経が再開しても、そうである。排卵が起きないということは、次の子供の妊娠までに間をおく方法の一つである。

しかし、不適当な時期に妊娠することを避けようとすると、多くの場合ストレスを生じる。シーン16では、ストレスがいちばん強かった時期にこの女性は妊娠を避けただけでなく、流産したり、後にはストレスのせいで、生まれてきた赤ちゃんの生命を脅かすことにまでなったのであった。

ストレスへの反応はいろんなかたちで現れる。このシーンでは、女性は若いときに男性との関係がうまくいかなくて拒食症になった。拒食症には十六歳から十八歳の少女の一％がかかるとされている。飢餓に近いような症状から引き起こされる生理学的なストレスは、不妊症の原因となる。つまり排卵や月経がしばしばなくなってしまうからだ。ふつう症状は一時的である。拒食症は死ぬ人がわずかにいる（五～一〇％）し、生涯、苦しむ人も少しいるが（一五～二〇％）、大半（七五％）の人はよくなり、ふつうの健康的な生活に戻り、最終的には子供を産む生活に戻っていく。

拒食症と比べると、その他のストレスへの反応は、それほど極端ではない。極端ではなくても、女性はストレスを受ければ受けるほど、排卵しにくくなる。また、精子が卵子に到着するのを妨げ、受精卵が子宮に着床するのも妨げるようになる。そしてついには、特に妊娠初期の三か月は流産しやすくなる。

受精卵が子宮に到着する可能性については、平均四〇%は着床に失敗するといわれている。そして、着床に成功しても、妊娠十二日目までに死んでしまう確率が六〇%もある。さらに、ここを生きのびても、その次の三か月の間に流産してしまう確率が約二〇%ある。これらの数字は、女性がストレスを受けているとすべて高くなり、ストレスがなければ低くなる。パートナーの死、パートナーの不倫、あるいは戦争の勃発などは、すべて流産の危険性を高めるということで知られている。妊娠初期の数か月の間に、胎児に遺伝子的に、あるいは発達過程で何か問題があると、流産は起こりやすい。

一見すると、女性が子供を持つのを避ける方法がこんなにたくさんあるのはおかしいように思える。確かにこのうち一つでも効果があるなら、他の方法は必要がないように思える。しかし、こんなに多すぎる方法があるということは、女性のプログラムにおいて間違いではないのである。状況は変化する。しかも、しばしばその変化は速い。そして女性の体はそれと同じ速さで対応しなくてはならないのだ。たとえば、排卵したときには状況はよかったが、卵子が子宮に到着する頃にはそうでないということがある。すると、排卵はするが、着床はできなくなる。あるいは、着床したときには状況はよかったが、ほぼ一か月後には状況が悪化した場合は、妊娠はしても、流産してしまうのだ。

たとえ妊娠初期の間ずっと条件がよくても、出産前に悪くなるかもしれない。出産前三か月は、しばしば心理的な面で目立った変化が起きる時期だ。まず、第一は、よく知られている「巣づくり」時期だ。赤ちゃんが生まれてくる環境を準備する強烈な衝動が起きる。次は、激しい見直しの時期がある。主な標的はパートナーであり、家庭であり、一般的な環境である。これらの時期は、心配や憂うつに陥り、イライラする。最後は、将来のことばかり考えてとらわれてしまう時期がある。この時期には、環境の中で大きく悪化するものがあると、病的なうつ状態を引き起こし、後には子供を拒否したり、暴行を加えることにもなる。

生まれたばかりの赤ちゃんを捨ててしまいたくなるような衝動が抑えがたくなったり、暴行を加えたり、ときには殺すこともある症状は、産後の抑うつ症として広く知られている。実際、世界のあちこちに、出産後すぐの時期に女性が行った行動に対して、女性には責任はないとする法律があるくらいだ。

人類の歴史を通じて、子殺しは女性が行う家族計画のいちばん大きな方法であったし、現在もそうである。農業より狩りや略奪する方法で生きている狩猟採集民の中では、七％の子供が母親に殺されている。世界保健機構（ＷＨＯ）によると、十九世紀後半のイギリスでは、子殺しは家族計画の中でいちばん広く行われていた方法である。

子殺しは何も人間だけにかぎられたことではない。他のいっさいの自然避妊法と同じように、子殺しもまた哺乳類の祖先から受け継いだものである。ウサギやアレチネズミ、ハムスター、マウスなどのペットを飼っている人なら誰でも、母親が産後すぐにストレスに悩まされていると、生まれたての子供たちの何匹かあるいはすべてを殺したり、食べてしまうことさえあることを知っているはずだ。このような子殺しは病的なものではない。それは母親の潜在意識が現在の環境の下では子供たちを育てることはしないと決心したことの表れである。状況が改善するまで子供を育てることを遅らせるために、母親が選んだ行動なのである。

ここまでは、家族計画について女性の視点から見てきた。しかし、男性もまた、家族計画については同じ問題を抱えている。子供のための環境づくりに男性も大変な努力をしている。厳しい時期には、女性と同様、男性も子育てを避けようとする。

たいていの場合、カップルの利益は一致する。女性の体は男性とお互いの利益にそって家族計画をたてる。しかし、ときにはそれが一致しない場合もある。そのときには、男性は独自の避妊の方法が必要になる。お互いの利益が対立するのは、たいていの場合、その状況が子供を持つのにかろうじて適切ではあるが、しかし、大変いい時期ではないというときである。こういう状況下で、女性の体がこの男は自分のパートナーより遺伝子的に優れていると見なす男性に出会ったとすると、女性はその男の子供を生もうという気にさせられることがある。そういう状況は後にシーン18で詳しく述べるが、この女性が他の男との子供を産むことで得る利益は、彼女とパートナーとの資産にふりかかってくる危険性が伴う。女性のパートナーが得られる利益がないのは明らかである。

彼にとっては、それは危険で微妙な事態だ。現実に起きそうな事態を何とかして防がなくてはならない。それと同時にパートナーを自分が妊娠させないようにしなくてはならない。シーン16の夫は、自分では知らなかったが、彼女が出ていくまでの数週間は、この状況のただ中にいたのであった。そういう男が彼女を、自分自身からも他の男からも妊娠させられないようにするために唯一選べる方法は、ルーティン・セックスをすることしかないのであった。男にはそのためだけに行う大変うまくできた方法があるのだ。自分の精子で戦闘をくり広げることである。

精液の中には、数が大量にあるなら受精するチャンスを大幅に減らす二種類の精子がいる。この二種類の精子は、実際に自身のエッグ・ゲッターを破壊するようにプログラムされているのかもしれないとも思える。一つは、頭の形が葉巻のような形をしている「先細型精子」で、もう一つは、頭の形が洋ナシのような形をしている「洋ナシ型精子」だ。女性にとってはストレスは一つの避妊法である。男性はストレスを受けると、これら二種類のいわゆる「受胎調節精子」を大量に製造する。

男性が女性の体に、受胎調節精子をより多く、エッグ・ゲッターをより少なく入れるほど、女性が妊娠するチャンスは低くなる。しかし、彼女が不倫し、精子戦争が起きると、男性の受胎調節精子は味方のキラーが相手の男のエッグ・ゲッターをやっつけるのを手伝うことができる。もし受胎調節精子の奮闘にもかかわらず、自分のエッグ・ゲッターが通過してしまっても、少なくとも子供は彼のものである。だが、もし彼がストレスを受けルーティン・セックスをやめてしまうなら、受胎調節精子が登場するチャンスもないのである。

シーン16では、この戦略が女性の最初のパートナーに対してうまく功を奏した。男は彼女が不倫していた間は何とか彼女が妊娠するのを防ぐことができた。そして、最終的に彼女が妊娠したとき、彼は精子戦争の勝利者となったのである。

今まで見てきたように、ストレスは時期が悪いときには子供をつくるのを避ける働きをする。ストレスが主な引き金になっている自然の避妊法の数々が、男性の体にも女性の体にも備わっている。そのため、一般的にストレスが多い状況の社会は、子供の数が少ないだろうと推測される。しかし、実際は、その正反対なのである。どうしてそんなことが可能なのだろうか？

その理由はこう説明することができる。何人の子供を持つのがいちばんよいかということに影響を与える要因は、いつがいちばんよい時期かということに影響を与える要因とは異なっているからである。歴史的、地理的に見てみると、女性が一生のうちに出産する回数は、その子供たちが成人するまで生きのびる機会と緊密な関連がある。成人するまでの見込みが少ないときには、女性はたくさんの子供を出産する。そうしないと、成人まで生き残る子供はごく少数か、あるいはまったくいなくなってしまうからだ。女性が子供をつくるのを避けるのは、最悪の時期だけであり、状況がよくなるきざしが見えれば、いつでも妊娠する。反対に、前に述べたように、子供が成人するまでの見込みが高いときには、女性は少なく子供を産み、一人一人に時間とお金を惜しみなく使うのである。子供たちに女性がそうやって手間ひまかけてもそれが無駄になってしまうことは少ない。一人一人の子供が成人する可能性が高いからである。そして再び、女性は時期の悪いときには子供を持つのを避け、状況が本当に良くなってきたときだけ、妊娠するのである。

これらの状況では、ストレスが避妊法になっている。しかし、状況が違えば感じるストレスも違ってくるので、女性はそれぞれ異なった社会的、精神的損失によるストレスをうける。西ヨーロッパや北アメリカの都市の郊外に住む女性がストレスを感じる状況は、第三世界の荒廃した環境の中に住む女性にとってはストレスにならないだろう。女性が子供の数を決めるのは、その女性が望む生活水準のレベルによる。その程度がどんなであれ、状況が変動し自分の望むレベルより上になったり下になったりするにつれ、ストレスになったりならなかったりする。ストレスは自分の望む子供の合計の数に近づこうとして子供をつくる時期の間だけ影響を与えるのである。

少人数の家族の誕生は歴史的には新しいものではない。約百万年前から、一万年から一万五千年前までの人類の歴史のほとんどを通じて、人間はみな狩猟採集民として生きてきた。男は狩猟に精を出し、女は果物や野菜を収穫する。社会は少人数から成り立っていて、部族のような集落があちこちに散在していた。人々は良好な蛋白質《たんぱくしつ》に富んだ食べ物を摂《と》り、死ぬ原因は病気というより、ほとんどが事故か、略奪か、集落内の闘争であった。狩猟採集民の子供たちは、成人するまで生き残る可能性は高かった。今まで述べてきたストレスによる自然な避妊法以外には何の避妊法を用いないでも、女性が一生の間に産む子供の数は三人から四人であった。そのうち二人から三人が無事成長した。

大家族が登場したのは、約一万年前に農業が生活様式に変化をもたらしたときである。肥沃《ひよく》な土地には大型の集中したコミュニティが発達し、人々は炭水化物に富んだ食事をしていた。病気が蔓延《まんえん》し、乳幼児死亡率は高かった。平均の子供数は約七〜八人だったが、その倍の数の子供がいる家庭もよくみかけられた。また伝染病などで大家族が数日にして全滅してしまうこともあった。狩猟採集民としては、平均すると無事成人する子供は一家族でわずか二〜三人にすぎなかった。

「近代化」の到来により、乳幼児死亡率は低下しはじめ、その数十年後からは出生率も下がりはじめた。西ヨーロッパにおける出生率の低下は、これまた自然な受胎調節の産物である。なぜならそれは近代的な避妊法が一般化し使用できるようになるより一世紀前に始まっているからである。したがって、近代工業化社会に見られるレベルまでの家族の人数の低下は、避妊の技術が進歩したからではなく、子供たちが無事成長できる見通しが改善されたことに対して、女性の潜在意識が少人数の家族を計画したからである。

ここまでの自然の受胎調節の話に対して、女性はいささか冷淡な目でながめていることだろう。そんなに私たちの体が受胎調節をすばらしく行うなら、なぜ子供が欲しくないときに妊娠してしまうのかといぶかっているに違いない。しかし、これはまた、意識している脳と無意識な体との闘いの一例なのである。

これまでくりかえし述べてきたように、女性の体はひとつの状況に対して脳とは大変違った解釈を行うのだ。この違いについてはシーン15で述べてある。女性は戦争の最中、妊娠したくないと思った。にもかかわらず、彼女の体は妊娠してしまった。後になって、そのときの体の判断は正しかったことが証明されたのである。女性はそのとき「誤って」妊娠した結果生まれた息子によって、その後、子孫繁栄がなされたからである。

しかし、もちろん、体が常に正しいと結論づけることは間違いであろう。あらゆる状況に完全に反応できるようにプログラミングされている人などいないのだ。どの世代においても、子孫繁栄がうまく行く人といかない人がいるという事実自体が、どの人の体でも誤りをより多く犯す体とそうでない体があるということを表している。だが、体のほうが脳より誤りを犯す可能性はきわめて少ない。しかし、最近、避妊の問題において、脳はより大きな力があるとされている。ピルやコンドームなどの近代的な避妊法は、一見すると妊娠のコントロールを体から取り上げ脳へ渡し、脳がもっとしっかりとコントロールしているように見える。しかし、このコントロールの変化はこれまで述べたように、女性が産む子供の総人数に影響していないかもしれないのである。それどころか、近代的な避妊法は、いつ女性が子供を持つか、そして誰の子供を持つかということをコントロールすることを手伝うことにより、女性の自然なメカニズムを補っているのである。

これについては次のシーンで見てみよう。

シーン17　本当に「忘れた」？

タクシーが止まった。夫が玄関の戸を開ける音が聞こえた。玄関の中に入って、荷物を持ち上げる音が聞こえた。夫がさよならを言いに部屋へ入ってくるかもしれないと、女は息を殺し耳をそばだてていた。しかし、玄関のドアは、いつもより大きな音を立ててバタンと閉まった。そして夫は、ふりかえりもせずにタクシーへ乗り込んだ。夫は四週間ほど家を空けるのだ。そして二人は気まずい状況のまま別れたのであった。

この一年、二人はときどきけんかをしてきた。けんかのタネはいつも同じ。「僕はもう一人子供が欲しい。できれば男の子がいいんだ」「私はもう子供はたくさん。いらないわ」

二人の娘が学校へ上がったので、女はピルをやめるように言われていた。三十代前半の女は仕事に復帰したかった。夫は、この数か月だんだん仕事に嫌気がさし、体を悪くした。仕事への幻滅が健康を害し、すべての意欲を削いだように思えた。夫は六週間、仕事を休み、一か月前に職場に戻ったばかりである。

夫が休職していた六週間は、女にとってはまるで悪夢のようだった。早く回復するために夫にとって必要なことは、平和と静けさだということを女は十分知っていたが、どうしてもそうすることはできなかった。夫は一日中、女にまとわりついた。女はその間に、子供の送り迎え、買い物、掃除、洗濯とすべてをこなさなくてはいけない。年中、イライラした。夫は妻がベッドから離れているのを嫌い、一階で座っていると言い張った。そのとおりにすると、女はいらだちを隠すことができず、しょっちゅうケンカになった。新しくやってきた窓拭き掃除の人間さえも、けんかのタネになった。若い男で、南の国へ旅行に行くために夏休みのアルバイトをしていた。ハンサムで自信家でお世辞上手。ビキニ姿で庭にいた女をほめたことがある。夫は偶然それを耳にし、若い男にとりいろうとした女をなじった。

夫が職場に戻っても、二人の関係はうまくいかなかった。月初めに女は二日間、吐いたことから、ピルの効き目がなくなったかもしれないと心配し、夫にコンドームを使ってくれるように頼んだ。夫はこの一か月ずっと不機嫌だった。それで昨夜、夫はこう言ったのだ。

「今夜はコンドームをつけずにセックスしたい。明日から四週間、家をあけるんだからいいだろ。サービスしてくれよ」

「いやよ」女の答えはにべもなかった。

二人は今朝まで一言も口をきかなかった。そして夫は今、機嫌をそこねたまま家を出ていったのである。

夫が出ていった日、二つのことが起きた。一つは、今月のピルの買い置きがなくなってしまったこと。もう一つは、夫が長距離電話で謝ってきたことである。電話で二人は何とか仲直りをした。そして次の数日間は、二人の間はもとのように戻り、いつものように電話で、「体に気をつけて」「愛してる」などと言い合った。

事が起きたのは、夫が出張してから一週間目のことだった。昼前、女は二人の娘を学校まで送り、買い物をして家に戻ってきた。シャワーを浴び、濡れた髪を乾かしていると、玄関のベルが鳴った。急いでバスローブを身にまとい、玄関に出る。夫の直属の上司が立っていた。

「ご主人から最近、連絡があったかなと思って伺ってみたんです。私のところには何の連絡も来ていないのでね。いや、電話も何回かしたんですが、お留守だったようで。出張の日程が急に変更になったもので、それを知らせなくてはと思って伺ったんです」

「まあ、それはわざわざすみません。お入りになって。コーヒーでもいかがですか」

二人は以前、何回かパーティなどで顔を合わせたことがある。新年のパーティで会ったときは酔っぱらっていて、お互いの夫や妻の不満をさんざん言い合い、親密な関係ができているような気を引く会話を楽しんでいた。上司はその晩のことを女に言い、二人で思い出して笑った。やがて二人の会話は現在、互いの夫や妻との間でもめていることに移っていった。

女はキッチンでコーヒーをわかしカップを揃えていたが、自分が最初、何で性的に興奮しているのかわからなかった。そのうちふと気がついた。

「私は今、たった一枚のバスローブを身にまとっているだけ。そんな恰好で、男の目の前に立っているんだわ。だから、さっきからこの男のなめるような視線が感じられるのね。この人は私の裸がチラッとでも見えるのを期待している」

やがて興奮が高まり全身を浸すと、女はキッチンで用意しながら、男の腕や背中にわざと触れるように動いた。男が何か言うたびに、大袈裟に笑った。バスローブのひもがほどけだし、男の股間が膨らんでくるのを見ないふりをして、男の目の前で体をわざと曲げたりねじったりした。

コーヒーが入ると、二人は居間へ移った。女は胸がわずかに隠れる程度の恰好で男の前に座った。会話がぎこちなくなった。互いに相手をはねつけないという合図をさぐりあっていたからだ。ダメ押しに、女は両足をイスの上に持ち上げ、手際よくバスローブを足の間にはさんだ。そして数分間かけて女はゆっくりとバスローブをずらし、男に徐々に外陰唇を見せていった。男は目をパチクリさせて、女の顔とむきだしになった性器を何べんも見比べていた。数分後、二人は床に転がり、セックスをしていた。その十分後、男は今起きてしまったことに急に戸惑いを覚え、女に「あなたの体がすばらしくて、衝動を抑えがたかった」と言って、出ていった。

夫が出張して一週間目に起きたこの事件は後から考えるとまるで映画のシーン、しかも非常に悪趣味の映画の一シーンのように思えた。「こんなことをしたのが私だなんて、ありえないはずだわ。こんなよくあることをしでかすなんて」

しかし、そのとき、女は自分の体の奥深くにある何か強烈な力に突き動かされただけのように思えた。時がたつと、恐ろしいと思えることがたくさん出てきた。自分がしでかしたことがどうかして夫にわかってしまう恐怖、そして体の中で何かが起きているのではないかという恐怖。この最初の不倫が終わってから二日後、新しいピルを飲みはじめるのを忘れていたことに気がついた。そして妊娠したかもしれない恐怖も感じた。しかし、はじまったばかりのこの週、女は何年間も感じたことがなく、決して二度と再び経験することはないであろう大変大きな性的な不安と興奮を感じていた。

この不倫の一時間後、女はマスターベーションをした。そして翌朝もした。その日の午後、裏庭で日光浴をしていると、若い窓拭き掃除の男が玄関にやってきた音がした。女は家の中に入りすぐに二階に上がると、窓を背にして鏡の前に立った。やがて若い男の顔が窓から現れ鏡に映ると、ゆっくりとビキニを脱ぎ、顔を男のほうに向けた。彼の姿を認めてびっくりした振りをし、無邪気に手を振り、手を延ばしたり、体をかがめたりする動作をわざと選んで、忙しく部屋を片づける仕事に精を出した。若い男が仕事を終え、お金をもらいに玄関のベルを鳴らすと、女は裸のまま、曇りガラスのドアに身を「隠し」、ドアを開けた。「暑いわね」と言い、自分の裸を見ながら笑って、「お金がないのよ」と言った。「ちょっとお金を取りに行ってくるから、中に入って待っていて」と言い、「もしよかったら、私とセックスしてアルバイト代の代わりにしてくれてもいいんだけど、なんてね」と冗談を言った。

その後の午後の時間、やがて学校へ娘たちを迎えに女が家を出ていくまでの間には、もう一枚もガラス窓の掃除はされなかった。その間、女はここ何年もの間で最高のクライマックスに達した。

女はその週、再びマスターベーションすることはなかったが、夫の上司とさらに二回セックスをし、若い窓拭き男と一回セックスをした。その週末、二人の娘と過ごしてみると、女は突然、まるで夢から覚めたように感じた。それまでの一週間の興奮はどこかにかき消え、自分がしたことがまったく信じられなかった。月曜日、女は両方の男に言った。「楽しかったけれど、間違いだったわ。だからもう私はつきあわないわ」上司の男はやれやれ、よかったと思い、若い男はがっかりした。

二週間後、夫が帰ってきた。女は言った。「ピルを使いはじめるのを忘れてしまったのよ。でも、あなたが帰ってきたプレゼントとして、コンドームをつけないでセックスをしてもいいわ」その後、月経が始まるまでの数日間は、女は夫にコンドームをつけるよう頼んだ。

女の月経はいくら待っても来なかった。夫が帰ってきてから三週間後、妊娠テストは陽性と出た。夫は生まれてきた子供がまた女の子であっても喜んだ。そして、夫はついに上司のことも若い窓拭き男のことも知らないままだった。

【解説】

若い窓拭き男を誘惑した言葉は陳腐な決まり文句だ。これに似たようなことは、多くの映画や演劇、本の中に描かれさほど創造的でない「劇的な手法」としてずっと使われてきている。この男は窓拭きでなく、電気屋、配管工、棟梁《とうりょう》、テレビ修理人、あるいは(イギリスでは最も典型的な人物である)牛乳配達人であってもいいのだ。つまり、夫が留守で妻が一人でいる家に正当な理由があって訪ねることのできる男なら誰でもいいのである。

実際、このシナリオは大変陳腐であるため、注意しないと重要なポイントを見逃してしまう危険性がある。すなわち、こういう事態はとてもよくあるからこそ、陳腐なものになったのである。だから、それは精子戦争を起こすときに、さらにそれゆえ精子戦争によって生まれる子供の父親を決めるときに、重要な役割を演じる。このシーンの女性や、似たような多くの女性は、なぜ自宅に訪ねてきた二人の男に、突然身をまかせてしまうのだろうか？　なぜ、ピルをのまずにセックスしたのだろうか？　そして、子孫繁栄の面で、この女性は自分の行動からどんな利益を得たのだろうか？

このシーンの最初では、女は自分はもう子供はいらないと本当に信じていた。妊娠を避けるため、ピルを飲んでいたし、必要なときには夫にコンドームを使わせて二重の用心をしていた。そして、いわゆる性的にいちばん活発な一週間の間に、ピルを使うのを「忘れた」のだった。これは本当に「忘れた」のだったのか、それとも潜在意識の戦略だったのだろうか？　そして、これは実際に女の子孫繁栄の成功確率を高めるために予定された「失敗」の新しい例なのであろうか？　この女性の体が本当に決めていたことは、夫の子供はいらないということであった。それゆえ女の脳は、夫婦の間で妊娠を避けるための確実な理由を探すようにしむけられたのである。その理由はとても納得がいくものだったので、自分は仕事に戻りたいのだということを自分にさえ思い込ませてしまったのである。

女の目から見ると、夫はここ何年にもわたって体力がおちている。夫は、最初の二人の子供をつくったときのような力を出すことができなかった。そして今また再び健康を害している。丈夫でないのは明らかだ。彼女が見るかぎり、夫には教養や性格の面から見てももう魅力がなくなっていた。実際、彼女の体は、三番目の子供の父親は夫よりもっと丈夫な体格をした、誰か別の人にすると決めていた。したがって、チャンスが到来すると、女性の体は自分の魅力を大いにいかそうとしたのだった。

女性は、夫以外の男性とセックスするときのほうが、何の避妊法も使わない傾向がある。不倫の場合は状況的に何らかの避妊法をとるのがむずかしいのだが、いつもそうだとはかぎらない。シーン17の女が初めて夫の上司や窓拭き掃除人とセックスをしたとき、彼らにコンドームを使ってくれと言い張ることはむずかしい状況だった。しかし、その後の場合は、彼女も二人の男も準備できたはずであったが、どちらも避妊しなかった。どんな場合も、彼女は避妊を男にもコンドームにもたよらなかったのである。彼女がピルを適切なときに飲んでいたなら、妊娠することはなかったろう。しかし、彼女はピルを飲むのを忘れてしまった。それは本当に忘れたのか？　あるいは彼女の体の潜在意識が忘れるように仕向け、そのため夫ではない別の男の子供を妊娠したのだろうか？

彼女が経験した突然で一週間も続いた性的興奮のうねりは、妊娠しやすい時期に起きたホルモンの働きのなせる術である。この時期に、女性は不倫にいつもより関心を抱くようになることはすでに述べた（シーン6）。一週間の終わり近くに急に不倫に興味がなくなったことは、妊娠しやすい時期が終わったことを意味する。そしてそれは、妊娠の始まりだった。夫が帰宅し、「お帰りなさい」のしるしに避妊なしのセックスをしたときには、女はすでに妊娠第二週に入っていたのである。

女性は妊娠しやすい時期を隠す多くの動物のメスと同じく、首尾よく妊娠したあともセックスをし続ける。これは、自分のまわりにいる男性を混乱させる最終的な手段である。女性が妊娠するとすぐにセックスに興味がなくなってしまえば、まわりにいる男性に妊娠したことがハッキリわかってしまう。誰が遺伝的父親であるかないかを判断できるようになってしまう。うまく妊娠したあともセックスを続けることは、父親になれる可能性のある人すべてを最終的に混乱させることができる。これがこのシーンの女性がなぜ夫が帰宅したときに避妊なしのセックスをしたがったかの理由である。彼にとってでも、そして彼女にとってさえ、彼が彼女の三番目の子供の父親でありうるのだ。実際は違ったのだけれども。

このように短期間で、夫に見つからない理想的な不倫だったので、彼女の体は二人以上の男から精子を収集しようと抜け目のない動きを行い、二つの利益を上げた。一つは、遺伝的な父親としては適切であるにもかかわらず（シーン18）、たまたま今のところ不妊である夫の精子を何とか得ようとしていたアンラッキーさは半分ですんだことだ（男性の一〇％が不妊、ほとんどが性感染症による――シーン11）。第二には、二人の男の精子軍団を闘わせることによって、妊娠のチャンスを増した（シーン6、21）。彼女には夫の遺伝子よりよい遺伝子を提供されて妊娠できるこんな完全なチャンスを得ることは二度とないかもしれない。そしてどちらにしろ夫を離れることもないのだ。二人の男のどちらが実際に子供の父親であるのかはわからないが、どちらにせよ、父親になった男は彼女がしかけた精子戦争の勝利者なのである。

短期間のうちに二人の男性とセックスしたとき、女性にはどちらが子供の父親になるかということに影響を与える三つの方法がある。一番目は、より妊娠しやすい時期に、どちらかの男とセックスする（シーン6）。二番目は、どちらかの男からより多くの精子を獲得する（シーン21〜25）。三番目は、シーン17の女性のように、現代的な避妊法を使う。

女性が一方の男だけにキャップやコンドームのようなバリア方式の避妊具を使った場合、使った男性を精子戦争に参加させないことになる。その代わりに、このシーンの女性のようにピルを使っていても、その時には使わない場合、彼女はどちらかの男の精子が卵子と受精できる可能性に影響を与えることができる。実際、このシーンの女性は、夫によって妊娠しないように、現代の避妊法を最大限有効に使った。しかし、夫以外の二人の男には同じチャンスが与えられた。彼らがしなくてはならないことは、精子戦争に勝つことだった。

シーン16で述べたように、現代の避妊法は女性が一生のうちに何人の子供を産むかについてはほとんど影響力をもたないかもしれない。しかし、それは、いつ、そして誰の子供を妊娠するかということの時期を見計らう女性の本来の能力を高めるのに、強力で効率的な道具となっている。だが実際は、避妊法はこのような意味で意識的に使われることはほとんどない。しかし、使い方によっては、女性が自分の子孫繁栄の力を高めることができる強力で新しい武器である。

7｜遺伝子ショッピング

シーン18　ベストな選択

窓は開いていたが、部屋の中は暑くムシムシしていた。裸の女は隣で寝ている若い男が目を覚まさないように、そっとベッドを抜け出した。裸のまま階下に降り、開いているフランス窓を通り、明るい日差しの外へ出る。パティオの床のタイルが足に熱い。ちょっと立ち止まっていたかと思うと、女は数歩、走って、大きなプールへ飛び込んだ。冷たい水が肌に心地好い。太腿《もも》、恥毛に付いていた先ほどしたばかりのセックスの残りが洗い流され、向こう岸まで泳ぎ着いたときには、フローバックも流れだしてしまっていた。

十分ほど泳いでいると、ベッドに残してきた若い男がパティオに現れた。浅黒く日焼けした筋肉隆々のたくましい若い肉体が、パティオの熱いタイルの床を走り抜け、そのままプールへ飛び込んだ。あまりうまくない飛び込みだったが、勢いよく女のところまで泳いでくると、横に並んで立ち泳ぎをし、女にキスをした。二人はしばらく水の中で戯れていたが、やがて女は若い男にもう行くように言った。男はその言葉に素直に従ってプールサイドまで泳いでいき、水から上がり、家の中に入り、シャワーを浴びて洋服を着た。

女もプールから出た。プールサイドの長椅子にかかっていたタオルで体を拭き、芝生へ歩いていった。足の裏にふれる芝が冷たくて気持ちよかった。ここでは裸でいても誰からも見られる心配はなかった。広大な庭は高い木々が周囲を囲み、高い防護壁がめぐり、隣家はずっと遠くにあるので、プライバシーは完全に守られていた。

若い男がフランス窓のところに現れた。「さようなら」と叫んだ。女はパティオに戻ろうと歩いているところだったが、芝生の真ん中に立ち止まった。自分がまるでギリシャの彫像のように思えた。「さようなら」女は手を振った。四十歳を数か月過ぎたばかり。二十代半ばの子供を含め三人の子供がいる女だったが、その肉体はすばらしい均整を保っていた。

若い男が去ったので、女は歩いてパティオに戻った。この五年間で、さっきの若い男が多分いちばんよかった。女の出す広告は単純だが、効果的だった。「求む、パートタイムの庭師。夏休みの間の庭の手入れ。夏休みの学生バイトに最適」

毎年二十人以上の学生を面接した。女が選ぶ基準は、学生の容貌、インテリ度、成熟度、自信と性的オーラのあるなし、だった。そして、自分が選んだ学生を二週間以内には必ず誘惑できることを、自分の容貌の美しさと判断の正しさの証拠としていた。その結果、毎年、夏の三か月間、一週間に二日の割で、自分より二十歳近くも若い男をセックスの相手にしていた。そして、彼らに庭の芝生と草取りをさせた。

今年は二人の若者を雇った。二人とも医学生で、どちらも好みのタイプだった。一人は火曜日、もう一人は金曜日がお務めの日だった。太陽の下、長椅子に寝そべって、もう一度、二人の若者を同時に相手にする白昼夢に浸っていた。しかし、それはこれからのお楽しみ。太陽の下、うつらうつらしていると、こういうすばらしい生活を送れるようになったあの日のことが思い出されてくる。

すべては、十四歳の誕生日から始まった。新しいジーンズを買いに母親と買い物に出かけた凍てつくような寒い冬の日だった。買い物をしている間に雪が降りだした。晴れた日でも町から家へ戻るには、バスで四十五分かかる。停留所に着いた頃には、雪は一段と激しくなっていた。いくら待ってもバスは来ない。すると大型の高級車がやってきて、二人の前に止まった。車を運転していた男は見知らぬ人間ではなかった。町にもアパートを持っていたが、少女の村にも豪邸がある男だった。少女の父親はその男の家で庭師として、庭の手入れや家の仕事を手伝っていたのだった。少女はそれまで男の姿を見かけたことはあったが、話したことはなかった。その男について知っていたのは、年齢は五十歳くらい、大金持ちで二十年近く一緒に暮らしている妻がいるが、子供はいないということだけだった。両親がいつか、男には外に女がいて、その女との間には子供がいると話していたが、少女にはまったく関心のない話だった。

男の車で家まで送ってもらう途中、少女は男がとてもやさしいのに驚いた。少女は十四歳にしては十分に大人びた体つきで、二十歳と思えるほどの女の魅力と自信をもっていた。帰るまでの間、自分がほとんどしゃべりっぱなしなのに気づいた。男が好きになった。居心地がよく、何のためらいも感じなかった。

一週間後、少女が学校の前のバス停で待っていると、男が車で通りかかった。「乗っていかないか」と声をかけられると、素直に車に乗った。それから少女は男に学校から家まで車で頻繁に送ってもらうようになった。クラスメイトたちはからかったが、少女は何のためらいも感じなかった。

その年の夏に、処女を失った。相手は十七歳の少年で、クラスメイトたちの憧れの的の少年だった。最初のセックスには痛みがあったが、その後はセックスを楽しむようになった。そして、少女はクラスメイトたちに、憧れの君とのセックスについて微に入り細を穿《うが》ち、ときには想像を交えて語ってきかせたので、みなから妬まれるような存在になった。

秋になると、少女はまた男に車で学校から家まで送ってもらうようになった。しかし、男の妻が末期ガンと診断された日から、それはなくなった。その後、男が妻の治療のため町に住まいを移すと、数か月、男の姿を見かけなくなった。妻が死んで数週間たつと、男はまた姿を現した。男の妻が亡くなったのは、自分の十五歳の誕生日の翌日だったと、少女は後から知った。それ以後、男は仕事で町にいないとき以外はいつでも、少女を学校へ迎えにいくようになり、少女は男を待つようになった。

冬になると、ボーイフレンドが車の免許を取りオンボロ車を手に入れたので、寒くてスプリングの悪い後ろのシートで、窮屈な姿勢をとらされセックスをするようになった。やがて少女は、父親の雇い主である男とあの豪華な車で同じことをしたいと思うようになった。「多分、ベッドにいるように感じるのでしょうね」

さんさんと輝く太陽の下、プールサイドで、体を伸ばしている今でも、女は自分の人生を変えた一つの動作をはっきりと思い出すことができた。いつものように男の車に乗って学校から家に帰る途中、赤信号で止まっていると、少女は男の太腿に手を置き、体を傾け、男のほほにキスをしたのだった。

キスをしてから一週間もたたないうちに、少女は男のベッドの中にいて、五十歳の男と十七歳の少年のセックスの違いをはじめて経験することになった。その年の春と夏は、男と少年のどちらかと少なくとも週に二回はセックスをしていた。男も少年も、互いに相手の存在をまったく知らなかった。妊娠三か月だと少女と母親が気づいたのは、秋に入ってからだった。

子供の父親が誰であるかということは、両親と男にしか話さなかった。両親には、父親は大学に行くために別れた少年だと言い、少年の両親も村を出ていったと話した。男には、父親はあなただと言った。男は十五歳の少女とセックスしたことが露呈するのを恐れたが、同時に少女と自分の子だと信じているお腹にいる子供に対して、愛情を感じていた。そこで、男は少女の両親に対してこう言った。

「子供の養育費をひとつ私が援助してあげよう。なに、従業員が困っていれば、誰に対しても同じことをするさ」

この申し出によるお金のおかげで、両親は少女が学校を終えるまで、生まれてきた孫娘の面倒を引き受けることにした。

生まれた子供のことが気がかりで少女は勉強に打ち込めなかったが、試験でいい成績を上げると、男はまた援助を申し出た。今度は大学に行くための教育資金の援助だった。女はそのおかげで大学へ進み、最初の二年間でセックス・パートナーは十人できた。それでも女は一学期に二回は、週末に町にある男のアパートでセックスをし、贅沢な生活を楽しんだ。

三年生になったとき、男から数か月一緒に旅行しないかというウキウキするような申し出があった。勉強か申し出か、どちらかを選ばなくてはならない。女は大学を中退した。そして旅行から帰ってくると、六歳になっていた娘を両親から引き取り、女は男と一緒に住むようになった。女は男をせき立て、アパートを売らせ、現在住んでいるこのすばらしい邸宅を買わせた。

女は男と十年近く仲良く豪華な暮らしを楽しみ、世界中を旅行し、同じように金持ちの人々と交流を深めた。二人には二人の男の子供が生まれた。

女の三人の子供はみなナニー（乳母《うば》）に育てられ、寄宿学校に通い、家で過ごしたことはほとんどなかった。二人の男の子のうち、長男の父親は疑いもなく男だったが、次男の父親は誰だかはっきりしていない。男かもしれないし、ある時期、毎日セックスしていた政治家かもしれない。さらに男の先妻のガンを治療した主治医だった可能性もあったのである。

男は次男が八歳の誕生日を迎えた後に、心臓マヒで亡くなった。六十五歳だった。それから十年がたっている。女には、豪邸とぜいたくに暮らしても余るほどのたっぷりのお金が遺産として残された。その遺産で子供たちを学校に行かせ、好きなときに旅行し、若い庭師を雇って、ときどきのぜいたくな生活にふけることができているのだ。

男の死後、女には人生を共に暮らしたいと言い寄る男が引きも切らず近寄ってきた。妻に先立たれたり、離婚した男が多かったが、ほとんどが金持ちの男だった。セックス・パートナーが途切れることはなく、たまには複数のパートナーが重なることもあった。しかし、女は生涯共に暮らそうと思う男はかたくなにつくらなかった。そのうえ、女は徐々に、自らの成功や親の遺産の上に安穏《あんのん》とあぐらをかいている男より、力と野望にあふれ、世の中に何とか出ようとがんばっている若い学生に引かれるようになった。

外国で男と暮らす二十五歳になる長女が、妊娠したと言ってきた。十九歳と十八歳になる息子たちは、二人とも大学で医学の勉強をしていた。女は子供たちが誇りだった。特に息子たちが自慢のタネだった。自分が彼らにしてやったことの自慢ではない。実際それはほとんどなかったのだから。それより息子たちが自分で努力し、現在の姿にまでなったことが誇らしかったのだ。息子たちは全然性格が違っていた。多分父親の違いが現れているのだろう。しかし、二人ともハンサムで頭がよく、成熟した男らしさが早々と開花し、自信にあふれ、それでいてやさしく、いたわり深かった。さぞや若い娘を泣かせるだろうと、女は確信していた。

昔、十代の半ば頃、息子たちは休みになると友だちを連れてきて、しばらく家に泊めたものだった。少年たちはこの家に来ると、家族みなが裸でプールに入って遊ぶ習慣を知ってショックを受け、戸惑った。あと二週間もすると、息子たちの夏休みが始まる。今年は、彼らは外国旅行に出かけてしまうので、その前に家には一週間しか泊まらない。そして今度は男友だちではなく、女友だちを連れてくるはずだ。息子たちは私と一緒に裸で泳ぐだろうか？ もし泳いだとしたら、ガールフレンドたちは一緒に泳ぐだろうか？ 密かに女はそんなことを考えて楽しんでいた。

寝椅子から立ち上がると、女はバスタオルを引きずりながら、ゆっくりとパティオを横切っていった。シャワーを浴びて、夜の外出のために着替える時間だった。部屋に入りながら、女はまた再び自分の考えに顔をほころばせた。

「庭師の娘として、実に私はよくやったわ」

【解説】

自分の人生を祝福するこのシーンの女性は、もちろん自分の成功を快楽主義の秤《はかり》で測っている。彼女の、あるいは多分ほとんどの人の比較の標準によると、彼女は実際「かなりよく」やったといえる。生物学的な意味でも、彼女はかなり上出来なのだ。

子孫繁栄の成功のためには、誰を相手に選ぶかということ以上に影響をもたらす要因はない。しかし、相手の選択は複雑で、女性にとってはなおさら複雑な問題である。たいていはいろんな方法で妥協しなくてはならない。この章は四つのシーンに分かれ、二つのテーマを扱う。一つは、相手を選択する際にあたって直面する問題、特に女性が直面する問題であり、もう一つは、その問題を解決する方法である。

このシーンの主人公は、相手を選ぶときに一般的に女性が出会う子孫繁栄のための障害すべてをクリアしている。まず第一は、長期間にわたるパートナーの選択では、子供を産み、育てやすい環境づくりを巧みにもくろんだ（とにかく、子供たちにすべてのチャンスを与えられる地位にいるという見地から見た場合）。第二は、いちばん人気のある男性の遺伝子を、身近なところで何とか手に入れることができたということである。その結果、自分たちの生まれた快適な環境をできるだけ利用できる容貌と能力を兼ね備えた子供たちを産むことができたのである。彼女の戦略は危険に満ちていたが、持って生まれた美貌とともに、大胆でしたたかで落ちつき払った態度を最大限に利用して、一つ間違えば病気になり、不倫が発覚し、捨てられるかもしれない危険な綱渡りに成功したのである。

人生の伴侶として一人あるいはそれ以上の相手を選ぶときに、女性には考えるべきことが二つある。一つは子育てを手助けできる男であるかどうか。もう一つは魅力的で妊娠可能で成功する子供をつくりだす遺伝子の持ち主かどうかだ。環境と援助がよくなればなるほど、子供は自分の受けついだ遺伝子の能力を十分に発揮することができるからである。

女性の側の問題は、遺伝子を提供してくれる男性は、長期間のパートナーの他にもたくさんいるということだ。自分で選んだ男性を説得して遺伝子をもらうこともできる。最終的には、わずか数分しか手間はかからないのだから。しかし、長期間のパートナーを選ぶ範囲はかぎられている。どの社会の男性たちもたいてい、一度に一人の女性とその子供たち以外の人間を支える時間もエネルギーも資産もない。したがって長期間のパートナーは、独り者か、現在のパートナーを捨てることができる者か、時間があり、複数の家族を支えるエネルギーも資産もある男にかぎられる。

その条件にかなったごく少数の男性たちの中から、誰が長期間のパートナーとしていちばんよいかを一人にしぼる過程もむずかしい。いちばん信頼のおける方法は、その男の過去の実績を見ることだ。しかし、ベストな男性はすでに結婚していることがよくある。したがって、たいていの場合、相手はまだ長期間のパートナーになったことのない若くて独り身の男たちにかぎられてくる。女性にできることは、その男にパートナーになれる可能性があるかどうかのヒントを見つけることであり、自分の判断が正しいことを祈るだけである。

女性は長期間のパートナー探しにおいて、財産、地位、生活面と精神面での安定性、丈夫さの四点をすでに持つか、持つ可能性がある男性を好む。このことは、世界各国の調査でも同じ結果が出ている。過去のあらゆる文化において、これらの基準が最高の男性と結婚した女性の子供は、無事に成長し、健康面でも子孫を残す面でもはるかに大きなチャンスがあった。同じことは現在の先進諸国についても言える。

女性が求める好みはハッキリしているが、たいていの場合そのレベルでは妥協が必要である。たとえば、金持ちだが、冷淡。地位は高いが、精神面での安定性はない。貧乏だが、精神面での安定性がありやさしいなど、いろいろの男性がいる。したがって、女性はどうしても最もよい妥協をしなくてはならない。もちろん、最初に選んだ相手とずっと一緒にいる必要はない。女性が相手を乗り換えるときは、必ず妥協点でよりよいほうへと動いているということが、これまたいろいろな調査に表れている。

短期間のセックスの相手を選ぶ際には、男性の容貌はかなり重要になるが、子育てを助ける相手を選ぶ点では、二の次にすぎない。女性がいちばん魅力的だと思う男性の特徴は、澄んだ瞳、健康的な肌と髪の毛、ひきしまったお尻、ひきしまったウエスト、かたちのよい足、広い肩幅、ウイットに富み、知的であることだ。顔の造作や体の各部分が左右対称であることにも引かれる。これらのさまざまな資質は、すべて遺伝子的に健康で、妊娠可能で、競争力があることをしめす合理的で信頼できる指標である。それらは自分の子供に望ましい遺伝的な要素だ。

女性は相手を選ぶときに短期間か長期間のつきあいかによって異なる特性を求めるが、

短期間の場合のほうがより多くの選択肢がある。選択の仕方は二つある。一つは、まず最適な長期間のパートナーをみつけ、その後いちばんよい遺伝子を得るためには不倫に頼る。これはすでに述べた（シーン8〜11）不倫のコストをうまく避けることができた場合にのみ、成功する。もう一つは、いちばんいい遺伝子をもっているわけでもなく、いちばんいいパートナーでもないが、少なくとも限られた範囲の中ではいちばん妥当な男性を選ぶことである。

子孫繁栄に対する多くの観点を見てきたが、女性の行動と経験は動物の場合も同じである。男性から保護と遺伝子の両方を手に入れるために最適の妥協をしなくてはならないのは、女性だけではない。これをいちばんよく表している調査の一つに、アオガラに関する調査がある。アオガラのメスは、これまでに述べた女性のすべての行動をしめす。いちばんいい縄張りを持ち、遺伝的に優れたオスとつがいになった運のいいメスは、貞淑そのものである。その縄張りの隣で、遺伝的に劣ったオスとつがいになったメスは、この遺伝的に優れたオスと交尾しようといつでもチャンスをうかがい、こっそり縄張りに入り込み、交尾をせがみ、その後見つからないようにしてたった今裏切ったばかりの自分の相手であるオスのところに戻るのだ。平均して、巣にいる雛《ひな》の三分の一は母鳥のつがいのオスによってできた雛ではない。いちばん人気のないオスの巣ではその率は八〇％だが、いちばん人気の高いオスの場合はゼロで、その差は幅広い。

これと驚くほど似たパターンが人間にも当てはまる。平均すると、一〇％の子供が父親と思われている男性の子供ではない。しかし、なかにはこれより高い可能性のある男性もいる。かなり分の悪い男性は、財産が少なく地位も低い男性である。自分の子供と思いこんでいる子供が実は他人の男性の子供である確率を、実際の数字で見てみよう。スイスとアメリカの地位の高い男性は一％、イギリスとアメリカの中流階級の男性は五〜六％、イギリス、フランス、アメリカの地位の低い男性は一〇〜三〇％である。さらに、地位の低い男性をだまして自分の子供を育てさせてしまう傾向が強いのは、地位の高い男である。人類学的な調査では、まったく同じパターンがしめされている。財産も地位もある男性は早くパートナーを獲得し、早く子供をつくりはじめ、自分のパートナーが他の男性によって妊娠させられることは少ないが、自分が他の男性のパートナーを妊娠させることは多くある。つまり、すべての面で、財産も地位もある男性は、地位の低い男性より子孫繁栄のうえで成功する可能性が高いのである。

話を鳥に戻そう。オスが不能でないかぎり、自分の巣の中にいる雛全部が他のオスによってできたということは稀である。メスはまるであたかもパートナーの協力を得るために、いつでも自分のパートナーに父親であるチャンスをいくらか残していると言える。多分、同じことが人間についても言えるだろう。さらにまた、どの子供がパートナーの子供であるかには、はっきりしたパターンがある。シーン18の女性で見たように、夫の子供である可能性がいちばん高い子供は、第二子である。可能性が少ないのは第一子、そして特にないのが末っ子である。しかし、この第一子と末っ子の場合、理由はわずかだが異なるのである。
女性が長期間のパートナーと結婚するときには、しばしば女性はすでに妊娠しており、その相手が子供の父親でないことがある。それを知ったうえでその女性と子供を引き受ける男性もいる（シーン15）。その理由はすでに述べたが（シーン9）、なかには知らない場合もある。女性は第二子を妊娠する数週間から数か月前は、いちばん不貞を働くことはない。しかし、その後に続く子供の場合は不倫の産物である可能性がより強くなるのである。

いちばんよいパートナーを見つけ、いちばんよい遺伝子の持ち主を見つけ、そしていちばんよい妥協をすることは、女性が相手を獲得する際の問題の一つの局面にしかすぎない。選んだ男性はその役割につかせなくてはならない。しかし、相手の男性が彼女を魅力的に思ってくれた場合にだけ、それはできる。もし、第一候補の男性を引きつけることができない場合には、また別の妥協をしなくてはならない。最後に選んだ男性が、彼女が欲し、引きつけることができた男性の中で、いちばんいい妥協をした男性になる。シーン18の女性は、彼女より三十五歳年上の金持ちで成功した男性が、彼女を大勢の中から選んでくれたので、成功したのである。そして、その後、わからないように不倫をして、他の成功した男性たちから遺伝子を集めることにとりかかったのである。ここでもまた彼女は成功した。なぜなら相手の男性たちが、彼女とのセックスを、危険でもするに値すると判断したからだ。つまり、彼女は男性から見て魅力的な女性だったので、パートナーとしても恋人としても成功したのである。

では、男たちが彼女をそんなに魅力的と思った理由は何だろうか？　男性がパートナーや恋人として相手を選ぶときには、どんな基準があるのか、そして女性の基準とどのように違うのだろうか？

男性が女性を選ぶ基準は、基本的に、健康、妊娠能力がある、貞淑であるの三点だ。もちろん、意識的にではない。男性は女性を見て、すぐには子供を産み育てる能力があるかどうかに注目しない。にもかかわらず、男性の体は、まさにこれらの可能性があることを示す特徴を魅力的と感じるようにプログラミングされているのである。男性は女性と違って、パートナーを選ぶときも恋人を選ぶときも同じような基準を用いる。いちばんの関心は、容貌と態度である。まず重要な特徴は、体型で、特にウエストとヒップの割合である。女性が太っているか、やせているかは関係ない。ウエストがヒップの七〇％である女性を好むのだ。この好みは歴史的にも（彫刻や絵画、あるいは「ヌード」雑誌を通じて判断してみると）、どの文化圏（岩に描かれた絵や装飾用の小立像を通じて判断してみると）においても驚くほど一定している。やせた女性を好む文化圏もあれば、太った女性を好む文化圏もある。しかし、どの文化圏においても、お尻よりぐっと細い腰をもった女性が好まれるのだ。その理由は、この割合の体型は、ホルモンのバランスがよく、病気に対する抵抗力があり、妊娠能力がある状態を表しているからである。

次に、世界のどの国でも男性が強く引かれる特徴は、澄んだ瞳、つややかな肌と髪の毛、特に左右対称の顔の形である。これらの特徴もまた、健康であることの表れなので、その女性が妊娠できる可能性があることを表している。また文化圏によって実際の嗜好《しこう》はいろいろに異なるが、バストの大きさと形にも男性は反応する。バストの大きさと、子供に授乳し育てる能力の間には何の関係もないのだが。さらに、貞淑さを示すと思われるおとなしさと依存性にも男性は強く引かれる。しかし、そのような特質は、少なくとも短い間は、比較的ごまかしやすいものである。

男性と女性の相手探しが異なる点は、まだ他にもある。長期間のパートナー探しの場合、女性は自分より年上の男性を好む傾向がある。年上の男性は、若い男性と比べると、年齢の分だけ社会経験も積み、女性が子供を産んだ場合に必要な財産を増やすチャンスがあるからだ。しかし、非常に金持ちでない場合は、五十歳以上の男性は若くてまだ妊娠能力がある女性にとっては魅力がうすい。生まれた子供が成人する前に、その男性が死んでしまう危険性が増えていくからである。

一方、男性が長期間のパートナーを探す場合は、妊娠できる年齢に達していて、これから先十分妊娠する能力がある女性を好む。それゆえ、男性は二十歳であろうが七十歳であろうが、自分のパートナーの望ましい年齢は、二十歳かそれ以下である。このことから、しばしば最も成功した男性は中年になった糟糠の妻と家族を捨てて、ずっと若い女性と新たな家族づくりを始めるのである。

若くはないがまだ妊娠能力のある女性もまた、若い男性と一緒になって子供を得ることができる。それは男性が肉体的に最もエネルギッシュな状態にいるときには、その肉体的な能力をよりたやすく判断できるからである。しかし、たいていそういう若い男性は年上の女性と長く関係を続け、彼女の子供と別れさせ、自分たちの間に新たな子供をつくるということはできない。その結果、年上の女性は、安定した長期間の相手との関係は守りながら、若い男を不倫の相手にねらい定める。彼女たちが若い男を長期間の相手に選ぶことは非常に少ない。

シーン18の女性は、財産があるので何の障害もない。どんな「庭師」でも一時的に自分と一緒に住むことを提案できるし、多分子供を産むことさえもできただろう。なぜなら彼らはみんな遺伝子的に潜在能力があることで慎重に選ばれているからだ。彼女は、自分の健康や子供たちや孫の子孫繁栄を損なうことなく、そういう若い男性との間に子供をつくることも確かにできただろう。シーンの最後まではそういう道を歩んで来ていなかったが、この話の以後、そうする時間は彼女にはまだあるのである。実際にそうしている金持ちの女性たちは多くいる。

女性が閉経したり、男性が若くて妊娠可能な女性をひきつけられなくなった場合（シーン11）には、相手選びの基準も変化する。長期間のパートナー選びは、まだ自分たちの子孫繁栄に影響するが、もちろん今は彼らがつくる子供たちを通じてではない。その代わりに、それぞれ前の相手との関係でできた子供たちの成長と孫の子孫繁栄を通じてである（シーン11）。よい継父母、よい継祖父母になるための財産、地位、可能性が、今度はお互いに相手を選ぶ際にいちばん重要になってくる。ここでもまた、たいていの場合、人々は妥協しなくてはならないのである。

どの年齢においても、男性と女性の利益の対立がパートナー選びほど大きなところはないということは極めて明らかだ。誰もが自分の好みの中で最高のパートナーを探している。しかし、自分が必ずしも選んだ相手の好みに合うとはかぎらない。競争は厳しい。すべてが妥協であり、時間は限られている。安易に妥協すると、後からもっとよい相手が見つかってももう後の祭りだ。しかし、いちばんいい妥協をしようとあまり時間をかけすぎても、やはり失敗するかもしれない。そうなると、悪い妥協をせざるをえなかったことのつけを支払わなくてはならない。あるいは誰も獲得できないで失敗に終わるかもしれない。いちばん賢い人とは、いつまで相手を探し、とりあえず今のところ自分が獲得できた相手にいつ手を打つのかを正確に判断する人である。

女性が財産と地位のある男性を好み、貞節を守ると、すばらしい結果がある。そのような男性との間に生まれた息子は、地位の低い男性との間に生まれた息子より、子孫繁栄の点でより成功する。彼らは長期間のパートナーとの関係だけでなく、父親がしたのと同じように、他の男性のパートナーとの間でも子供をつくるチャンスを平均以上にもっているからだ。このことから、そういう男性と結婚した女性は、娘を産むより息子を産んだほうが、子孫繁栄でより大きな成功を収めることができるということになる。

今まで一人の男性がつくった子供の数でいちばん多いのは、八百八十八人（モロッコの前の皇帝）で、女性の場合は六十九人（二十七回の出産で）だ。もっと一般的なレベルでみても、男性のほうが女性より多くの子供を持つ可能性が高い。その理由は明らかだ。男性は数人の女性に自分の子供を産ませることができるが、女性の場合は自分の子供はすべて自分で産まなくてはならないからである（つい最近、代理母なるものができる前までは）。それゆえ、子孫繁栄に成功した息子は、成功した娘より、はるかに多くの孫をもたらしてくれる。息子の社会的な地位が高くなればなるほど、その成功度も高くなる。財産と地位を生み出す遺伝的可能性と同様、財産と地位は受け継ぐことができるので、地位の高い夫婦ほど地位の低い夫婦より、子供は男の子のほうが多くなると考えられる。そして実際そうなのだ。世界のあちこちの調査でも、地位の高い夫婦の子供には女の子より男の子のほうが多いということがしめされている（例として、全米紳士録に登場している夫婦を見てみるとよい）。一般的にその男女比は統計的にいうと、女百人に対し男百十五人である。しかし、たとえば歴代のアメリカ大統領の子供は、息子が九十人、娘は六十人で、これは、娘百人に対し、息子が百四十八人の割合になる。

ではなぜ、女性は誰もが、娘より息子を多く産まないのだろうか？　実際は、ある程度までは、女性は息子を多く産んでいる。平均すると、百人の娘に対し、息子は百六人産まれている。しかし、息子は娘より乳幼児期に死ぬことが多いので、子供をつくりはじめる時期まで残っている数を見ると、男女の割合はほぼ同じになる。いくらそうであっても、平均的な女性は地位の高い男性と結婚した女性より息子を産むことが少なくなりがちであるというだけでなく、地位の低い男性と結婚した女性やパートナーのいない女性は娘を産むことほうが多いのだ。なぜか？

それは、息子は娘より弱く傷つきやすく不安定な性だからである。息子は多くの子供を生み出す可能性があるにもかかわらず、自分が生殖年齢になる前に死ぬことも娘より多くあり、いくらがんばってもまったく子供をつくりだすことがないという可能性もより多くある。子孫繁栄のうえで能力がなければ、息子を持つのはつまらない選択だ。どの女性も二人の子供しか産まない社会を想像してみてほしい。三人の女性に六人の子供を産ませる男性がいれば、まったく子供をつくれない男性が二人出てくる。娘のほうが安全な選択肢であることには二つの理由がある。一つは、相対的に母親のためにたくさんの孫を産む娘はほとんどいないが、相対的にまったく子供を産まない娘もほとんどいないからだ。二番目は、母親は、娘から産まれた孫はすべて自分の孫であることがはっきりしている。息子の場合は、見かけは息子がつくったらしい孫でも自分の孫かどうかは確かでないからである。

したがって、息子を産むのに値するのは、無事成人するチャンスが非常に高く、その子が他の男性に比べて子孫繁栄のうえの能力が高いときにだけである。そこで、原則としては、長期間のパートナーがいない女性や地位の低い男性と結婚した女性が、娘を多く産むということは、意外なことではない。あるいは、高い地位の男性と結婚した女性が、息子を多く産むということも意外ではない。そしてまたこの両極端の間にあって、たいていの女性は息子か娘かどちらにもかたよることはないという事実も驚くべきことではないのである。

シーン18の女性はこの相手選びの原則どおりに、在学中に「思いがけず」娘を産み、金持ちで高い地位の男性と結婚してから二人の息子を産んだ。ただ、この娘と息子の偏りがどうやって起きるのかだけはわからない。それは、地位の高い男性は「男性」に偏った精子ばかりを製造するからではない。なぜならそういう男性の一時的な恋人は、当然なるべくして娘を多く産んでいるからだ。さらに、地位の高い男性は、「男性」精子に偏《かたよ》った精子を長期間のパートナーに注入し、一時的な恋人には「女性」精子に偏った精子を注入する傾向があるとも思えない。その論理的な唯一の答えは、男女比の偏向は女性によって引き起こされるのである。女性の体が卵管の受精ゾーンへ通過する「男性」精子と「女性」精子の割合に偏りをもたらすか、女性がどの胚《はい》を着床させようかと選ぶからである。多分、胚が彼女の状況では「間違った」性別であるときは、子宮はそれを着床させないようにするのである（シーン16）。たいていの場合、特に思春期の後半、少年や少女が大人になって最初の長期間のパートナーを探すときには、相手を選択するすべての過程は、注意をそらす地雷や落とし穴といえる。このシーンの女性は、無意識のうちに両親から受け継いだ優秀な遺伝子の力によって、この地雷を正確に避けてきた。その結果、三人の子供をつくり、多分、最終的にはもっと産むだろう。それらの子供のすべては、他の男たちより子孫繁栄のうえで抜きんでた一人、あるいは複数の男たちと性交することにより産まれるのである。彼女の娘はすでに孫を産んでいる。息子たちには、パートナーとの間だけでなく、多くの女性の不倫の絶好の相手になることによって、たくさん子供をつくる可能性がある。彼女はどの面から見ても自分の子孫が何倍にも増えていく。後の世代では、彼女の遺伝子は彼女より成功していない女性の遺伝子より増えていくだろう。彼女の人生は、生物学的にも、快楽主義的にも、成功だったのである。

シーン19　射精を見せる

二人の出張の日は偶然、夏の始まりの日とかさなった。男が出張を工作し、二人は何日も前からその日を楽しみにしていた。天気は思いがけない贈り物だった。

女はいつでも夫に誰とどこへ出かけるのか話していた。夫にはどうしても疑われたくない。夫としても二人の子供の父親としても、しっかりとして信頼がおけるこの夫を女は失いたくなかった。しかし、同時に女は生活にちょっとした刺激が欲しかった。一緒に車に乗っているこの男はそんな刺激を与えてくれそうだった。興味を掻《か》き立てられる魅力的な男だった。女は男をからかったり、いちゃついたりして楽しんだ。言い争うことさえ楽しくて、よく言い争いもした。

反対に、男はわざわざ妻に話さなかった。出張したり、誰かを連れていったりすることは、珍しいことではない。実際、妻はもはや男の行動を気にする様子もなく、留守を喜んでいるようだった。男は妻が不倫をしているに違いないと密かに思っていた。しかし、男はそのことで悩むどころか、自分も不倫をする権利を手にしたと、妻の不倫をほとんど喜んで受入れていた。

目的地まで二時間のドライブの間に、男は二人の深まりつつある関係をじっくり考えた。「一年間、プラトニックな関係でつきあってきた。お互いに相手のことはずいぶんとわかった。一緒に暮らすのはむりだ。でもそれもまた魅力なんだ。最近は話をするときに互いに体に触れ合うようになっている。今日のように親しげなキスで挨拶を交わすことも何度かある。暗黙の了解はできあがっている。いつか二人はチャンスを見つけてセックスをする。さあ、今日こそ、そうなるんだ」

運転しながら、男の期待は高まっていった。

仕事は昼までに終わった。あとは自由な時間とすばらしい天気を楽しむのだ。二人はピクニックのために飲み物や食べ物を買った。野や森を次々に越え、田舎に入ると、女は男をからかいはじめた。男はどこか人目のつかないところを探した。女は気がつかないふりをして、何度もピクニックにはふさわしいけれど、他のことにはふさわしくない道端や人家の近くの空地を指さした。結局、お腹が空いてきて、女は十分男をからかったと思った。男が小さな人目につかない野原を指さすと、女はうなずいた。刈られたばかりの干し草の山が、強い日ざしに照らされ、シルバーグリーンに輝いている。男は申し分のないところだと思った。女はすてきなところねと言った。

車の中にあった大きな毛布を取り出し、野原の隅に広げた。女の希望で半分は木漏れ日の下に、男の希望で半分は太陽がまともに当たるように敷いた。女はゆったりとした綿のドレスを着ていた。今朝起きたときからピクニックに行くことはわかっていたので、麦わら帽子を持ってきた。男は午前中はスーツにネクタイをしていたが、商談が終わるとすぐに上着を脱いで、えりのボタンをはずした。それでも、この暑さの中、そんな恰好で野原に座っている男は暑そうだった。男がよく裸で日光浴をすることを知っていたので、女はまたからかいはじめた。男が服を脱ぐよう説得できるかどうか、自分を試してみようと思った。「何か隠していることがあるんでしょう」と非難したのが、事態が大きく変わりはじめた最初だった。

女のからかいを性的な誘いと解釈した男は、しだいに興奮してきた。それでも男は靴と靴下を脱ぐときちょっと「俺ってばかだな」と思い、立ち上がってシャツを脱ぎ、ズボンとパンツを一気に脱いだときには、さらに「俺ってばかだな」と感じた。今、男は裸でそこに立っている。ペニスは勃起しかけていて、さて次に何をすべきかと考えている。女は男の裸に何の反応も示さないようにして、「ずっと気持ちよくなったでしょう」とだけ言い、食べ物や飲み物を並べるのに忙しそうに振る舞っていた。男は立ったまま、「君も服を脱いだら」と言った。「木漏れ日の中でも日焼けしてしまうわ」と、女は首を振った。

素振りには出さないものの、女も興奮していた。膣が濡れはじめていた。女は男とセックスしたかったが、夫とわが身の安全は失いたくなかった。でも、この男には魅力的なところがたくさんある。「出世してなにかやり遂げる人だわ。私に対するつきあい方が好きよ。ときとして策略をめぐらすやり方も許せる。そんなことのできる男性は、そう多くないもの。夫もできない。最近、夫はドアマットのように何も言えない存在になっている。でも、この人の性格には気になるところがあるわ」

話したり食べたりしながら、女はときどき男の褐色の体や小さくなったペニスに目をやった。たまに、女は男の性衝動について考えた。二人がセックスをするとしたら、男が誰にも見つからない安全なところで、彼女がノーと言えない状況をつくりだしたときだけだろう。知り合ってから一年になるのに、これまで男は親密な態度をとることさえなかった。男がセックスをむり強いしたり、執拗に求めたりしないのは、少なくとも彼女にとっては驚きであり、彼があらゆる面でみせる積極性と鋭敏さとは対照的だった。「この人には何か性的な問題があるんだわ。子供が二人いるのは確かだけど、多分、問題は最近になって起こったのかもしれない。今までこの人が私にしてきたやり方は、うまくいかなかった。実際、今日この旅行を考えだしたやり方が、今まででいちばんセックスしたいという意欲をはっきり表しているんじゃないかしら」

それでも男が今日何をしようとも、女がイエスと言う可能性はまったくなかった。「ここではだめ、切り株だらけで蠅《はえ》が飛ぶ、焼けつく太陽の下の野原ではだめよ。決して服を脱がないし、こんなところでセックスはしないわ。服についた汚れや草のしみ、背中にできた切り株の引っかき傷を夫にどう説明すればいいの？」

ともかく女には他の楽しみ方があった。二人はほとんどの点でつりあいがとれていたが、女がいつも男を出し抜くことができる点が一つあった。女は男にほんのちょっとセックスの匂いを嗅がせてあげればよかった。そうすれば女はあやつり人形師のようにしばらくの間、男をコントロールすることができる。野原の真ん中で男に服を全部脱がすこともできる。

裸の男の体の動きを見たくて、女は男に言った。「野原を横切って向こう端の木のところまでゆっくり歩いていってくれない。それから走って戻ってきてよ」

「服を持って逃げないでくれよ」と男は女に約束させ、女の言葉に従った。男は「俺ってばかだな」と意識した。しかし、同時に興奮もしてきた。向こうへ歩いていく男の後ろ姿を、女はじっくり観察した。「かっこのいいお尻」女は思った。「いつか、そのうち……でも、今日はだめ」「戻っていらっしゃい」と女が男に手招きしなくても、とにかく男は走って戻ってきただろう。男が野原の向こう側に着いたとたん、小道を走ってくる車の音が聞こえてきたからだ。男は一瞬、身動きできなかった。警察の車ではないのか。野原で素裸でいるところをつかまる。しかもよその女性と一緒だなんて。自分のこれまでのキャリアや人間関係が目の前でみるみる音を立てて崩れ去っていくように感じられた。すると突然パニックに襲われて、男は女に向かって全速力で走ってきた。女の脇にたどり着くと、がっくり膝を突き、ハーハー、ゼーゼーと息を切らし、あえぎ続けた。男のそんな姿を見て、女は狂ったように笑いこけている。車はまっすぐ通り過ぎていった。

緊張した反動で大騒ぎしながら、ひざまずいていた二人は、気持ちを落ち着かせようと、互いの太腿に手を置いた。「今だ」と男は思い、呼吸が落ち着いてくると、体を前に傾け、女にキスした。ほんの数秒、女はそれに応えたが、男の衝動が高まってくるのを感じると、そっと男の体を押し戻した。「今、ここではしたくないの」と男に言った。男はがっかりして、男の顔が曇った。それを見て、女は男にすまないと思い、少し罪の意識を感じた。

もう一度男の太腿に手を置くと、女は約束した。「もっといいときに、もっといい場所でね」「いつか二人はセックスする。本当に、いつかこの人の子供を身ごもるだろう」女は反応を見ようと、男の顔をのぞきこんだ。女はメロドラマが好きだった。

男は何と言ったらいいのか、どうすればいいのかまったくわからなくなり、女を抱き寄せて、長いこと優しく抱きしめ、もう一度キスした。今度は男に応えたほうがいいと女は思った。キスをしているうちに、女は男の裸のペニスが勃起して腹に触れるのを感じた。男のキスは激しく濃厚になった。男が女のドレスを持ち上げようとしたとき、女はすぐに行動しなければと思ったが、女が体を離そうとすると、男は抵抗し、さらにきつく女を抱きしめた。一瞬、女は男がレイプするつもりなのではないかと思った。

男が手を離すと、女はうずくまった。男はまだひざまずいていたので、女の目の前に勃起しきったペニスがあった。女はそれを手で摑《つか》むと、ペニスの先端にキスし、まるで猫をなでるかのように手でなぞりながら、そっと話しかけた。すると、それを口の中に含み、ゆっくりと前後に動かした。男は清潔で蠟のような味がした。二十秒もすると、それから口から出し、手でトンネルの形をつくって、とてもゆっくりと動かしはじめた。それから手を離して、「あなたが出すところを見たいわ」と言った。

もはや女とセックスするチャンスはないとあきらめた男には、何の努力もいらなかった。すぐに射精しなければ、気が狂ってしまう。男が手でしごいている最中、女はペニスと男の顔を交互に見比べ、その一瞬を見逃すまいと、必死で見つめていた。男はすぐにイッた。女に精液をかけまいとしてわきを向いた。ピュッ、ピュッと最初の二回はあまりにも速く噴き出したので、どこへ飛んでいったのか女には見えなかった。続く最後の三回の噴射はもっとゆっくりだったので、精液が目の前の草の上に落ちたのが見えた。男は手で最後の一滴をしごきだすと、女の隣にぺたっと座り込んだ。

終わったとたん、男は憂うつになり、からかわれたように感じた。「空中でなく、女の中でイキたかったのに」と、男は思った。「やれやれ、これでこの人の興奮が過ぎ去ったわ」と、女はホッとした。そして、女はまた男の体にいとおしさを感じ、男をあやつって踊らせたやり方にある種の喜びを認めないわけにはいかなかった。

【解説】

求愛の方法の一つとして、男性のペニスの匂いを嗅いだりなめたり吸ったりするのは、哺乳類のうちで人間の女性だけがすることではない。サルや類人猿も、頻繁に行う。ネズミや犬など、他にもするものは多い。ふつう、そのような親密な行為は性交へとつながるが、いつでもそうとはかぎらない。ときどき（シーン10と25と同様、同じカップルが関わっているこのシーンのように）、男性は女性の膣の中ではなく空中に射精することもある。これは男性あるいは女性のプログラミングにおける間違いなのか？　女性がそばにいるのに性交をしないで射精してしまえば、男女とも子孫繁栄を強化することはできないのではないか？

もちろん、ふつうはそのような行為は単に性的興奮が起こり、その満足を求めた結果だと言うだろう。しかし、性的興奮を引き起こすどんな行為もたいてい子孫繁栄に影響を与える。これは他の性的興奮をしめす行為と同様、女性の目の前で射精する男性にとっても言えることである。

事実、男性は健康と貞節をしめすものとしてオーラル・セックスを求めたり許したりする。男性は健康で性交可能なことをしめすために人前で射精する。そうやって誇示することから得る利益が、コストを上回る場合もある。たとえば、シーンの男性はその日恋人となる可能性のある女性の前で射精することにより利益を得た。さらに、男性はその日夜遅く妻に射精するために精子を蓄えておく（シーン10）ことよりも多くの利益を得たのである。

彼が射精した精子は出てしまったが、無駄になったのではなかった。次の射精に与える影響は単にマスターベーションした場合（シーン12）と同じである。男性が自分で刺激しようが女性に刺激されようが、射出する精子の数は変わらない。性交をした場合にのみ、その数は変わる。もちろん、このシーンのように最後まで性交するのか、空中に射精するのかわからない場合も多い。この二つの射精が異なるということは、男性がいかにすばやく射精を調整できるかをしめしている（シーン4）。

精子を射出した後、シーン19の男は精管の中により若いキラーをたくさん含んだ精液を準備した。もし彼女が決心を変え、あの後、彼にセックスを許したとしたら、彼の新しい精子軍は最初の軍団以上ではないとしても、同じ程度のものになっただろう。

問題は妻のもとに帰ったときに生じる。男の待機中の精液は愛人とのセックス（シーン13）のためのものであり、妻との日常的なセックス（シーン12）のためのもの、少なくとも貞淑でない妻とのセックスのためのものではない。しかし、重要なのは妻が本当に貞淑ならば、妻の体に予備の次善の精液を注入できるということである。妻が貞淑でなければ、それはできない。

男性の体は、以下のようなルールで機能しているようだ。「もし自分が不倫をするチャンスがあれば、留守中の妻にもそのチャンスがある」

このシーンの男性の場合、この可能性は現実のものとなった。彼の妻は彼の留守中に不倫をした（シーン10）。彼はその日夜遅く妻に射精したとき、必要なだけの精液を持っていた。それは目前の精子戦争に適した若く攻撃的で受精可能な精液であり、ルーティン・セックスに適した防衛的で受精の可能性の低い精液ではなかった。そのため、男性が不倫すると、これと似たような精液は妻にも愛人にも適するものとなる。二人の女性とセックスすることは、そのどちらかといくら頻繁にセックスしたとしても、両方の女性に適する精液をつくりだす妨げにはならないのだ。

つまり、草の上に射精しても、彼が失うものはほとんどない。彼は恋人を妊娠させる可能性を失ったのかもしれない。しかし、それほどチャンスを失ったわけではないかもしれないのである。それは女性が男性とセックスしたくない場合は、女性が妊娠しやすい時期ではない可能性が高いからである。シーン6で見たように、女性は妊娠しやすい時期に愛人とセックスすることがとても起こりやすいので、男性は相手の女性がいつセックスをするかを自分で決定しても、子孫繁栄の点で失うものはほとんどないのである。彼の戦略は将来の報酬を期待して、今は忍耐強くなることであった。この戦略が功を奏するために、今日の野原での彼の行動は将来の報酬を得る可能性を高める必要があった。男性は自分では気づかなかったが、二人がピクニックの準備をしていたとき、期待はぎりぎりにまで高まっていたのだった。

彼女の体は彼との関係ではなく、遺伝子だけを求めていた。彼女の体はもし自分が次の子供を産むとしたら、その子にふさわしい資質をこの新しい男の中に見たのである。

彼女はこの資質が不倫のコストを上回る場合にのみ、彼の子供をもうけようと考えていた。チャンスはなかなかこなかったが、それは少なからず彼女の愛人となる彼が、これまで自分がセックスできる能力があるという証拠をまったく与えてこなかったからである。彼女の体から見ると、その日の午後は彼がセックスできるかどうかのテストの日であった。最終的な事実の収集をして、最後にコストと利益を秤にかける。無意識のうちに、彼女は精子ではなく情報を求めていたのである。

まず、彼の体があった。彼女は彼の裸を見たことがなかったが、それを見たとき、彼の体は期待どおりにすばらしかった。たいていの男性と同じように、彼は彼女が自分のペニスの大きさや筋肉にいちばん関心をもっているだろうと思っていたが、実際に彼女が最も関心を示したのは尻だった。男性の健康状態とホルモンのバランスを最もよくしめすのは、ウエストと尻の割合である。理想的には、ウエストのサイズは腰回りのサイズと同じ（約九〇％）ぐらいがよい。固く引き締まった男の尻は、もちろん完全にではないが、健康と妊娠させる能力があることをあらわしている。

次に、男性が勃起し射精できるかどうかの能力を調べる問題があった。道の脇を車が通りかかった事件の後、男が彼女にキスして初めて女の体は彼が不能ではないということを最終的に確信したのである。

最後に男性の性的健康の問題があった。感染症を調べる最良の方法はペニスをよく見ることである。彼女は近くでよく観察し、なめ、味わった。吹き出物や傷がなく心地好い味がするのは、健康なしるしであり、女性の体はこれを知っていた。精液もまた非常に多くのことを表している。正常な匂いのする液状の白い射精液は健康のしるしであるが、変色した、特に明るい黄色やオレンジ色のもの、悪臭のあるものは感染症の兆候をしめしている場合が多い。血痕もまた同じである。

数分の間に、彼女は彼についてのたくさんの情報を集めた。そのうちの多くは彼女がすぐに彼とセックスしていたら、わからなかったものである。結局、彼はすべてのテストにパスしたのだった。

女性が男性のペニスを味わうことから利益を得るのは、愛人となる可能性のある人との最初の出会いのときだけではない。ルーティン・セックスのときにも利益を得ることもある。たとえば健康だったパートナーが病気になることもある。女性は不健康なペニスを見て、匂いを嗅ぎ、味わうことによってこの変化に気づき、利益を得る。女性はまたオーラル・セックスをすることで、不倫を味わい、嗅ぎつけることもできる（シーン10のように男性もできる）。愛人の痕跡は何時間も男性のペニスに残っているからだ。愛人もまたオーラル・セックスにより利益を得る。愛人はペニスに男性の妻の痕跡を見つけるようとする。もし愛人が自分の膣を味わってみることができるなら、妻が健康であることを確認できるか、健康でないことを知って警戒することもできる。

男性に射精するところを見せてもらうことで得られる利益は他にもたくさんある。愛人となる可能性のある人との最初の出会いだけでなく、ときとしてルーティン・セックスの一部としても。女性は精液を観察して匂いを嗅ぐのと同じように、味によっても病気の可能性に気づくことができる。思いもかけず射精できなかったり、少量の射精液しかつくりだせないパートナーはさらに詳しく調べるべきだ。もちろん、前回のルーティン・セックスから数日たっていれば、ただ単に彼が最近マスターベーションをしたということかもしれない。このことに気づいただけでも彼女には役に立つが（シーン13）、さらに重要なことは、彼が最近不倫をしたかもしれないということだ。その疑いを見つけられる時間は比較的短い。たとえば、男性は愛人とセックスをした後一時間以内に、妻の前で射精するのはむずかしい。そのうえ、射精の量は不倫の後二十四時間は正常には戻らない。

こういう難関はあるが、ときどきパートナーの前でわざと射精してみせることで得られる利益は、まだある。正常な射精が見せられるようなときを慎重に選ぶと、健康な状態が続いていることを誇示する強力な方法となる。男性は最近不倫をしたかどうかについて妻を確信させてしまうこともできれば、うまく誤解させることもできる。女性のほとんどが射精液の量がいつもより少ないことに気づかないということは、男性の戦略が成功していることの証明になる。これはふつう男性は自分の射精した精液を見せることはあまりないからだ。見せるときには、見せてもいいときを選んでいる。そこでほとんどの女性は夫の射精がいかに変化に富んでいるかという微妙なところを知るチャンスがない。その結果、女性はどれがふつうでないときの量なのか比較して見るチャンスがないのである。反対に射精を頻繁に見せている男は、必要なときに病気や不倫を隠すことがむずかしくなる。特に不倫のすぐ後には、ペニスをパートナーの口にくわえさせたり、射精を見せたりするのは避けるべきだ。すると、女性にとって最高の戦略は、自分でときを選んでオーラル・セックスしたり、射精を見せるように刺激したりすることになる。不意をついて行えば、それだけ多くの情報を集めやすくなるからである。

シーン20　乱交パーティ

若い女はビキニを着て、薄いシースルーの巻きスカートを身につけていただけだが、それでも暑かった。手で顔を扇いだ。車の後部座席で女の隣に座っていた若い男は、女の仕種を見ると頷《うなず》き笑いながら、自分も同じ気持ちだと表したくて、無言で女の手の動きをまねて見せた。女は笑って応え、この男が自分と同じ言葉をもっとよく話せたらいいのにと思った。

空はぬけるように青い。道路はくねくねと丘の外側をまわるようにしながら上へ上へとのびている。左手には海が広がり、右手には山がそびえ立つ。女は運転手と助手席の男に大声で声をかけて立ち上がり、サンルーフから上半身を乗り出した。暑い。だが、風を受けると、涼しい。すぐ目の前には似たような車がちょうど今、最初の角を曲がろうとしている。同じグループの三人が乗っているのだ。一行のもう一人の女性である二、三歳年上の女も立ち上がっていた。女は年上の女の注意を引こうと声をかけたが、風の音にかき消されてしまった。

まもなく二台の車は、木々が覆いかぶさる道端に車を止めた。エンジンの音が消えると、あたりにはセミの声がいっぱいに広がった。七人の男女は、めいめいバッグやパラソル、ビーチマット、タオルなどを持ち、ブラブラと並木道を進みはじめた。この一行のうち六人は、ヨーロッパをできるだけ広くできるだけ安く見てまわろうと、数週間前から一緒に旅行している仲間だった。一週間前にこの海岸に着いてからは、昼は人目につかないビーチで過ごし、夜は浜辺のバーで安酒とドラッグに酔いしれ、地元の人間とワイワイやった。二日前のそんな晩、一人の若者が一行に加わった。

二、三分歩くと、砂浜と海を見下ろす高い断崖の上に着いた。誰もが景色に見とれている。若い女は片方の腕を年上の女の腰にまわし、もう片方をよそ者の男の腰にまわした。突然、「ワオッ」と歓声を上げると、若い女は年上の女にキスし、次に若い男にキスして、走りだした。「みんなもいらっしゃいよ」

がけの先端までくると、急な勾配《こうばい》の坂道が長く曲がりくねって下まで続いていた。ブラブラ歩くには、恐れをなすような急坂で寂しい道だった。だが、彼らはついていた。一行に加わった若者は地元の生まれで、男は世界のあちこちを旅行していたが、毎年夏になるとこの懐かしい海岸に帰ってきていたのである。

道はとても狭かった。先頭を行く若い女は曲がり角でぶつかりそうになって初めて、四人の若者が下から上ってくるのに気づいた。挨拶を交わしたが、女は崖から落ちないようにとばかり気をとられていたので、若者たちが女やその仲間に強い関心を持ったことには気づかなかった。その後、彼らは想像もしない方法で若い女の人生を変えることになるのだが、もし女がそれを知っていたところで、特に気にしなかっただろう。まわりの景色にすっかり気分が浮き立ち、どんな午後になるのかしらと興奮でいっぱいで、女はそこら中を飛びまわりたい気分だったからだ。

最初に浜辺に着いた若い女は、サンダルを脱ぎ捨てると、海辺まで砂浜を走っていった。すぐにみんなも続く。少しの間、足を水に浸すと、一行は地元の若者を先頭に、ある場所をめざして歩きだした。人気のない海岸を少し行くと、海に突き出た高い岩が見えてきた。近づいていくと、岩の上のほうに「ヌーディスト専用」と白のペンキスプレーで乱暴に書かれていた。

六人と案内役の若者は、その岩をよじ登り小さな砂浜の入り江に出た。パラソルの陰に裸の女が二人、手足を伸ばして横たわっている。裸の子供たちがビーチボールで遊んでいる。岸の近くを小さなボートに乗った観光客が通りすぎていく。浜辺の上には小さな洞窟があった。入口の陰には一人の年とった男が、折りたたみ式の椅子に座っている。麦わら帽子以外は何も身につけていない。片手に杖《つえ》を持ち、もう片方の手はペニスの上に置き、裸の女たちをじろじろと眺めていた。

一行は岩をいくつもよじ登り、人気のない入り江を二つ通り抜け、さらにさびれた三つ目の入り江に入った。この砂浜は張り出した断崖のため上からは見えず、海側は岩に囲まれボートから覗《のぞ》かれることもなかった。タオルやバッグを投げ捨て、それぞれさっさと服を脱ぎはじめた。若者は裸に慣れていたので、新しい友だちをヌーディスト海岸に連れてきたのだ。「この人たちは裸になることには抵抗がないようだな。全然お互いの裸を見ても恥ずかしがらないじゃないか」

若者は、二人の女がこの旅行中、ときどき、女同士でセックスしたり、男たちの誰かとセックスしていたことを知らなかった。

服を脱ぎ捨てると、全員水の中に飛び込んだ。若い女は二人の男とキャーキャー言って水をかけあい、背中に飛び乗って彼らのペニスを掴んだ。男たちは仕返しに女を水の中に沈めてから、沖のほうへと泳いでいった。女も後を追ったが、すぐに浜辺へ引き返してきた。

やがて、次々に海から上がってきた。ほどなく太陽の下、裸で横たわった彼らはワインのボトルとその日の午後初めてのマリファナをまわした。口を開くものは誰もいない。ただボーッとして、幸福感に浸っている。若い女は年上の女の腹の上に頭を載せて、横たわっていた。ときどき、言葉を交わし、ワインをのみ、マリファナを吸う。軽く手を伸ばして、相手の体に触れたり、なでたりしている。

女たちは一時間近くこのような状態で話したり、まどろんだりしていた。しばらくすると若い女に落ち着きがなくなった。あたりを見回すと、男たちも眠っている。若い女は起き上がって体を伸ばすと、年上の女をそっとつついて、隣にいる若者を指さした。ぐっすり眠っている。腕や足が静かにピクピクし、勃起したペニスもときどきピクンと動いていた。若い女は年上の女の耳元に何かをささやくと、二人は期待に顔をほころばせ、男のそばに這っていった。

まず、年上の女が男の顔のそばにひざまずき、かがんで唇にキスした。男がビクッとした。次に若い女がペニスにキスした。男はもう一度ビクッとした。二人の女は男の体のあちこちにキスしながら愛撫を開始した。男の体はどの部分もリラックスしていく。一か所だけを除いて。そこはだんだん固くなっていった。数分後、若い女は男のペニスにまたがり、手で男の体を、膣でペニスを優しくマッサージした。すでに他の四人の男たちは目を覚ましている。最初はのんきな無関心を装った。女たちのおふざけをときどき眺めながら、ドラッグを吸い、酒を飲んで、見知らぬ若者のなりゆきをからかった。しかし、最後に若い男が勃起すると、男たちの本心は明らかになった。

若い女は餌食《えじき》にした若い男にまたがったまま、とうとうセックスを始めた。この体位は初めてではなかったので、女は勃起したペニスに自分の腰を突き刺そうと、ゆっくりと巧みに腰を上げたり下げたりしている。その間に、年上の女はかがんで男の乳首をなめ、片方の乳房を男の顔に載せた。すると、年上の女の尻は後ろに座っている男を挑発するかのように上にあがった。「もう、我慢できない」タバコを投げ捨てると、座っていた男は急いで年上の女のそばに寄り、ほんの少しの前戯を加えただけで、後ろから挿入した。残りの三人の男たちはしばらくその姿を眺めていたが、やがて近寄って順番を待った。

二人の女はこんな恰好でお互いに顔を合わしていた。前にかがめば、キスだってできる。だが、そうはしない。その代わり、セックスが続いている間、女たちは互いの目を見ながら興奮を分け合っていた。若い女がちょうどクライマックスに達しようとした。だが、若者はあまりにも早く射精し、萎えてしまった。がっかりした女は興奮がおさまらないまま若者から離れると、そのまま隣に横たわっていた男にまたがった。男がペニスを挿入するとすぐ、女はクライマックスに達した。男はピストン運動を続けたが、さっさと女だけがオーガズムに達してしまうと、男の動きはぎこちなくなった。これ以上入れていても、射精にまで高めるのはむずかしいと気づいた。順番を待っている隣の男から、「時間がかかりすぎるぞ」と文句が飛ぶ。その男が女の腰に手をまわし、肋骨をくすぐって女を笑わせると、さらにうまくいかない。一生懸命集中し、ようやく「出るぞ」と射精寸前まで行ったと思った瞬間、男のペニスが膣からはずれた。くすぐられて笑っていた女は笑いが止まらず、砂の上に仰向けに転がった。するとすぐに、もう一人の男が女の上に倒れこんだ。

女を奪われた男はひどくいらいらした。一生懸命努力したのに、結局自分の腹の上に射精するしかないのだ。自分の楽しみを邪魔した男がまだ笑っている女に挿入し、長く優しいセックスを始めたときには、男のいらだちはさらに高まった。今度は自分が何とか邪魔してやろうとしたが、男が上にまたがっているのでむずかしい。そのうち女が足を男の体に巻き付けてしまったので、二人を引き離すことはあきらめた。

　若い女は十分間で三番目の男を相手にしていた。ゆっくりと絶頂にのぼりつめていくうち、女の意識は朦朧《もうろう》としてきた。笑いがやんだ後でもそうだった。前の男が邪魔しようとしたこと、年上の女がまだ四つん這《ば》いになって若者とセックスしていることはぼんやりと覚えていた。まだ一人だけセックスしていない男は、「早く代われ」と言ったが、「まだ終わっていない」と断られている。すぐに声が上がった。三番目の男がとうとう射精し若い女の体から離れると、セックスできずにいらいらしていた男は、こちらへやってきて、若い女の上に乗り、足を開かせた。女はちょっと抗議したが、男は無視した。挿入すると、男はかなりせっせとピストン運動を始めた。あきらめて身を任せた女は、初めは膣が前の男の精子で濡れていたから気にならなかったが、長びくにつれ、だんだんと膣が乾いていくのを感じた。男が射精して離れたときには、ほっとした。

　乱交パーティはひとまず終わった。彼らは再びリラックスして、酒とドラッグに戻った。それからまたちょっと泳いではゆっくりと日光浴をし、また酒とドラッグに耽った。そのうち、年上の女が若者をセックスに誘った。しかし、彼らの乱交がまた本当に始まったのは、一時間後、若い女がまだセックスしていない男としたいと言いだしたときだった。すると、残りの男たちが、それなら俺たちも年上の女とセックスしたいと言いだした。

しかし、今回は興奮した雰囲気は消えていた。それから三時間ぐらいの間に五人の男たちは全員、両方の女とセックスし、結局全員が射精した。しかし、性急なセックスはなかった。ピストン運動は長くゆっくりしたものだった。ときどき、男と女はただ静かに体をくっつけ合い、話したり吸ったり飲んだりしていることもあった。射精しないまいったん女の体から離れ、しばらくしてからまた空いている女のほうとセックスすることもあった。セックスはほとんど絶え間なく続いていたが、性急さは失せていた。だんだんとセックスの間隔が長くなり、男たちは一人また一人と最後の射精をし、もう誰もそれ以上挿入したいと思わなくなった。

最後に若い女に射精したのは、若者だった。三十分前、一人の男が射精せずに萎《な》えてしまった後、女は少し泳ぎ、浜辺に戻り、その日の太陽の名残りを楽しんでいた。まだ暑かった。さっきまであれだけセックスを楽しんだにもかかわらず、女の膣はまだ飢えていた。ペニスなしでは物足りない。女は寝そべっていた若者に近づき、年上の女と話ができるよう、男から顔を背けて男の腹の上にまたがった。酒とマリファナをまわし飲みしていたが、前ほど夢中ではなかった。

年上の女と話しながら、女の手は若者のペニスを弄んでいた。ペニスが固くなると、女は自分で挿入した。男が中に入ったとき、女が感じたのは、興奮ではなく完全に満たされた感覚だった。十分ぐらいそのままの状態で、女は年上の女と話をし、男は仰向けに寝転んで、マリファナを吸っていた。それでも体だけはずっと無意識に、静かにピストン運動を続けていた。この感覚こそ女が求めていたものだった。すると突然、思いもかけずに女の感覚が変わった。オーガズムへのうずきに気づいたのだ。女はまず、ペニスをもっと激しく揺すり、それから手を伸ばして自分でクリトリスを刺激しはじめた。今度は男のピストン運動がだんだん勢いづく。興奮が高まってくると、女は目を閉じた。それから、目の前の年上の女の目をじっと見た。年上の女は、若い女がちょうどイキそうになる直前、体を屈めて女の太腿にキスした。若い女はイッた。続いてすぐ、若者もイッた。

一時間後、太陽が崖の向こう側に隠れると、一行は長い道を引き返しはじめた。誰もがセックスとドラッグで疲れていた。しかし、車を止めた場所へ戻ってくると、車がなくなっていることに気づいた。「大変だ」と騒ぎになった。しかし、数時間前、一行が浜辺の途中で出会った若者たちが車を盗んだことは知らなかった。

こんな田舎で移動の足を失ってしまってはどうしようもなかった。そのうえ、車の中にはパスポートやお金、荷物が入っていた。若者がいちばん近くの村まで歩いていくのに一時間かかり、電話で警察に通報し、次の町まで乗せていってもらえるよう手配するのにさらに一時間かかった。

パスポートがないために、すぐに地元の役所とトラブルが起きた。お金を手にするのは特に大変だった。結局、新しいパスポートを取るため、いちばん近くの町まで二日間ヒッチハイクするのに必要なお金を、若者から借りた。眠れるところで、眠れるときに眠った。トラックの荷台で窮屈な思いをしているとき、年上の女は若い女がいつになく沈んでいることに気づいた。しつこく聞かれて若い女は打ち明けた。「ピルが荷物の中に入っていたんだけど、みんながパスポートのことで頭がいっぱいだったから、言い出すチャンスがなかったの」

年上の女にはそんな心配はなかった。みんなが知っているとおり、女はここ十年来、避妊せずにいろいろな男とセックスしてきたが、自分は妊娠しない体だと確信していた。しかし、すぐに若い女のことを心配し、「町についたら、何とかしましょう」となぐさめたが、結局、パスポートを取るのにかかる時間、役所の処理や言葉の問題などを考えると浜辺に戻ってくるまで待つことにした。

戻るとすぐに、女は四日前、最初と最後にセックスした若者に助けを求めた。女が新しいピルのパックを手に入れるまでにさらにもう一日かかった。そのときまでに二台の車は見つかったが、荷物は消えていた。若い女は妊娠した。女の中でくりひろげられた五つの異なる軍隊の精子戦争は、勝者を生み出していたのだった。

【解説】

シーン18から19では、女性が男性を選ぶときに直面する問題について述べてきた。しかし、このシーンの二人の女性はまったく男性を選ばず、奔放な乱交を好んでいるように見える。女性の子孫繁栄という観点から見て、このような放埒な行為が有利に働くのはどんな場合か？　そして、その影響はどんなふうになるのだろうか？

どの社会でも、生涯のうちで乱交パーティに参加する人は相対的に見てほとんどいない。約四千人の女性を対象にした最近のイギリスの調査によると、一％以下である。しかし、ときとしてそのような行為はもっと頻繁に起こっている。もちろん古代の例は歴史上のものである。たとえば、古代ローマの乱交パーティは詳しく記録が残されている。人類学的にみると、乱交パーティが自然に起こる社会があるが、さらに、特に若者のために儀式化している社会もある。全体的には過激な乱交行為はあまり見られないが、それほど過激ではない似たような行為はそう珍しくはない。

その一つの極端な例は、シーン20のように、一人の女性が短時間の間に、しかもお互いの目の前で、複数の男性が自分とセックスするのを許す乱交パーティである。もう一端の例は従来の不倫で、一人の女性が二人の男性にやや長めの時間をおいて、お互いの知らないところでセックスするという場合である。どちらの場合も女性がしていることは、基本的には同じである。それは、二人またはそれ以上の男性を（シーン18で述べた基準で）次の子供にふさわしい遺伝子的父として選んで、彼らの精子を闘わせることだ。これによって子供は、彼女が選んだ以外のすべての性質だけでなく、競争力のある精液をつくる遺伝子も受け継ぐことになる。この遺伝子を受け継ぐことが、二人の男性とのセックスで病気に感染するリスクが高くなるというような不倫に伴うコストより上回っているかぎりにおいては、彼女が自分の行為から得る利益は大きいのである。

一見すると、そんな戦略は女性が息子を産んだ場合にのみ、効果をあげるように見えるかもしれない。娘は精子が競争的であろうがなかろうが、精子をつくりだすことはできないからだ。だから、子供が息子か娘によるかで女性の利益に差が出る。しかし、それもまったく正しいわけではない。息子も娘も遺伝子を受け継ぎ、それが孫息子からさらに次の世代の孫息子へと受け継がれていくからだ。こうして受け継がれていくのは、彼女が勝者となる男性の中に選んだあらゆる性質の遺伝子であり、その中には強力な精子をつくりだす遺伝子も含まれている。息子を持つことによる唯一の利点は、女性が確かに次の世代に強力な精子を持った男性の子孫を残すということである。

この戦略を遂行しようとすると、女性は大きな問題にぶつかる。女性が競争させるために選んだ男性たちは、精子戦争で自分の強さを披露するための平等な機会をめったに与えられないということである。なぜなら、射精の間隔が比較的長い場合は、精子戦争の結果は二つの軍隊の競争力より、排卵の時期によって決定されるからである。シーン6では、夫はもう二、三時間早く射精していたならば、戦争の敗者ではなく勝者になっていた。彼の精子軍団が強力だったからではなく、ただ新しい精子を射精したことが遅すぎず、ちょうど卵子に間に合うように到達しただろうからである。

女性が男性たちから精子を獲得する時間の間隔が短ければ短いほど、精子の競争力のよりよいテストができる。最もいいのは二人の男性の精子が精液プールから離れだしていく前に、両方が精液プールで混ぜ合わされる場合である。そのときには精液はまったく平等の機会を持ち、より強力なものが勝つ。しかし、これは女性が二人の男性のペニスを同時に膣に入れ、両方が同時に射精した場合にのみ起こりうるのだが、これはめったには起こらないことである。

興味深いことに、このタイミングの問題では女性が有利な立場にあるのだ。それぞれの男性が射精する間隔を調整することによって、女性は精子の競争力か男性の他の性質のどちらかを有利にするよう闘いに一方の味方をすることができる。本質的には、女性がそれぞれの男性に射精を許す時間的間隔が短ければ短いほど、精子の競争力に重点が置かれることになる。間隔が長ければ長いほど、他の性質に重点が置かれることになる（女性の体が自分の好む性質をもつ男性を有利にするために、排卵の時期を合わせる場合は特にそうである。）しかし、女性が精子戦争でどんなにある男性に肩入れしようとも、他の男性は精子が十分に強力なものであれば、まだ勝つ可能性はある。

女性が精子戦争を起こす戦略を取る場合は、たいてい異なる男性による射精の間隔は数時間、または数日である。一九八〇年代後半に行われたイギリスのある調査によると、生涯（三千回の射精までに）において女性が二人の男性とセックスした間隔の時間は、五日以内が約八〇%、一日以内が六九%、一時間以内が一三%、三十分以内が一%だった。これは、たいていの場合、女性はシーン18で論じた性質に基づいた明確な好みをもっていることをしめしている。それでも、女性が精子の競争力のほうを優先させる場合もあることが調査からわかる。

シーン20では二人の女は数分以内に二人または三人の異なる男に射精を許し、促しさえした。彼女たちはまた数時間以内に、五人の男に射精を許した。彼女たちは子供のために、五人の父親候補者を選んだ。そんな短い時間に五人すべてとセックスすることによって、彼女たちは男たちの精子の競争力をできるだけ優先させたのである。

一見すると、自分は不妊症だと思っている年上の女性が、それでも若い女性と同じように熱心に精子戦争の戦略を遂行したのは、子孫繁栄という観点から奇妙に思えるかもしれない。彼女には精子を競争させることから得られる利益はほとんどないように思われるからだ。また、彼女が不妊症らしいということを知っていれば、男たちは彼女とセックスすることには興味がなくなるとも思われる。男たちが彼女のほうにあまり興味がないことは暗示されているが、ほんの少しだけである。違いといえば、もう一人の女のほうが若いという単純な理由（シーン18）からだろう。しかし、全体的に見て、本人を含めて誰もがその女が妊娠可能であるかのように振る舞っていた。これはなぜか？

年上の女性が不妊症であるかどうかは本当は誰にもわからないからである。もちろんそうかもしれない。多くのセックス・パートナーを持つことのコストの一つは、性感染症（ＳＴＤ）に感染することがより高くなるということであり、ＳＴＤのコストの一つは、不妊症となることである（不妊症の五〇％以上は、その結果である）。たとえ不妊症の疑いがあるとしても、年上の女性が妊娠する可能性はまだあるかもしれない。無意識のうちに体は避妊（シーン16）をしていて、おそらく何年も女性を不妊症だと思わせてしまう。しかしその後、しかるべき状況でしかるべき男性と巡り合えば、彼女は妊娠するかもしれないのだ。

シーンのこの年上の女性が不妊症であろうがなかろうが、彼女の行動はそれによって影響を受けなかった。子孫繁栄を追求するうえで彼女の体ができることは、適当なときに適当な男性に射精させることができるかどうかで、そのように彼女を仕向けていくことである。妊娠しないためにかえって女性はシーンの女のような行為をとりやすくなるかもしれない。今のところは不妊症だと思われている女性で、妊娠したいがためにこういう奔放な行為に走る女性は多くはいないが、なかにはそうする人もいる。このシーンの年上の女性の行為は、妊娠可能な若い女性と同じように、体が子孫繁栄を追求していることの表れである。彼女たちのバイセクシャリティも同様である（シーン29）。

乱交パーティに参加することにより、二人の女性は男性たちが精子戦争においてどれだけ勇敢であるかをテストしていた。この勇敢さの大部分は精子の競争力の優劣だが、他の要因も数多く影響してくる。その中でも影響力の強いものと弱いものがある。

たとえば、一見すると、性交の体位によって、精子を保持するのに差が出るように思えるかもしれない。最も良い体位をとれた男性は多くの精子を残し、精子戦争に勝つチャンスが最も大きいのではないか。しかし実際は、性交の体位は最終的な結果にはほとんど関係がない。どんな体位になろうとも、精液プールは膣の奥に溜まる。前に述べたように、このプールはペニスが引き抜かれたときにそこに残る。一つにはそれが子宮頸管のまわりですばやく固まるからであり、また一つには膣はペニスが引き抜かれた後に閉じて、プールをそのまま保つからである。女性上位の場合にのみ、精子が子宮頸管の中に入り込むのを待たずにプールの一部が失われてしまう危険がある。しかしこの危険も射精の後ペニスを引き抜くのがあまりにも早すぎた場合のみだ。

性交の体位は精液プールの保持にほとんど影響を与えないばかりか、精子がプールを離れ子宮頸管まで進む能力に与える影響もほとんどない。これは子宮頸管の精巧なつくりによる。たとえば、正常位では、プールは膣の床に溜まり、子宮頸管がその中に浸かっている（シーン3）。後背位の場合は、子宮頸管はシンクの中の水栓のように精液プールの下になるか、階段を「歩く」コイルのばねのように突きでたり引っ込んだりする。女性上位では、子宮頸管がわきに突きでたり、プールの中にぶら下がる。さらに、女性が射精の後にどのように位置を変えようとも、引力により精子の固まったプールは新たな位置に移動する。また、引力により子宮頸管はプールの中にぶらさがったまま、粘液と精子との接触を続ける。

性交の体位から生じる主な違いは、精子の保持への影響ではなく、性交中のカップルが用心深いか無防備かに影響を与える。シーン20の一人の男性の例でわかるように、敵から防御しやすい体位というものがある。さらに、後背位をとれば、少なくとも男性はより用心深くなれる。

精子戦争に関するかぎり、体位より男性が女性の中に送り込む精子軍団の規模のほうがはるかに重要である。精子戦争が差し迫っているとはっきりわかっていれば、男性は誰でも、できるだけたくさんの精子を射出しなければならない。大量に注入できないと、貧弱な闘いしかできないからだ。

しかし、この男性たちには射精する女性が二人いたため、戦略的な問題があった。彼らは二番目の女性に射精できるかどうかは保証されていないので、最初の女性に多くの軍隊を注入しなくてはならないのだが、二番目の女性に射精する可能性があるように思えたため、最初の女性に精子を全部注入するのを避けなくてはならなかった。正確にどのくらいの数の精子を射出するかは、ある部分は、彼らが最後に女性とセックスしてからどのくらいたっているかによる。たとえば、四十八時間たっている場合、平均的な男性なら最初の女性に約四億五千万、二番目の女性に約三億五千万の精子を注入するものと考えられる。しかし、すべての男性が平均的ではない。

彼らのうちの誰かが精子戦争のスペシャリストであったなら、すぐに有利な立場に立ったろう。その男性の大きな睾丸と大量の精子軍がその日のうちに勝利を収めただろう。しかし、男性を区別するもう一つの肉体的特徴がある。睾丸の大きさと同様、ペニスの大きさによっても差が生じるのである。

人間のペニスは美的というより機能的に見るのがふつうである。だが、ペニスには精子を膣の奥まで運ぶ以外にも働きがあることはほとんど知られていない。人間のペニスは非常に効率的な吸い上げピストンなのである。あの形も偶然ではないし、挿入時の前後のピストン運動も偶然ではない。ペニスは女性の膣に存在しているものなら何でも排除してしまうように、その大きさと形を進化させてきた。人間のペニスは特に、精液プールや、まだ排出されていないフローバックを取り除くのに効果的である。包皮がむけ、亀頭がむき出しになったペニスが前に押し進むと、滑らかで丸い亀頭の先が膣の中にある精子や粘液を押しこむ。それが引き戻されはじめると、二つのことが起こる。一つは、亀頭が引き戻されるときに、亀頭の裏側の突起がその陰にあるものを巻きこんで膣から引きずり出す。そしてもう一つは、ペニスの前方にある頸管粘液や精液の残滓《ざんし》は膣の奥から引き出され、次の前進運動で押し出される。性交の間のすばやい前後のピストン運動は、このようにしてついその前に行われた射精で排出された精液を引きだす。さらに子宮頸管から粘液やブロッカーの精子を取り除くことにさえ役に立つ。ペニスのピストン運動がすばやくくり返され長くつづくほど、膣の中に残っていた前の精液はきれいに引き出される。そして、ペニスが大きければ大きいほど、より効率的に取り除かれるのだ。

シーン20で男が女性を妊娠させるのは自分だと思うなら、その成否は一つには自分が女性の体を待つ順番が何番目かを知って、それにいかに自分の行為を調整するかにかかっている。

若い女性に最初に射精した地元の若者は、先頭の有利な立場のポール・ポジションについた。つまり、自分の精子軍団を送り込み、後に続く男性全員の精子軍団が入り込むのをむずかしくできる最大のチャンスをもっていたのである。たとえ彼が後でもう一人の女に射精するチャンスがあっても、彼の立場はあまり有利ではない。彼は今、より多くの精子（たとえば六億）を注入し、次の女性により少なく（たとえば二億）残しておくと、他のどの男性よりも得られる利益は大きい。彼はポール・ポジションにいたので、早く射精する必要があった。遅れれば、別の男性が彼を押し退け、彼女に最初に精子を入れてしまう可能性もある。彼女がクライマックスに達する前に急いで射精してしまったのは、このためだ。

最初に女性に射精することに成功した後、この若者がするべきだったのにしなかったことは、できるだけ次の男性が射精するのを遅らせることであった。そうすれば、若者は自分の軍隊が精液プールを離れ、動きだすことができるような十分な時間を稼ぎだせたであろう。年上の女性に最初に射精した男性は、周りから反撥《はんぱつ》を受けたが、まさにこれに成功している。若者が射精した若い女は、彼が挿入している間にオーガズムに達することができなかったので、別の計画を立てた。彼女はこの若者から次の男へすぐに移動したのである。

この二番目の男性は若者が射精した後、できるだけ早くこの女性にペニスを挿入する必要があった。早ければ早いほど、すぐに自分の最善の戦略を遂行させることができるからである。もちろん、彼はつい先ほどまで彼女のセックスを眺めていたのですぐ射精することができたのである。たいていの男性がそうであるように、彼もセックスするカップルを見て性的に興奮していたのだ（シーン9）。順番を待っている間に、ペニスは勃起し、セックスへの準備は万端だった。実際、女の中に入ったとたん、ある作戦をとった。彼は実に早く射精し、前の若者の先頭集団のスタートをできるだけ遅らせることができたが、この作戦の不利な点は、若者の精液プールの中に直接精子を送り込むことになることだった。そこで彼はその代わり、長い間、精力的にペニスを動かして、まず最初に若者の精液プールを排除しようとした。そして、その結果、代償を支払った。遅らせたために、彼は押し退けられ、二番目に彼女に射精できる立場からまったくできない立場に追いやられたのだ。少なくとも最初のラウンドではそうだった。

二番目より最初に女性に射精するほうが有利であるように、三番目より二番目のほうが有利である。そのため、三番目の男は順番を待たずに、行動を起こして若い女性に三番目ではなく二番目に射精した。押し退けた男からの攻撃を受ける危険を考えて、絶好の瞬間に行動を起こしたのであった。

四番目の男には実際には選べる道はなかった。年上の女性に二番目に射精しようとしたのに邪魔されてできず、彼は若い女性に三番目に射精するしかなかった。彼女の膣にはすでに二人の男性の精液プールができていたので、残された唯一の方法は長く精力的にペニスを動かして、できるだけそのプールを排出しようとすることだけだった。この点では、彼女が最終的に膣が乾いてくるのを感じたのだから、彼は成功した。そこで射精したときには彼の精液プールが膣全体を満たした。しかし、他の男性の精液プールを排出しようとしたのでコストが生じたのである。それは排出するのに時間がかかり、その貴重な数秒間の間に最初の二人の男性の精子が子宮頸管に入り込み、彼の精子軍団を待ちぶせする準備を与えてしまったということである。

五人の男性全員にとって最高の戦略は、できるだけ早くどちらの女性にも射精しようとすることであるから、第一のラウンドのセックスは熱狂的でやや攻撃的であった。しかし、第二ラウンドはまったく違っていた。午後の日が傾くにつれ、ペースも戦略も変化した。なぜだろうか？

ここで注目すべき重要な点は、若い女性の体の中で起きる最初の精子戦争に勝つことは、必ずしも受精という手柄を獲得する保証にはならないということである。受精という手柄を獲得できるのは、乱交パーティの後の二日間以内で、彼女の卵管が最初の数少ない精子軍団に独占されている間に、排卵が起きた場合だけである。もし排卵が二日後でなく、四、五日後に起きた場合には、状況は大変異なるだろう。最初の戦闘に打ち勝つためにベストを尽くしたあとでも、長期にわたるバックアップの戦略にもいくらかの価値があった。

乱交パーティの四、五日後までには、最初の戦闘で生き延びた精子のほとんどは死んでいるか衰弱しきっている。時間が過ぎてもまだ排卵が起こらない場合は、乱交パーティの比較的後のほうに送り込まれた精子が受精を達成する可能性がかなり高くなってくる。この精子が非常に若い場合は特に可能性が高い。若い精子はいちばん最後まで受精能力を失わないので、排卵が遅れた場合は卵子を自分のものにする可能性が高くなるからだ。もちろん、彼らはすでに前に入っているブロッカーやキラーからの攻撃を受けるが、それでも成功する可能性はある。

どの男性も最初の二回の射精で二人の女性に多かれ少なかれ最初に蓄えてあった精子を分けたということは、バックアップ戦略を行わないということではない。男性は一時間につき千二百万の割合で精子の列の最後尾に、新しく若いキラーやエッグ・ゲッターを追加する。破廉恥《はれんち》な午後、最初の射精から五時間ぐらいの間に、どの男性もさらに六千万の若い精子をつくりだしていた。それぞれの女性に最後の射精をするまでの待ち時間が長ければ長いほど、より多くの若い精子を用意できるのだ。

第二ラウンドのセックスでは、男性たちは二つのことをしようとした。一つは、できるだけ早く前の男性の精液プールを取り除くことである。とにかく、ほとんどない精子を注入することになるので、できるだけ簡単に子宮頸管まで逃れられる経路が必要なのだ。二つ目は、何とかしてできるだけ多くの若い精子をつくり、それぞれの女性に射精する順番を最後にしようとしたことだ。問題は、どちらかの女性に早く射精しすぎると、精子の数はほとんどなくなり、いずれにせよ最後に射精することもできなくなるかもしれない。しかし、長く待ちすぎると、女性が興味を失い、両方のチャンスを逃してしまうかもしれない。いったん女性と性交を始めた男性は、できるだけゆっくり、できるだけ長くピストン運動を続け、体が射精する絶好のタイミングを計りながら、できるだけ長くその位置にとどまった。そして、早すぎると判断した場合には、射精せずに引き抜き、しばらく待った。どの男もそれぞれ判断して、最後の射精をしたのである。

もちろん、どの男性も体がしようとしていることは何も意識していない。彼らはただ、自分のチャンスが巡ってきて、どちらかの女性に挿入して射精するときに、興奮の度合いが違うことを感じただけである。体が性急な射精がベストだと判断すれば、激しい興奮を感じ、実際に挿入するとすぐ無意識のうちに射精した。体ができるだけ前の男性の精液の残りを取り除きたい場合は、やっと勃起できるだけの興奮しか感じない。そして、体が最終的に精子をいっぱいつくってペニスがうずき、射精するクライマックスに達するまで、一生懸命にピストン運動をしなくてはならなかった。しばらく待ったほうがいい場合は、性交の間に一時的に興味を失い、勃起が弱まった。最後に体がどちらかの女性にさらに精子を送り込んでも、何も利益はないと判断したとき、彼らはまったく興味を失ったのである。

反応と相互作用がこのように複雑に交錯する中で、いちばん勝利の可能性があるのは、体が自分の射精の最善のときを見極め、他の男性たちの射精をできるだけ妨害し、いつ性交し、いつピストン運動をするのがいいのか、いつしないのがいいのかをうまく判断できた男性である。女性たちの体が子供の父親として求めているのは、その男である。女性たちが自分の子孫繁栄をさらに求めようとするうえで行う役割は、それぞれの男性に自身の力をいかんなく発揮できるよう最大限のチャンスを与えることである。そしてまた、間違いを犯すチャンスも最大限に与えることである。第一のラウンドのセックスでは、女性たちは男性たちの性急さやピストン運動をするのをそのままに受け入れ、最も利益を得た。第二ラウンドでは、男性たちに自分たちの膣をめぐって椅子取りゲームをさせることによって、最も利益を得たのである。

第二ラウンドでは、それぞれの男性に、長い時間性交させ、正しかろうが間違っていようが、最後に射精する瞬間を自分で選ばせるために、最大限のチャンスを与えたことは、抜け目のない選択方法だった。前戯もなくそのように長い性交をさせることによって、二人の女性は、男性が自分の膣を他の男性から守り、勃起を持続し、いちばんいい射精のタイミングを判断できる男の能力をテストしていたのである。それらの性質はすべて息子や孫息子に伝えたいものだからである。

この長くてゆっくりとリラックスした第二ラウンドでは、女性たちの体は自分の中に勃起したペニスを感じるだけで満足した。二人の女性の体は男性たちに精子戦争で勇敢さを発揮する最大限の機会を与えたと判断したので、単純な性交に興味を失ったのだろう。しかし、短くて熱狂的な第一ラウンドや、第二ラウンドでも一、二回、女性たちの体は別の満足を求めた。膣の中の静かで優しいペニスに満足するのではなく、猛然とオーガズムを感じはじめる適切な瞬間を探したのである。

年上の女性がオーガズムに達したかどうかはわからないが、若い女性は二度オーガズムに達した。一度は二番目の男が入ってきてすぐに、もう一度は最後に彼女が若者のペニスを挿入したときだ。この二つのクライマックスが意味することは、実は彼女が必ずしもすべての男性に精子戦争に勝つため、平等のチャンスを与えてはいないということである。彼女はまだ依怙贔屓《えこひいき》していたのだ。その贔屓の相手は、見知らぬ若者だった。ここでは、彼女がどのようにこのえり好みを実践したかは、シーン24までお預けとしよう。彼女がどのようにこのえり好みを実践したかは、シーン24までお預けとしよう。ここでは、彼女がなぜ若者を好んだかを探ってみる。

ゼノフィリア（見知らぬ人を好む傾向）は、女性が男性を選ぶ場合の、特に不倫の相手を選ぶ際の重要な要素である。女性はこの傾向が顕著な霊長類である。たとえば、観察によれば、メスのレッド・モンキーは初めて会ったオスはほとんど誰でも交尾させるのに、知っているオスにはさせない。同じように、メスのマカク（サルの一種）は群れにやってきた新しいオスにわざわざ交尾させることが知られている。そういう新参者は非常に低いランクにいて、ときにはその集団のオスに殺されることもあるのに、メスザルたちは交尾を許すのである。

もちろん、霊長類のメスがどの見知らぬオスにも交尾させるわけではない。それらのオスはメスの選ぶ他の選択の基準に合わなければならない。ポイントは、メスの基準にかなったオスが同時に二匹いた場合、メスは見知らぬオスを好むということである。一般的に、メスがここでしていることは将来のための予防策であると考えられている。新参者のオスが結局、群れの序列で有力な地位につけば、自分やそのオスが父親である可能性のある子に好意的に振る舞うからである。

この若い女性が見知らぬ若者を選んだのは、単に彼が見知らぬよそ者であったからなのか、彼女がこれまでに知っている男性たちより彼女の基準に合っていたためなのかは、わからない。理由はともあれ、彼女は彼の精子に特に目をかけた。第一は、最初も最後も彼とセックスすることを求めた。次に、第二ラウンドで、彼とのセックスでオーガズムに達した。そしてオーガズムに達したのは、彼とのセックスだけであった。それゆえ彼女が熱狂的な第一ラウンドで、彼ではなく、彼の次の男性とのセックスでオーガズムに達したのは矛盾しているように見えるかもしれない。しかし、これは実は矛盾ではない。その理由はシーン24で明らかにしよう。

8　オーガズム

シーン21　クリトリスに触れる

「お休み」と幼い娘に言い、女は寝室のドアを閉めた。自分の部屋に入ると、服を脱ぎ裸の上にガウンを羽織《はお》っただけの姿になって、一階に降りていった。自分のためにコーヒーを淹《い》れた。夫は出かけていていない。家の中は静かだった。のんびりしたすばらしい自分のためだけの時間が、少なくとも二時間はあった。テレビをつけ雑誌を取り上げると、気まぐれにページをめくってみる。「あーあ、何とも言えない幸せ」

十五分が過ぎた。テレビの小さな音はBGMにすぎなかった。雑誌を見ていたにもかかわらず、それもBGMだったと言ったほうがいいかもしれない。機械的にページを繰りながら、ときどき写真や見出しに目を止めたが、本当は空想に耽《ふけ》っていた。頭の中で舞い踊り、心の中を出たり入ったりして追いかけっこをしている蝶《ちょう》のように。

空想が先だったのか、股間のうずきが先だったのかわからない。しかし、突然そのことが頭に浮かんだ。「できたらいいわ。でも、邪魔が入らないかしら？」さらに、数分が過ぎた。女は雑誌を置いて、暖炉の火を見つめた。「やってみようかしら」そう決めてからも、冷たくなったコーヒーを飲み干すまで待った。二階に上がる途中で、電話の受話器をはずした。そっと娘の部屋の前を通り過ぎ、自分の寝室に入ると、ドアの鍵を閉めた。

「今日は違ったことをしてみよう」と、ほんの一瞬、考えた。

「隠してある写真を見てもいいわ」でも、どこにあるのか思い出せなかった。

「膣の中に何かを入れてみようかしら」でも、使えるものが思いつかなかった。

「二、三年前、夫の卓球のラケットの柄を使ったことがあったけど、でも、そのあと何日かトゲやバイ菌が気になってしかたなかったし。隠し場所さえあれば、バイブレーターを買うこともできるんだけど」

結局、何も使わずにいつものようにやってみることにした。ベッドに横たわる。ガウンのベルトを解き、前を開けた。左手で右の乳首に触れる。右手の指は、まず口に持っていき、唾《つば》をつけた。それから股の間に降ろし、クリトリスに触れる。女はマスターベーションを始めた。

初めは、集中して興奮を高めていくのがむずかしかった。セックスとは関係のない雑多な思いが入り交じってくる。いろんなシーンを空想してみる。

「今、私は見知らぬ女に服を脱がされ、なめられ、愛撫されているところよ」「今度は二人の男にセックスされているのよ」

以前から好きな空想をして興奮しはじめたが、あまり高まってはこなかった。五分ほど刺激する。「今、友だちと夫がセックスしているわ」そう空想してみると、興奮が高まってきた。液体が膣と指に広がってくる。息が荒くなり、心臓が高鳴りはじめた。もうイメージは消えた。股の間で動かしている指先に、全神経を集中させた。クリトリスをこする指のスピードをどんどん速める。それにつれて、興奮が胸から喉《のど》、顔へと上っていく。女の体は緊張しきって、一瞬、ピンと張りつめた。そこで、濡れて膨《ふく》れ上がったクリトリスにもう一回触れた。イッた。オーガズムに達した。静かなクライマックスを迎え、太腿《もも》と膣がけいれんする。初めはピクピクと速く、それからだんだんゆっくりと。体の力がぬけた。「これで終わったわ。悪くはなかったわね。十点満点で七点というところかしら」

クライマックスの後、体がマヒしたようで、そのまま数分間、ベッドに横たわっていた。それからようやく身を起こすと、ガウンの前を合わせベルトをしめた。一階に下り、受話器をもとに戻す。コップにミルクを注ぎ、暖かい居間に戻り、テレビをつけた。暖炉の前で暖まりながら、「この前にマスターベーションをしたときはいつだったかしら」と考えてみた。「そんなにしょっちゅうはしていないわね。月に三、四回かしら。多分、この前したのは十日くらい前だったわ」

マスターベーションをしたときは、かなりオーガズムを得られた。夫とのどんなセックスよりいいのは確かだった。「ときどき、夫は指でイカせてくれるけど、快感は十のうち五ね。ペニスの場合は、だいたいいつも十のうち二かしら」女はセックスでめったにオーガズムに達しなかったので、実際にはゼロだった。

　十代の後半、マスターベーションは初め、生活に性的な彩りを添えてくれるものだった。最初、女のオーガズムはごくわずかで、あまり興奮しなかった。クライマックスがいつなのかほとんどわからなかった。満足度はせいぜい一割だった。しかし、二十歳までには七割まで満足することができた。

　夫は妻がマスターベーションしているのを知らない。実は、知っているのは、女の空想に夫とともに登場した友だちだった。二人はそれぞれの夫と出会うずっと以前から友だちだった。二十歳の頃、酔っ払っておしゃべりしていたときに、マスターベーションの話が出た。

「ええ、ときどきするわ」と、女は言ってしまってから、ちょっと向こう見ずだったかなと思った。

　しかし、友だちが「最近、ほとんど毎晩、マスターベーションしているの」と言ったときには完全に打ちのめされた。「しないと、眠れないの」とさえ言った。その頃、友だちは膀胱炎が長引き、左の腎臓《じんぞう》にまで広がり、放置できない状態になって苦しんでいたので、とても驚いたのだった。

　この話を聞いてから一週間というもの、女は友人と張り合おうとして毎晩マスターベーションをした。しかし、続けて二晩が限度のようだった。その頃でさえ、二晩目は大変だった。女はそのうち、また一週間に一度ぐらいに戻った。

夫が夜の外出から戻ったとき、女は長椅子に丸くなって、テレビを見ていた。その日の様子を互いに簡単に言い合うとしばらくしてから寝室へ行った。ベッドに横になると、女はまたセックスしたくなった。ペニスを入れたい。「ねえ」と夫の肩をちょっと触ってみたが、夫は怒りだしそうだった。「見込みがないわね」と、心の中で肩をすくめながら、女は夫に背を向けると、やがて眠りに落ちていった。

【解説】

人間の性のあらゆる側面の中で、女性のオーガズムはおそらく最も不思議なものである。経験のあるなしによってかなり違う（シーン31）。オーガズムをまったく感じない人もいれば、感じる人もいる。セックスのときにはオーガズムを感じないという人もいれば、セックスのときはほとんどいつも感じる人もいる。オーガズムは明らかに性的な現象ではあるが、女性の場合は（男性の射精と違って）必ずしも妊娠に必要なことではない。オーガズムを感じない女性でも難なく妊娠できる。

女性のオーガズムを論じる場合、その多様性が大きな問題の一つだ。どのオーガズムも少しずつ似たところがあり、たいていどれも似たり寄ったりだが、どれもまた少しずつ違う。さらに、二人の女性がまったく同じ程度で同じ頻度、同じパターンのオーガズムを感じることはない。女性がいつ、どのように、何回くらいオーガズムを感じるかは、男性よりもはるかに個人差が大きい。

この章の五つのシーンでは、オーガズムを感じること、そして同じように重要なことであるオーガズムを避けるということが、女性の子孫繁栄をどのように高めるかを探ってみよう。

どのシーンも非常におなじみの状況である人もいれば、まったく経験したことのない人もいるだろう。どの状況でも女性にとってオーガズムの機能は、同じである。しかし、いつ、どのくらいの頻度でその働きを利用するかは、それなりの理由があって、女性により異なる。女性の間に起きるこの差は非常に興味深く、シーン31でそれを論じることにしよう。しかし、この五つのシーンでは、主にオーガズムが起こる状況によってどのように女性の子孫繁栄に影響を与えるかを問題にしてみる。

多種多様で予想のつかない一つの行為の中に何らかの機能を見つけることは、いくつかの点でむずかしい。そのためにこれまではオーガズムには喜びを与える以外に機能はないと結論づけられてきた。すでに見てきたように、喜びはそれ自体は働きではない。働きの副産物である。基本的には、体がある特定の行為へと向けられると、その行為を遂行しようとする衝動が起こる。その衝動が満たされたときに生まれる感覚が、喜びである。女性のオーガズムは働きをもっているがゆえに、満足を与えるのである。体が子孫繁栄を高めると判断すれば、いつでもオーガズムを感じる。体が子孫繁栄を弱めると判断すれば、オーガズムの衝動は感じないのである。まず、驚くかもしれないが、セックスに伴うオーガズム（シーン23〜25）ではなく、マスターベーションによるオーガズムから話を始めよう。

女性の約八〇％はオーガズムを得るためにマスターベーションをした経験があり、ほとんどの場合マスターベーションはシーンの女性のようにそう頻繁ではないが日常的な行為である。マスターベーションの平均回数は週に一回以下で、排卵前のほぼ一週間ではやや多く、それ以外ではやや少ない。少なくとも四十歳くらいまでは、年齢が上がるほどマスターベーションをする可能性が高くなり、回数も多くなる。

女性がマスターベーションをするときの方法は、たいていは指だけでクリトリスを刺激することである。ときどき指を膣に押し込むが、これはペニスの代わりではなく、クリトリスへの刺激を補うためであることが多い。また、ときにはペニスの代用品を膣に挿入することもあるが、これもクリトリスのマッサージの補助として行われるのである。その代用品は、トナカイの筋肉や果物、野菜、バイブレーターのように文化によってさまざまなものがあり、なかには、犬や猫を使って膣をなめさせるということさえ知られている。さらに珍しいことだが、犬や他の動物とセックスすることもある。

女性のオーガズムの働きをめぐって誤解があるため、クリトリスの役割についても同じような誤解が起きている。クリトリスは女の胎児の中で、男の胎児の中ではペニスとして成長する細胞と同じ細胞から成長する器官である。哺乳類のメスにはどれもクリトリスがある。その突起（あるいは「芽」）には多くの神経の先端が集まり、非常に敏感であり、実際、ペニスの先端よりずっと敏感である。

南アメリカのサルのクリトリスは、ペニスとほぼ同じくらいの大きさである。それには溝《みぞ》がついていて、オスのペニスと同じように尿を放出する。そのような大きなクリトリスは、交尾で積極的な役割を果たしているのだ。霊長類では後背位が一般的で、クリトリスはペニスが膣に挿入される場所より前方にあるから、ペニスのピストン運動では直接刺激を受けない。しかし、大きい場合は、オスもメスも交尾している最中にも、クリトリスを比較的簡単に見つけることができ、操ることができる。これは、クリトリスがペニスよりはるかに小さく皮膚の襞《ひだ》の中に隠されている他のサルや類人猿や人間とでは状況がまったく違う。

後背位の場合は当然、小さなクリトリスは刺激を受けにくい。ときどき、対面位で交尾する種類（ある種のサル、オランウータン、チンパンジー、ゴリラ、もちろん人間）でさえも、性交中必ずしもクリトリスを刺激するわけではない。実際、クリトリスはあまりにも巧妙に隠されているので、性交中に自動的に刺激されないようにつくられているように見える。そのうえ、小さくて一部、あるいは全部が隠されているクリトリスはオスが見つけにくい。それゆえクリトリスについての最も有力な考えは、人間の女性のような小さな隠れたクリトリスは、性交の際に自動的に性交に関わってくる器官ではなくて、自分で行うマスターベーションのための押しボタンであるということになる（シーン25）。

哺乳類のメスでマスターベーションをするのは女性だけではない。他の多くの霊長類でも手を使ったり、外陰部を地面や枝にこすりつけてクリトリスを刺激しているところが観察されている。チンパンジーは葉のついた小枝を膣に入れ、直角に擦りバイブレーションを起こすのが見られる。また、メスのヤマアラシは棒を股に挟んで走り、棒がバイブレーションを起こしクリトリスを刺激するところが観察されている。

人間以外の動物のメスのマスターベーションやオーガズムはほとんど知られていないが、メスのチンパンジーはクリトリスをマッサージされるとオーガズムに達することはよく知られている。さらに一度このマスターベーションの代用を発見したチンパンジーは、尻を人の手のほうに差しだして周期的にクリトリスのマッサージを求める。メス牛もクリトリスをマッサージされるとオーガズムに達する。マッサージが始まると数分後、メス牛の子宮頸管は大きく開いて動くのが見える。

同じような子宮頸管の動きは、人間でもクリトリスを刺激した後に見られる。マスターベーションをしている女性の膣に設置された小型カメラによって取られた写真は、オーガズムに達すると頸管が大きく開き、同時に膣の中に下がってくることを示している。この開いて下がることは、「テンティング」と呼ばれ、一度のオーガズムの間に数回起こることもある。オーガズム中の頸管のテンティングは、頸管の内部の変化とともに、マスターベーションの機能の鍵である。それらは三つの重要な結果を引き起こすのだ。

一つには、マスターベーションは、オーガズムによるテンティングなどによって、一時的に頸管から膣への頸管粘液の流れを増やす。頸管粘液は常に頸管からゆっくり流れであるが、オーガズムによりそのスピードが増す。それは鼻水とくしゃみほどの差がある。女性がマスターベーションの間に性的に興奮すると、頸管の上部の腺が頸管粘液をつくる率が高まり、オーガズムに達すると特に高くなり、頸管粘液の「氷河」の量を急に増大させる（シーン3）。最初、これはテンティングしている頸管によって調整される。テンティングが終わると、増大した氷河の古い部分の一部がチューブから出る練り歯磨のように膣の中に絞りだされる。この頸管粘液の流れが膣のヒダに粘膜を付着させて潤《うるお》いを増し、次の性交の準備をする（シーン3）。さらに、絞り出されるのは最も古い部分の粘液なので、一緒に古いブロッカーの精子や病原体などを含む頸管の滓《かす》を多く運びだす。これは感染を避ける効果的な方法である。シーン21では、女性の友人は泌尿器系の感染症の間、毎晩マスターベーションせずにはいられなかった。

二つ目に、マスターベーションは頸管粘液の酸性度を高める。頸管がテンティングすると、中の頸管粘液が横に広がり新たな編み目の経路ができ、同時に膣の奥にあるものは頸管の「象の鼻」の先から中に効率よく吸い込まれる（シーン3）。膣の奥の粘液は非常に酸性が強く、頸管がクライマックスの過程で数回テンティングを起こすと、その酸は頸管粘液の経路を通って広がり、古い氷河の酸性度をさらに高める。クライマックスが終わると、酸性の頸管粘液の一部（プラスそれに含まれている病原体）は、膣に押し戻されるが、子宮頸管に残るものもある。精子もバクテリアも、酸性の頸管粘液の中では正常に働かない。そのため、マスターベーションの後しばらくは、おそらく何日も、精子は頸管粘液の編み目を通って泳ぐ力が弱まり、病原体は侵略や増殖がしにくくなる。

三つ目に、マスターベーションは頸管のフィルターの強さを変える。たいていの場合、強くする。これは今述べたように酸性度が強くなるためばかりではなく、オーガズムが引き金になって頸管の窪みの貯蔵庫に留まっている前回の射精からの精子を半分ほど追い出すようにするためである。これがフィルターを強化するのだ。それは、これらの精子が頸管粘液の中に再び入ったあと、新しい頸管粘液の経路をブロックするためである。そのうえ、この新しいブロッカーの多くは頸管の上部にいるので、「氷河」によって膣まで運ばれてしまうまで、頸管をふさいでいる効果は数日間続く。だがときには、マスターベーションがフィルターを強化しないことがある。強化するかしないかは、頸管の窪みの貯蔵庫にまだどれくらい精子が残っているかによるようである。

オーガズムに達したとき、頸管の窪みの貯蔵庫に留まっている精子が多ければ多いほど、頸管粘液の編み目の経路に注入される量が増え、フィルターが強くなる。その結果、セックスの二十四時間後の貯蔵庫に精子が多い場合のマスターベーションは、セックスの四十八時間後の貯蔵庫に精子が少ない場合のマスターベーションよりフィルターを強化することになる。貯蔵庫に精子が十分あるかぎり、一日ほどたってから二度目のマスターベーションをするとさらにフィルターを強化するが、三度目や四度目はもう効果はない。おそらく、二度目以降は貯蔵庫の精子はほとんどないからだ。同様に、貯蔵庫に別の理由で精子がない場合（たとえば、前のセックスから八日以上経っていたり、前のセックスでペッサリーやコンドームを使った場合）、マスターベーションをしてもフィルターは強化されないのである。

女性は妊娠しやすい時期のほうが妊娠しにくい時期より頻繁にマスターベーションしたくなる傾向があるということはすでに見てきた。その意味がここでわかるだろう。この時期こそまさに、女性が性交のために膣の潤滑油と頸管のフィルターを準備することで最も利益を得る時期なのだ。それでも、まだ他の時期にもマスターベーションをしたいという衝動を感じるかもしれない。もちろん妊娠しない時期でも、病気と闘い、性交のために膣の準備をし、頸管のフィルターを調節する必要がある。また、パートナーを混乱させる必要もある（シーン22、25）。

女性が病気と闘い、オーガズムを通して次の性交の準備をする唯一の方法はマスターベーションだけではない。マスターベーションほど一般的ではないが、多くの女性が経験している別の方法がある。このオーガズムの源が、シーン22のテーマである。

シーン22　暗い秘密

空が紫色のもやで覆われる頃、女はまたいつものようにスーパーマーケットの中を歩きまわっていた。たった一人だった。運搬用の通路が女の前に何マイルも伸びていた。人影はない。ゆっくり牛肉のわきを通り過ぎ、さらにゆっくりとチキンのわきを通り過ぎた。「今晩は何を作ろうかしら」と、ぼんやり考えていた。ベーコンの向こう側には、歯をむきだしにした豚の頭の大きなディスプレーがかかっていた。そこで、女は立ち止まった。「ここは冷房が効いていて、冷えているはずじゃないの。それなのになぜこんなに暑いのかしら?」

しばらくの間、足を広げて立っていた。冷気を熱くうずく股の間に送ろうとしていたのだ。「下着を脱ごうかしら」と思ったとたん、すでに脱いでいた。下着をショッピングカートの前にかける。ユニフォームを着た魅力的な女性の店員が、突然女の前に現れた。カートから下着を取って、空中に持ち上げてみせた。「なぜパックの中から取り出したんです?」と店員は尋ねた。「出してません。私のです。暑いから、脱いだんです」

店員は下着を見て、顔に押しつけた。「まあ、いい匂い」下着をしっかりと鼻におしつけたまま、店員は美しい目でじっと女を見つめた。「もし、これがあなたのものなら、そのスカートの下には何もはいていないの?」

店員は女の下着を鼻に当て、もう二、三度深く息を吸いこむと、続けて言った。「あなたもこんな匂いがするのね」店員は下着を手から落とした。「これがあなたのものかどうか確かめるわ。さあ、スカートを持ち上げて。匂いを嗅がせなさい」「いやです」女は断って、後退りした。すると、どこからともなく人々が集まってきて、店員と一緒に女の前に立ちはだかり、まわりを取り囲んだ。女はさらに後退りしようとしたが、壁にぶつかってしまった。群衆の中から一人の男が前に進み、女の後ろに入り込むと、動けないように腕を抑えつけた。女の心臓は高鳴った。息が苦しい。逃げようともがいてみても、男の手が首をしめている。

店員が服を脱ぎはじめた。制服、スカート、下着と順々に脱いでは、まわりの人間に渡している。店員はそうやって少しずつ裸になっていきながらも、美しく魔力を秘めたような視線を女の顔からそらすことはなかった。店員が最後の一枚を脱いだとき、女は驚き、群衆は息をのんだ。上半身はすばらしい乳房のある美しい女性の体だったが、下半身は勃起した男性の体だったからだ。

裸の両性具有者は女のほうに進みでた。そのとき群衆は「レイプしろ」と叫びはじめた。女はもがこうとしたが、男がまだしっかりと捕まえていた。あっというまに両性具有者は女の服を引き裂き、のしかかってきた。女の胸に自分の乳房を押しつけ、女の足の間にペニスを押しつけた。群衆の囃《はや》し立てる声が大きくなるにつれ、美しい店員が情熱的に女にキスしはじめた。女は逃げようとしてもがく。叫ぼうとしても、小さな音が女の喉から漏れるだけだ。今にもレイプされそうだった。

美しい店員は唇に激しくキスした後、顔を下にずらし、女の乳首を噛みはじめた。女がもがけばもがくほど、音が漏れた。女の心臓は口から飛びだしそうだった。店員の顔は乳首を離れ、腹から性器のほうへとなめていった。店員の舌がちょうどオーラル・セックスをしようとしたとき、女はクライマックスに達した。痙攣《けいれん》の最中に、女は目を覚ました。

眠りから覚めたとき、女は何が起こったかすぐに思い出せた。夜中にオーガズムを感じたのは、一か月前だった。「今夜のはとってもすばらしかったわ。十点満点の九点くらい」

隣でいびきをかいている夫を見て、そっと寝返りを打った。体中の興奮が静まったあと、女は再び眠りの中に戻っていった。

【解説】

「夢精」が男性の子孫繁栄を求める闘いでどのように重要なのかについては、すでに述べた（シーン14）。ここでは夢のオーガズムが、女性にとって同じように重要なものかどうかを考えてみよう。

女性は誰でもセックスの夢を見るが、誰もが夢のオーガズムを感じるわけではない。二十歳までに約一〇％の女性が、「夢」のオーガズムを体験する。四十歳ぐらいになって初めて体験する人もいるが、大半の女性は体験しない（少なくとも覚えていない）。一生を通しても、このシーンの女性のような体験を持つ人は、わずか四〇％ぐらいである。しかし、そのような体験をもつ人々にとっては、夢のオーガズムはセクシャリティにおいて重要な役割を果たすのだ。夢のオーガズムはふつう、最も強烈なクライマックスを与えるが、ときにはまさにクライマックスの最中に目が覚めるために、マスターベーションのオーガズムほど満足できないこともある。

オーガズムを感じる夢は、必ずしも性的な夢とは限らない。性的な夢であっても、性的な要素は夢の最後に入り込む場合もある。オーガズムが今にも起こりそうになって性的な夢を引き起こすのであってその逆ではないようだ。シーンで述べた夢の中では、女性は店員に会う前から性的に興奮していた。クライマックスは進行中であり、夢は体の興奮に合わせて頭の中でつくりあげられた。両性具有者の夢を見るのは、珍しい。たいていの場合、いつもの自分の性行為を反映した状況を夢に見るが、レスビアンの関係を持ったことのない女性がレスビアンの夢を見ることは比較的よくある。異性愛の男性がホモのシーンを夢に見ることよりもよくあることだ。

哺乳類のメスの中で、人間の女性だけが夢の中で自然にクライマックスに達するのではないが、他の動物に関する情報は非常に少ない。最もはっきりと観察できるのは、メス犬だ。盛りのついたメス犬が眠っているとき、おそらく夢を見ているのだろうが、非常に興奮してくることがある。このようなとき頸管粘液が膣を濡らし、人間の女性のように性器がリズミカルにけいれんする。

夢のオーガズムの働きは、マスターベーションのオーガズムの働きと同じように見える。どちらも女性の体が感染症と闘うのを助け、膣に潤滑油を満たして次の性交のために準備をする。どちらも頸管の窪みの貯蔵庫に精子があるかぎり、頸管のフィルターを強くする。実際、二つのタイプのオーガズムの間に生理的な差はまったく見られない。そのため、夢のオーガズムがマスターベーションのオーガズムと同様、月経周期と関係があることも、不思議ではないのである。

メス犬がさかりの時期に夢のオーガズムを体験しやすくなるのと同じように、女性は妊娠しやすい時期か、あるいは少なくともその近くになるとオーガズムを感じやすくなる。オーガズムが最も起きやすいのは、排卵の約一週間前で、夢のオーガズムとマスターベーションのオーガズムから受ける利益が最も大きくなる時期である。このピークはマスターベーションをしたい衝動のピークの時期とほとんど一致するが、夢のオーガズムのほうがいっそうはっきりしている。ところが避妊用ピルを使っている女性には、どちらのタイプのオーガズムもそのようなピークは見られない。これは夢のオーガズムとマスターベーションの衝動は主にホルモンの影響を受けていることを示している。

排卵と、夢のオーガズムとマスターベーションのタイミングの間のこの関係の結果から見ると、この二つのタイプのオーガズムには季節的なピークがある。すでに見てきたように、女性は一年のうちで排卵しやすい月があるので、子供が生まれる確率が高い月もあるのだ（シーン15）。夢のオーガズムやマスターベーションは排卵の一週間前に起こりやすいので、二つのオーガズムが起こりやすい月もある。たとえば、イギリスでは出産のピークは二月、三月、九月にあり、排卵のピークは五月、六月、十二月にあり、夢のオーガズムとマスターベーションのピークは四月、五月、十一月にある。月経周期の中では、夢のオーガズムのほうがマスターベーションよりピークがはっきりしている。

夢のオーガズムとマスターベーションの働きには生理学的な大きな差はないが、戦略的にはいくつかの小さな違いがある。どちらのオーガズムもパートナーから比較的やすやすと隠すことができるのは共通している。

シーン14では、男性が成人しパートナーを得ると、夢精はマスターベーションより隠すことがむずかしいので、夢精の数は減ると結論づけた。女性にはその反対のことが言えるだろう。女性の場合は、夢のオーガズムはマスタベーションよりパートナーから隠しやすいのである。シーン22では、妻がオーガズムに達していたとき、夫は眠っていた。しかし、夫が起きていたとしても、妻がただ夢を見ているだけでなくオーガズムを感じているとはわからなかっただろう。反対に、もし妻が足の間に手を、膣の中にバナナを入れているのを夫が見つけたら、きっと妻の意図を誤解することはないだろうが。

夢のオーガズムはマスターベーションよりも見つかりにくいから、月経周期により密接に関係している。両方のタイプのオーガズムが妊娠しやすい時期の初めに起こると有利だとすれば、マスターベーションより夢のオーガズムのほうが妊娠しやすい時期をパートナーに知られる可能性が低いので、よい選択となる。夢のオーガズムは隠しておけるので、女性は男性と違って年齢が進みパートナーを得てからも、増えることはあっても、減りはしない。

両方のタイプのオーガズムを体験する女性は多いが、どちらが多いかは人によって違う。どちらのタイプの誘因も衝動もかなり女性ホルモンに影響されているが、その他の状況によっても影響される。その一つは不倫の可能性である（シーン6、17）が、シーン25でも述べている。この二つのタイプのオーガズムは、女性の体が精子戦争で勝てるように男性に有利な立場を与えるのを助ける働きがあるのだ。しかし、女性の体が精子戦争に影響を与える可能性は、マスターベーションと夢のオーガズムだけではない。次に行われる性交で、女性はまださまざまな選択肢を持っている。すべては性交中にオーガズムを感じるかどうかにかかっているのだ（シーン23、24）。

シーン23　もう一つの成功した失敗

「イッたかい？」男は女の体の上で自分の体重を両腕で支えながら、あえぎつつ聞いた。「もう少しだったわ」女はやさしく答えた。「このままイキそうと思ったんだけど、そのままイカなくなっちゃって、もうダメだったわ」

男はゆっくりと女からペニスを引き抜くと、彼女の横に少々がっくりして身を横たえた。「僕がイク寸前に君もイッたと思ったんだけど」フウッと大きく息をつきながら言う男の声には、ガッカリした様子とイライラした調子がまざっていた。「いいえ、全然よ。でも、よかったわ。あなたをうんと感じられてすてきだったわ」

二人はいつものように抱き合ったが、別々の思いに耽っていた。男は何が問題だったのか分からなかった。「今日は、俺は本当にがんばったんだ。前戯も十分時間をかけたし、彼女だって興奮していたことは間違いないんだ。いつもほど濡れていなかったかもしれないけど、でも興奮して紅潮していたぜ。もうほんの数秒、クリトリスを触っていれば、彼女はイッたんだ。俺がペニスを入れようとしたのに、止めたのは彼女なんだ。俺がもうイキそうになったから中に入れたら、彼女が冷めていたのがはっきりわかったな。もう急に二十段階くらい落ちちゃってさ。それでも、俺は彼女をもう一度イカせようと思ってがんばったんだ。だから、できるかぎり、俺だってイクのを遅らせたさ。だけど、本当にもうそのときはだめだってわかってたんだ。彼女が飽きはじめちゃったのがわかったし、何か興奮しているというより我慢してるって感じだったしな。だから、最後はあきらめて、俺だけイコうって射精するのに集中したんだ。『僕がイク寸前に君もイッたと思ったんだけど』って聞いたのは、知らないから聞いたんじゃなくて、そうだったらという希望的観測で聞いたんだけどな。それとも俺は彼女に嘘をついてほしいと思って聞いてたのかな」

男が思うかぎりでは、問題は女の側にあった。一年ほど前、男は若い女性と不倫した。彼女はほとんど毎回イッた。ほんの少し前戯をすれば、そしてあまり早々と射精しないかぎりは、彼女はイッた。それほど簡単だった。しかし、男のパートナーである女は、男が女の中に入っている間にイクことはめったになかった。うまくいって、月に一回から二回だった。しかし、彼がいくらがんばっても、うまくイカせる方法はまったく見つからなかった。この前、一週間前にセックスしたときは、女はちょうど月経前で、そのときはイッたのだった。そして、男は今夜、そのときとまったく同じことをしたのだ。

前戯に時間をかけ、ほとんどイク寸前まで女を興奮させ、すばやく女の中に入り、数回ピストン運動をすると、女はイッた。だが、今夜、女はイカなかった。しかし、男が実際にまったく前戯をぬかしても、女はイクこともあれば、前戯をぬかそうとすると文句をいうこともあった。

女は背中を男に向けて横たわり、がっかりしていた。「今夜は彼がセックスしたいと思うなんて思わなかったわ。思わないでくれたらよかったのに。できるだけ一生懸命気をそらせようとして、合図してたのに、彼ったら全然勘違いしてるんだから。本当にペニスが私の中に入ってきてほしいときもあるし、特にオーガズムに達するかどうか問題にしないときもあるし、もちろん両方が欲しいときもあるのよね。今夜、私が欲しかったのは、オーガズムなのよ。まったく、彼はそれがわからなかったのかしら？　彼とセックスするのはとってもうれしかったのだけど、でも、私が本当に欲しかったのは、絶頂感とその後の感情だったのよ。もうすぐそこまでイキそうだったのに。あと数秒、前戯してくれていれば、イッてたのに。彼は私の中に入ってくるまでに、どうしてそのくらい待てなかったのかしら？　もうちょっと私がイクまで神経を使ってくれていたら、私だって彼が中に入ってきたときにうれしかったはずよ。でも、全然違ったわ。彼がしたかったのは、私のことなんておかまいなしに、私の中に入れたかっただけじゃないの。彼が触るのをやめて、態勢を変えたときが、私の興奮が覚めちゃった瞬間だったわ。彼が入ってきたときには、すっかりしらけてたのよ。イキそうになるときには自分の気持ちに神経を集中してとっても微妙な集中力が必要なのに、もうそんな気持ちが蒸発しちゃったのよ。すっかり気持ちはしらけてしまっていて、彼がだらだらピストン運動してたときには、私は何にも感じてなかったんだから」

女は他の女たちがうらやましかった。わずか数回のピストン運動で、何回も絶叫し、クライマックスに上りつめる女たちがたくさんいると確信していた。ときどき女はスーパーマーケットで、この人はどんなふうにイクのだろうと想像してそこにいる女性たちをながめている自分に気づくことがあった。今朝、見たのは、レジで自分の前に並んでいた黒い髪に野性的な目をした背の低い女性だった。自分の番がくるまで長く待たされていたので、この女性のイク様子を想像しはじめたのだった。裸でベッドに横たわり、肩までの長い髪をふり乱し、激しいセックスでエクスタシーに達し、叫び声を上げている。しかし、女にとってセックスはほとんどいつもがっかりするものだった。よくて月に一度、まれに絶頂に達しても、いつもほとんど決まりきったことだった。前戯のときや自分でするほど興奮するものではなかった。

真実は、セックスの間、女は特にイクことに熱心ではなかったのである。もし、イケばそれは思わぬご褒美だが、そのために必死になって努力するほどのものではないと思っていたのだ。二人はたいていの場合、失敗し、お互いにそれとなく罪を相手になすりつけあっていた。女は自分が感じるときにイカせてくれ、そのあとで男が中に入ってくるほうがずっと好きだった。女に必要だったのは、女の欲求を感じとってくれ、自分がしてほしいこと、いつして欲しいのかを判断することできるパートナーだった。女はこのことを毎回、男に言うべきなのだろうか？　女の隣に横たわる男は、それがよくわかっていなかった。

【解説】

セックスにおける反応は女性によって実にさまざまである。ほとんどいつも絶頂に達する女性もいれば、いちどもイッたことのない女性もいる。この違いは、人間のセクシャリティの全体像の重要な一部で、シーン31で詳細を述べる。一般的に女性について言えば、膣の中にペニスがあるときに絶頂までイクかどうかは、イク場合よりイカない場合がふつうである。平均すると、ルーティン・セックスの各場面（前戯の開始からフローバックが排出するまで）の中で六〇％強しか、女性が絶頂に達する場面はない。絶頂に達したときでさえ、前戯の最中（三五％）か、後戯の最中（一五％）であって、挿入時ではない。実際、ペニスが膣の中に入っている間に女性が絶頂を迎えることは、ルーティン・セックスの一〇～二〇％だけしかないのである。

このシーンでは重要な要素がいくつかある。まず一つは、あるときは自分のやり方が相手の女性をイカせたのに、なぜ次のときにはみじめに失敗してしまったのかという、男性側の混乱だ。また一つは、妻より恋人のほうがずっと簡単に絶頂に達したという、男性の観察力である。さらに、なぜ男性は妻が前戯の間ではなく、挿入時に絶頂に達するのを好んだのだろうか。しかし、これらの点は後のシーンで取り上げるので、ここでは主に挿入時になぜ女性が絶頂に達しないことがよくあるのかについて見てみよう。これは、何かの失敗が影響しているのか？　あるいはそうではなくて、これは女性の無意識の戦略が勝利をおさめているということなのだろうか？　女性の子孫繁栄の成功率を実際に高めるセクシャリティに対する新しい考え方なのだろうか？

前戯が始まると、女性の体は少なくともいくつかの準備を始める。この準備の内容については、夢精やマスターベーションによるオーガズムと関連して、この前のシーン（シーン22）ですでに述べた。このオーガズムは頸管粘液のフィルターを強めるか弱めるかのどちらかの方向へ準備する。どちらをとろうとも、女性の体は、病原体に対する防御のある働き、膣内が濡れる一定のレベル、頸管粘液フィルターのある一定の働き、そして卵管や子宮、頸管の窪みの貯蔵庫に精子の数がゼロから数百万までの一定のレベルの状態でセックスする。女性が自分の状態を正確に事前に知ることができれば、これらのそれぞれ異なるレベルは、頸管粘液フィルターの状態がかぎりなく理想的であることを意味し、まさにこれから始まろうとしているセックスから最大限の利益を得ることになるのだということがわかるだろう。どんな頸管粘液フィルターの状態が理想的であるかは、その女性の状況によって変化する。

たとえば、理想的なフィルターはどの月経周期であるかによって異なる（シーン21、22）。また、女性が不倫しようかどうか考えていることによっても変化し（シーン25）、不倫相手がまさに射精寸前であるかどうかでも異なり、女性がその男性にこれから起こるかもしれない精子戦争において有利になってもらいたいのか不利になってもらいたいのかによっても異なる（シーン25）。しかし、理想的なフィルターの状態がどんなであれ、これから述べようとする一般的な基本は、どの女性にも当てはまる。したがって、基本をわかりやすく述べるために、シーン23の女性に戻ってみよう。

この女性は月経がちょうど終わったばかりだ。したがって排卵（この周期で排卵が起きると仮定すると〔シーン15〕）は、七日から二十日後であるので、今したばかりのセックスによって妊娠はしない。にもかかわらず、このセックスで射出された精子は、彼女を妊娠させることができる次のセックスの精子に影響を及ぼす（シーン7）。今まで述べてきたかぎりでは、次の妊娠しやすい時期には不倫は起こりにくい。しかし、何度も言っているように、起こらないとは限らない。今のセックスが妊娠しない時期に行われたのであっても、精子の最適な量を確保することは彼女にとっては重要であった。なぜなら、これらの精子は突然、間接的でも彼女の次の子供の父親を決めることに影響する役割を演じるかもしれないのである。

この状況で、彼女がセックスで必要だったことは、頸管の窪みの貯蔵庫に（シーン4）少数の若い精子を貯蔵しておくことだけであった。そのような貯えがあると、その後数日間、最大限の余裕をもたらしてくれる。その後数日の間で、彼女の体が次の予想するセックスに対してどんな頸管粘液フィルターの状態が理想的であるかを決定したときに、すべての必要な材料を用意していることになるのだ。頸管の貯蔵庫に精子を保留していないと、彼女の選択はずっとかぎられてしまう（シーン21）。さらに、現在獲得した精子が若ければ若いほど、彼女の選択の柔軟性は長く続く。もちろんこういう精子を集めていると同時に、いつものように病気のリスクを最小限にする必要もある。

セックスをする前、頸管粘液フィルターは月経の残滓があるので強かった（シーン3）。一週間前の最後のセックスから得た精子の大半は、月経の出血によって流されてしまっていた。受精できなかった精子が卵管にわずかに残っていたかもしれないし、いくつかの頸管の窪みの貯蔵庫ではかなり古くなってしまった精子がいくらか残っていたかもしれない。この状況が適切なフィルターをつくったが、精子をいくらか追い出してしまったことからも利益を得た。それはまさにこの時期に女性の多くがマスターベーションをするか夢精するか（シーン21、22）のどちらかであるからである。それによって前回の月経の残滓の頸管粘液を外に出したり、膣の潤いの度合いを増したり、頸管の貯蔵庫にいる年老いた精子を追い出す手伝いをする。そのようなオーガズムは、次のセックスのために、膣の潤滑度を促進させる。そしてそれはまた結局、頸管フィルターをわずかだが強くすることになるのだ。特に次のセックスで運ばれてくるあらゆる病原体の進入を防ぐ特別のフィルターとなる。しかし、また、年老いた精子もできるだけ追い出してしまう。

このシーンの女性が、夢のオーガズムをその夜遅く得ることになっていたのかはわからない。もし、彼女が夢のオーガズムを得ていたなら、彼女の状況にとっては理想的な頸管フィルターをつくりだしていただろう。しかし、予想しなかったセックスがその前に邪魔したので、男が前戯を始めたとき、彼女の頸管フィルターはまさに受けようとしていた射精に対して理想的ではなかった。もちろん、彼の前戯を拒否し、頸管フィルターが適切に準備されるまで待つこともできた。しかし、彼女は別の選択をしたのである。それはこの予想しなかったセックスで夢のオーガズムやマスターベーションによるオーガズムを感じることがさまたげられたので、その代わりに彼女の体は前戯の間にオーガズムを感じるように仕向けたのだった。

「前戯によるオーガズム」は、夢のオーガズムやマスターベーションによるオーガズムとまったく同じ機能をもち、シーン23の女性にとっては完全に適切な土壇場での代替品だったのである。これを選んだ後の問題は、彼女の戦略にはパートナーの協力が必要なことだった。ある部分では、彼から刺激が必要だった。もっと重要なことは、彼女がイクまでに彼が時間を与えてくれることだった。しかし、彼は時間を与えてくれなかったのだ。

なぜ彼が時間を与えてくれなかったのかについては、シーン24で述べる。簡単に言えば、彼にとっては、彼女が前戯の間でなく挿入の間にオーガズムを感じてくれたほうが、ずっと利点があるからである。この場合、男性と女性の利益は双方向ではない。これはよくあることで、女性は自分の体が前戯の間にオーガズムを得ることを選んだ場合、いつでも男性の協力を得ることはできないということを意味している。このシーンの女性は前戯の間に、挿入のための理想的なシナリオをつくりだすために彼女の体が必要とするオーガズムにほとんど達しそうだったが、その寸前でできなかった。その後のいちばんよい反応は、まったくクライマックスを迎えないことであった。これがこのシーンの二人のセックスの背景にあったことである。

挿入の間にクライマックスがないと、頸管のフィルターの命令で彼女の体内にいる精子は、数もその構成割合も挿入が始まる前のままでいる（病原体による侵入を防ぐように）。このフィルターはこれから数日の間にいちばん適切な精子の数と種類を獲得するためにちょうどよい状態となる。それゆえ挿入の間にオーガズムに達しないということは、実際には、女性の体は次のような言葉を発しているのだ。「事態はこのままにしておきなさい。あなたの頸管の状態は今がいちばんよいのだ。彼に射精させなさい。そうすればあなたの頸管フィルターは次のことをやるから」

このシーンでは、男性が射精したとき女性の頸管の状態は理想的ではなかった。ベストの戦略が実行されなかったので、彼女の体は挿入の間にクライマックスを得ることを避けて、二番目にベストなことを行った。だから、クライマックスに達しなかったことは、成功を意味しているのだ（なぜそうなるかの詳細については次のシーンで述べる）。もう少しこのカップルについて見ていこう。

シーン24　間違いの修正

二人ともなかなかリラックスできなかった。セックスの後、うとうとしたかと思うと目が覚めるというくりかえしで、三十分もするとついに二人とも完全に目が覚めてしまった。すると突然、はっきりした理由もないのに、男のペニスはムクムクとしはじめ、やがて固くなり女の背中に当たるようになった。この感情は確かだった。「もう一度やりたい」

女は背中に男のペニスが当たり固くなるのを感じた。「この人、またするつもりなのかしら」さっきの前戯の間にはクライマックスに達しなかったので、自分のしたい気持ちを察して、男がもう一度してくれるのを望んでいた。しかし、女は自分でも驚いたことに、本当に感じたのは、自分の中にまた男のペニスを入れたいということだった。それがはっきりしていたので、男が手を女の尻の間から膣へとそそくさと伸ばしてきたときには、自分のほうからさっと体を翻し、向かい合う恰好になった。何回かキスを交わしたあと、女はそっと男のペニスを摑み、膣のそばへ持ってきたので、男は女が何をしてほしいかはっきりとわかったのだった。

ペニスが女の中にすべりこむと、そこはさっきまでのセックスで非常に濡れていたので、男は中に入っていないようなくらいに感じた。最初にゆっくり動かすと、濡れているという以外、ペニスは何の興奮も感じなかった。射精するにはほど遠かった。

一方、女は男が入ってくるとすぐに、イキそうなほどの興奮を感じた。男が前、後ろ、前、後ろと動かすにつれ、自分の膣に神経を集中していって、どんどん感じた。すると白昼夢が訪れた。スーパーマーケットの列に黒い髪、野性的な目をした女性が並んでいた。女は野性的な目をした女の上に裸で横たわっている。体をねじ曲げると、長い黒髪が揺れ、二人の性器を一緒にこすったり、女の体中をキスした。男と白昼夢の両方の興奮で、女の体はクライマックスを迎えるようにそり返った。うめき声はしだいに速くなり、リズミカルになった。あともう少し、あともうちょっと——。

男はこうなると、女がオーガスムに達しはじめたとわかる。女の声はしだいに激しくなってきた。男も声を出しはじめる。濡れ過ぎていた膣も今はちょうどよくなって、ペニスには望んでいた感覚を感じはじめていた。しかし、まだ射精できるかどうかはっきりしない。空想にふけることにした。

「俺の体の下にいるのは妻じゃない。職場のあの浮気な十七歳の娘だ。あの娘は俺の目をじっと見つめて、自分の両手でオッパイを揉んでいるんだ。『ウッ、ウッ』とリズムに乗ってうめき声が喉からもれているじゃないか。それからこう言ってるぞ。『ああ、あなたって、とってもすてきよ。やめないで』」

男の空想は効いた。しかも、ちょうどぴったりのときに。そのとき、妻もクライマックスに達していたのである。妻がイッたので、男はその娘のイメージを一瞬見失ったが、三十秒後には何とか射精することができた。

女はクライマックスに達した。望んでいたものだった。男は、二人で一緒に達したクライマックスで、達成感と満足感を得た。女は男が自分の中にいるときにイッたことはあまりなかった。そして男はいつも女をイカせようとしていた。しかし、今回、男はそう思わなかった。驚きと喜びを互いに表すとほとんどすぐに、二人は眠りに落ちた。

【解説】

一見すると、このシーンのカップルのとった行為は非常に奇妙である。なぜこれほど早くもう一度セックスしたくなったのか？　なぜ女性は前戯ではなく、性交をしたくなったのか？　わずか三十分前にはそんな感じはなかったのに、なぜ今、性交中にオーガズムを感じたのか？　二人のそれぞれの行為は、たくさんセックスをすれば子孫繁栄を高めるという戦略の一部だったのか？

すでに述べたとおり、精子が子宮頸管に入るためには、女性は性交中オーガズムを感じる必要はない。オーガズムに達しなくても、精液は膣の奥に集まり、精液プールを形成する。頸管はプールに垂れ下がり、精子はプールを離れ頸管粘液の中に入り込む（シーン3）。それにもかかわらず、オーガズムは頸管にどのくらい精子が入り込むかという数に影響を与える。たいていの場合、性交中のオーガズムは、頸管のフィルターの働きを著しく弱め、たくさんの精子が精液プールを離れ、頸管粘液の中に入り込み、そこに蓄えられる。そのためフローバックで排出される精子の数は少なくなる。複数のオーガズム（女性は「休みなく」二回あるいはそれ以上のオーガズムに達する）は、精子を貯蔵することにさらに大きな影響を与える。基本的に、一回であれ複数であれ、性交中に起きるオーガズムが影響する仕方は四つある。

一つは、女性が性交中にオーガズムに達すると、マスターベーションのとき（シーン21）と同様に頸管が大きく開く。シーン21で見たように、このため頸管粘液が横に広がり、すでにある粘液の編み目を広げ、新しい経路を作る。それによりさらに多くの精子のためにさらに多くの道が開かれるのだ。だからブロックされた経路はうまく迂回されてしまい、効果がなくなる。

二つ目は、マスターベーションのときと同様に頸管は大きく開くばかりでなく、上下に動く。そのため精液プールを掻《か》きまぜることになり、特に年老いた動きの鈍い精子もより多く頸管粘液に触れ、入りこんでいけるようになる。

三つ目は、オーガズムの間、子宮と膣の筋肉が収縮し次々とうねっていくことは、子宮と頸管の中の圧力に変化を起こす。この変化によって、さらに精子を効率よく「吸い上げ」、頸管粘液の編み目に送り込むのだ。オーガズムによってすでに数が増え、幅が広がった編み目に精子がより強く吸い上げられることは、二つの働きをする。膣に近い、頸管粘液の氷河の下の部分の酸性度を中和させ、精子が精液プールから頸管に入り込みやすくする。そのうえ、頸管粘液に触れる精子の量を増やし、さらに多くの精子が入り込むようにする。

四つ目は、古い精子を頸管の窪みの貯蔵庫から排除する。排出された精子は、マスターベーションのオーガズムの後と同様に、新しく作られた経路をブロックすることになるかもしれないが、精液プールからやってきたばかりの新参の精子たちには、入り込む貯蔵庫があることになる。そのため、性交によるオーガズムは、精子を蓄えておくスペースを効率的に増やすのである。

このように、性交によるオーガズムの間、頸管が開き、浸り、吸い上げるという一連の動きにより、性交中にオーガズムに達しなかった場合に比べて、はるかに多くの精子を蓄えておくことができる。精子を蓄えておく指標を大ざっぱに見ると、性交中にオーガズムに達した場合は、五〇％から九〇％蓄えられるが、達しなかった場合にはゼロ、よくて五〇％しか蓄えられない。実際、性交中のオーガズムは精子が精液プールから頸管へ進むのを効果的に助けるので、女性が前もって準備したフィルターがどんなに強くても通用しない。性交中にオーガズムを感じるようになると、女性の体はこうささやくのだ。「この性交のための準備でミスをしてしまった。状況は変わった。頸管のフィルターは強すぎる。このままオーガズムを感じず何もしないで得る精子より、現在、精液プールからこちらに向かっている精子がもっと必要だ。フィルターにバイパスをつくりなさい。そうすれば、より多くの精子を中に入れ、フローバックで流れでる精子を少なくすることができる」

もちろん、性交中のオーガズムが今述べたような結果を生むためには、膣に精液プールが必要である。そのため、性交中のオーガズムは男性が射精した後すぐに起きるときだけ、フィルターにバイパスをつくることに効果がある。これは確かだが、状況はそう単純ではない。なぜならオーガズム中に女性が主観的にクライマックスを感じることは、精子の獲得に関するかぎり重要な問題ではないのである。

たとえ女性が男性の射精の約一分前に（せいぜい二分前に）オーガズムに達しても、それにより多くの精子が頸管のフィルターのバイパスを通過することができる。どうしてこれが可能なのか？　それは、女性が主観的に自分のオーガズムを認識する瞬間は、子宮や頸管の一連の動きの初めにすぎないからである。一連の動きは数分間続くが、自分では感じることができない。精子の貯蔵に影響を与える頸管の活動のピークは、実際には女性の主観的なクライマックスの一、二分後に起きるので、頸管がピークに達するまでには、女性はすでにクライマックスに達してしまい、体はリラックスしはじめている。頸管の活動がピークに達するまでに精液プールがあるかぎり、フィルターにはバイパスがつくられるからである。事実、精液プールがあるかぎり、射精後一時間もしてからのクライマックスでも、フィルターにはバイパスがつくられる。ペニスが膣に入っている必要はなく、性交後に刺激を与えてオーガズムに導くのが男性であっても、マスターベーションにより自分で刺激しても同じである。そこでたとえペニスが膣に挿入されている間に女性がオーガズムを避けても、一時間以内なら、体はオーガズムを感じたいと気持ちを変えることができるのである。

ではここで、シーン23と24で、なぜ夜が更けるにつれ女性のオーガズムの欲求が変化したかを論じよう。ここでは一回、二回と「回」という言葉を使うが、それは前戯の始まりからフローバックの排出までの一連の時間を意味する。

その晩の二回のセックスを通して、女性とその夫の行動を追ってみよう。一回目の初め（シーン23）、女性の体がそのときの月経周期の段階で性交に求めていたものは、できるだけ若い精子を少し貯蔵することだった。感染の危険を最小限にする必要もあった。この二つを満たすために、夫が射精する以前に頸管のフィルターを強化する必要があった。これは感染への抵抗力を増し、精液の中の年老いた動きの鈍い精子を動きにくくさせる。この要求を満たす適切なフィルターは、夢のオーガズムやマスターベーションによるオーガズムを通して一日くらい前につくることもできたろうが、女性の体はそれができていなかった。

それでも遅すぎはしなかったのである。一回目に女性が感じた気持ちと行動は、まさに必要なものだった。なぜなら、前戯でオーガズムを感じることはできなかったけれど、次善策をとり、性交中のクライマックスを避けたからである。

二回目の初め（シーン24）、女性が欲していたものは依然同じで、最小限に感染の危険を抑えて少数の若い精子を得ることだったが、今度は状況が変わった。最も重要なことは、夫が前の射精のときよりずっと若い精子をたくさん含んだ少量の精液を提供しようとしているということだった。これは女性がずっと欲しかったもので、彼女の体が二回目の射精を求めたのはこのためだった。しかし、一回目の射精は二つの問題を残した。一つは、一回目の射精でブロッカーが入り込み、頸管のフィルターが前よりも強くなっているということだ。現在の強すぎる頸管フィルターに委《ゆだ》ねてしまえば、二回目の射精で必要以上に若い精子を多く失ってしまう。二つ目は、膣の奥深くには一回目の射精からの精液プールが残っているということだ。もし、今、前戯でオーガズムに達すれば、その中にいる大量の年老いた精子がフィルターのバイパスを通り抜けてしまう。それはまさに一回目の間にわざわざ避けようとしたことである。

この二つの問題に、女性は真正面から解決に望んだ。しなければならないことは、一回目の精液プールを排除し、性交中のオーガズムを使って頸管のフィルターにバイパスをつくることだった。そうすれば、二回目の精液プールから非常に若く望ましい精子の大部分を貯蔵できるのだ。そこで凝固した精液プールがまだ溶解しないで年老いた精子がフローバックとして排出されていない場合、どうやったらそれを排出できるのだろうか？　女性の最良の選択は、夫が二回目の射精をする前にペニスのピストン運動をさせて（シーン20の別の状況で述べたように）それを取り除かせることだった。女性の体はそれに必要な衝動を起こした。まず、彼女はもはや前戯は求めず、できるだけ早くペニスを挿入したがった。次に、性交中のオーガズムを望んだ。いったん性交が始まると、女性の体はタイミングを計りはじめ、前回の精液プールが取り除かれ、夫が射精する寸前まで、クライマックスに達しなかったのである。

この論議では当然、特定のできごと、シーン23と24の女性に関するできごとだけを対象に考えてきた。さまざまな状況と反応の組合せをすべて論じることがむりなのは明らかだが、注目に値する一般的な原則がある。

一つは、女性は次に予想される性交に対して、夢やマスターベーションのオーガズムに達することにより、あるいは達しないことにより、準備していることである。二つ目は、性交が予想どおりになれば、セックスの間はオーガズムに達しないで、フィルターにまかせる。一方、予想がはずれた場合は、セックスの各場面のどこかでオーガズムに達して、間違いを修正する。

予想がはずれた場合、どんなタイプの間違いを犯したかにより、二つの選択肢がある。前戯の間のオーガズムは性交中のオーガズムより頻繁に起こるという事実は、フィルターが強すぎるより弱すぎることによって間違いを犯しやすいことをしめしている。これには戦略を立てることができる。オーガズムに達するよう男性に手助けさせるのだ。性交中のオーガズム（フィルターを弱める）より、前戯の間のオーガズム（フィルターを強める）のほうが簡単である。いったんペニスを膣に挿入させると、男性がいつ、何をするかについて、女性がコントロールするのがむずかしい。しかし、それでも女性には代わりの戦略がある。ペニスを抜いた後のオーガズムは性交中のオーガズムの代わりになるのだ。必要なとき、あるいはそうしたいとき、いつでもフィルターにバイパスをつくることができるのである（これもまた今までに述べたとおりである）。

このように女性がセックスの間、オーガズムに達する（あるいは達しない）最もよい瞬間は、その場合場合でかなり異なる。しかし、男性にとって女性がオーガズムに達するのに最もよい瞬間は、そう変わらない。すでに見てきたように（シーン12、14）、男性もまた性交を予想し、それに合わせて精子数を調節する。自分の体の利益にあわせてマスターベーションしたり、しなかったりする。たいていの場合、男性は女性が性交中にオーガズムに達することによって最も利益を得るからだ。なぜなら、この場合だけが、十分に準備された精子がいちばん多くとりこまれるからである。

しかし、男性が女性に性交中にオーガズムを感じさせるために、どのくらいの時間と努力を費やすのがよいのかについては、限界がある。まず、女性の体が性交中のオーガズムに興味がない場合は、男性がどんなに努力しても、女性にむりにオーガズムを感じさせることはできない。次に、バイパスを一生懸命つくろうとする頸管のフィルターは、ある場合には実際に存在しないこともある。前回の性交で精子をほとんど貯蔵していない場合、前回の性交以後、マスターベーションや夢によるオーガズムを体験していない場合、そして年老いた精子や月経の残留物も一掃されている場合は、頸管のフィルターはとにかく非常に弱くなる。この場合は、男性が性交中に女性にオーガズムを感じさせようと一生懸命努力する必要はない。

このようなことから、男性は性交の間に、不可能ではないまでも非常にむずかしいいくつかの決断を迫られることになる。まず、バイパスを通っていく必要のあるフィルターがあるかどうかを判断しなければならない。もしなければ、性交中に女性をオーガズムに導く必要はない。もしちゃんとフィルターがあるなら、女性がセックスの間にオーガズムに達するように導くことが最善策となる。前戯の間のオーガズムも、女性がオーガズムに達した後一分ぐらいのうちに何とか射精できれば、それでもよい。その代わりに性交中に女性にオーガズムを感じさせようとするならば、成功するのはむずかしいかもしれない。その場合は、どのくらいピストン運動を続ければいいのか判断しなければならない。その代わりに、まず射精して、その後、精液がフローバックとして排出される前に女性を刺激してオーガズムを感じさせることができるかどうかを見てもよい。あるいはフィルターのバイパスを通りぬけることをまったくあきらめてもよい。

このように見ると、セックスの一回一回は、実は男性と女性の闘いである。フィルターをバイパスで通りぬけるという結果がどちらにも適するというまれな場合を除いて、いつでもそれぞれが相手を操って相手の体の利益にならないことをさせようとしているのである。男性にとって最も安全な試みである、女性がオーガズムに達した数秒後に射精するということに成功するかどうかは、必然的に男性自身よりも女性にかかっている。

女性は前戯によるオーガズムを要求し、その後一分ぐらいのうちに男性が射精しようとするときに、協力することも邪魔することもできる。女性が前戯を短縮する場合には、性交中にいくつかの戦略をめぐらすことが可能だ。男性が射精しそうになるまで待ってから、一緒にオーガズムに達しようとすることもできるし、協力しないこともある。自分だけすばやくオーガズムに達し、男性にはその後の重要な一分以内に射精させずにおくこともできる。あるいはオーガズムに達するのを避け、男性があきらめてただ事を進め射精するのを待つこともある。その場合、性交は互いに相手のオーガズムを待つ消耗戦になる。男性がいったん射精してしまうと、女性はフローバックを排出する前にオーガズムに達することを避けるか、男性が性交後のオーガズムを自分に与えてくれるのに協力することもできる。あるいは、究極の協力として、女性はフローバックを排出する前に、マスターベーションによって「自らオーガズムに達する」こともできる。

一見すると、セックスは男女の闘いだというのに、男性と女性が互いにあとどのくらいでオーガズムに達するかを判断しやすくしているように見えるのは、奇妙に思えるかもしれない。客観的に観察していても、性交中、男性と女性が発する声は性的興奮のレベルの変化をはっきりとしめしている（そのためにポルノ映画では、そのような声の誇張されたものが使われている）。オーガズムに達すると、その声からわかる。するとそれは男性と女性が協力しているのだろうか？　セックスは男性と女性の闘いであるとしてきた解釈とは矛盾することをしめしているように思える。しかし、互いの声は、闘いの一部にすぎないのだ。

もちろん、その声で何が起こっているかを正確に表すこともある。二人がほとんど同時にオーガズムに達することが両方のためになる場合には、その声は目的を達するために使われる手段である。しかし、その声が本当の場合もあるために、ときとして男性も女性も相手を騙すためにこれを使う。調査によると、女性の半数以上はときどきオーガズムのふりをすることを認めているし、四分の一が頻繁にふりをする。相手を欺くことに成功したことがよくあるということは、別の調査からも明らかである。それによると、相手と同時にオーガズムを感じると報告するのは、常に女性より男性のほうが多い。男性がパートナーはいつでも性交中にオーガズムに達していると報告しているのに対し、相手の女性はオーガズムに達することはまったくないと述べているケースが数多くある。

今見てきたシーンは、男性と女性が性交に対して同じことを要求し、協力が互いの利益になる比較的まれなケースである。しかし、次のシーンに登場する女性の要求は、彼女に射精しようとする男性たちの要求と非常に異なっている。女性のオーガズムが精子戦争の領域に入ろうとしているのである。

シーン25　オーガズムと戦略

金曜の夜。女はバスタブにつかっている。オーガズムの最後の興奮のうねりが引いていくのに身をゆだねている。一週間前に月経が終わったばかりで、それから二度目のマスターベーションによるオーガズムだった。二回とも突然その気が起きて、すぐさま実行に移した。今回もその気になるわずか一分前まで、女は胸を石鹸で洗い、すすいでいただけだった。「週末にはバスルームの掃除をしなくちゃね。でも、私は出かけるから夫に頼もうかしら」

多分石鹸のついた手が乳首に触れたのだろう。思いついた次の瞬間には、股の間にうずきを感じた。この興奮をしずめなくてはならない。エロティックな空想をしながら、指でクリトリスを触る。そうやって五分ほどすると、オーガズムに達した。息づかいは穏やかになり、胸の動悸もおさまった。あたたかい湯の中で、女はオーガズムの後のほてりが快く全身をひたしていくのに身をまかせていた。

五日間に二回のマスターベーションは、女には珍しいことだった。ふつうは一週間に一回か二週間に一回だった。もう一人子供が欲しいと夫を説得し、最近ピルをやめたせいかと思った。しかし、特に体を調べてはみなかった。ただいつもとは違うこの性衝動を楽しんでいた。二日前、マスターベーションをしてからほんの二、三時間後、夫に前戯の間にもイカせてと頼み、夫がそうしてくれるまでペニスの挿入を優しく拒《こば》んだ。週に三回のオーガズム。女はうまくやっていた。

次の週末の土曜日。女は夫と一回だけルーティン・セックスをし、夫はまた、前戯の間にオーガズムを与えた。日曜日は朝早く目が覚める直前に、女は夢の中でその週五回目のオーガズムを感じた。日曜日はそれが最後の性的な興奮だった。翌日から女は三日間の出張に出かけるので、二人の娘を預けに両親の家まで車で行った。戻ってくるという夕方で、出張の支度をしていると夜も遅くなった。それでも夫はセックスしたがった。「出かける前に最後に一回、ね、いいだろ」しかし、女は疲れていたので、何とか夫を追い払った。

月曜の朝、女は空港に向かった。ずっと前から楽しみにしていた三日間の海外出張に出かけた。上司と二人の同僚が一緒で、同僚の一人は新しい恋人だった。「恋人」という言い方は大げさで、少なくともまだ早すぎる。二人は一年余り前、女が入社して以来の知り合いだった。女にとっては、下の娘を産んでから初めてついた仕事だった。二人は徐々に親しくなっていった。どちらも同性の友だちをつくるのは苦手だったが、互いに相手を「ベスト・フレンド」になる可能性の最も高い人だと思った。

二人とも三十代前半で、幼い子供がいる。結婚相手にもそろそろ新鮮さを感じなくなりつつある頃だった。男は妻が不倫していることさえ知っていた。会って二、三か月で、二人は互いに肉体的にひかれていることを率直に認め合った。男は何気なく事を進めようとしたが、何か案を出すたび、女は言い訳を見つけた。

二人は一緒に暮らすことができないこともわかっていた。二人ともわがままで競争的で、好き嫌いがはっきりしていたからだ。互いに自分の問題、自分の目的、自分の願望を話しているときだけ、二人はうまくいった。一般的な原則や態度、人生について話しだすと、いつでも言い争いになった。

女は猫が三匹以上いない家など想像もできない。男は猫が大嫌い。女は色白で日焼けしやすい。男は浅黒く太陽が大好きで、人目につかない庭で何時間も裸で過ごす。女は厳格なベジタリアン。男は肉が大好き。女は神経質なほどのきれい好き。男はいまだに若者気分がぬけず、足をテーブルの上に載せ、ビールの空き缶をつぶしては床に捨てる。女は挑発的で、茶目っ気があり、いじわる。男は騙されやすいが、意志が強く、野心的でねばり強い。二人はそれぞれ相手の性質にイライラしながらもひかれ合い、正反対の相手の中に自分の性質を和らげてくれるものを感じていた。

二人の関係は六週間前に変化した。その日、炎天下の野原で女は男にオーラル・セックスをし、いつか彼の子供を産むと約束した。女はそのときそこで男とセックスするのを避けるために口実としてそう言ったのだが、本気でもあったのだ。ただこれほど早くそのチャンスがやってこようとは思ってもみなかった。約束してからわずか二週間後、二人は共に上司と海外出張することになった。男は女に、チャンスがあれば出張中にセックスする約束をとりつけた。

それでも女はまだ簡単には降参しなかった。月曜の昼過ぎ、ホテルに到着するとすぐ、男は女の部屋を訪ねたが、「昼間、街を見られるのは今しかないわよ」と女にはやる気持ちをそらされた。二人は観光客でにぎわう通りや運河を歩き、歩道のバーに座って飲み物をすすりながら目の前を通るワールド・パレードを眺めて楽しんだ。午後遅くにホテルに戻った頃には、すっかり親密になっていた。しかし、女は「今夜、上司に会うまでに準備しなくちゃならないわ」と、まだセックスを拒んだ。

食事の間、みなで談笑しているときには、二人はふつうの関係のように振る舞わなくてはならないので、緊張した。自分たちの関係を誰にも怪しまれてはいけないということは、二人ともはっきりしていたからだ。ホテルに戻ったのは真夜中だった。「明日は忙しくなるわ。だから今晩はゆっくり寝ましょうよ。明日の晩まで待ちましょう」と女は言って、男を説得しようとした。しかし、今度は男は引き下がろうとしなかった。

女は男の裸を見たことがあったが、男は女の裸を見たり触ったりするのは今夜が初めてだった。女はまたからかったり焦らしたりしていたので、二人が裸になったときには、男は射精寸前になっていた。男はほとんど前戯なしで、ペニスを挿入しようとした。女は男の性急さを拒んだが、男はどうにも止まらず、むりやり挿入した。そしてほとんど動かすこともなく、すぐに射精した。

男が体を離すと、女は男を激しく責めた。

「ごめん。今度はもっと優しくするよ」

「こんなふうにするなら、もうしないわ」

しかし、女は男をベッドから投げださなかった。十五分もたたないうちに、男は女を撫でまわし、キスし、なめ、揉《も》みしだいて、イカせた。さらに一時間もしないうちに、男はペニスをもう一度挿入し、時間をかけ情熱的に腰を動かすと、二人はほとんど同時にオーガズムに達した。

夜半、女の体の中ではすでに精子戦争がくりひろげられていた頃、女は男に言った。

「ねえ、もうあなたのお部屋に戻ったほうがいいわ」

「でも、朝になって二人が一緒のところを見られたら困るわ」

「いやだよ」

次の二日間、二人は昼間の仕事のときも夜の食事のときも、距離をおいて他人同士のふりをした。しかし、二晩とも、女が男を部屋に追い返すまで、二、三時間はベッドで一緒に過ごした。飛行機で家に帰るまでに、二人は六回セックスした。女はそのうち三回は、男が中に入っている間にオーガズムに達した。女の体は子宮頸部から卵管まで、恋人の精子でいっぱいになり、排卵までわずか四十八時間だった。

木曜の夜遅く、家に着いた女は、疲れが激しく、罪の意識も深く、やや神経質になっていた。風呂に入り、疲れていて吐き気がするからと夫の誘いを断り、眠った。その晩、夢の中でオーガズムを感じた。

金曜日、オフィスに出ると、女はできるだけ恋人を避けようとした。男はあらゆる機会を見つけて女をとらえ、どこまで取り繕《つくろ》っていられるか試そうとした。ついに、男が軽くキスしようとしたとき、女は男に食ってかかった。

「旅行は楽しかったけど、今はまた前のようにならなくちゃいけないわ。夫を傷つけたくないの。二人の関係を気づかれるような危険は犯したくないのよ。楽しく過ごしたじゃないの。でももうそれは終わったのよ。前のように戻りたいの。もし、あなたが私となかよくしたかったら、セックスはあきらめてね。友だちは欲しいけど、恋人はいらないわ」

女はそう話しながら、男が傷つけられたような表情を見せるのを見て、罪の意識を感じた。だが、女の熱弁が功を奏した。それ以後、男はもう性的な誘いはかけてこなくなった。

その晩は娘を迎えにいく前に、女と夫が二人きりで迎える最後の晩だった。女は風呂に入り、マスターベーションしてから裸で居間に現れ、夫に子供がもう一人欲しいと頼んだ。二人は一度床でセックスし、女は夫と一緒にオーガズムに達したふりをした。これは夫を喜ばせた。というのは最近、女は性交中にめったにオーガズムを感じなかったからだ。

夏の夜、暑さは少し引いていた。二人はソファに座り、それぞれ膝に猫を一匹ずつ載せてくつろいだ気分になっている。女が出張についてつくり話を夫に語って聞かせていたとき、女の体内では精子戦争が始まっていた。精子戦争は、一晩中くりひろげられたが、この戦争は、圧倒的に一方的な闘いだった。

翌日、二人が両親の家に車で向かっている間、一匹の精子が卵管に到着したばかりの卵子に突入した。女は自分の手助けにより、恋人の精子が数々の戦闘に勝ち抜き、精子戦争に勝利することを確信していた。女は男への約束を守ったのである。

【解説】

この女性と恋人の話はこれで三度目になる。一度目は、晴れた午後、干し草の野原で女性が男性にオーラル・セックスをして、「いつかあなたの子供を産むわ」と約束する話（シーン19）で、二度目は、その日の夕方、家に帰った二人がそれぞれの伴侶とオーラル・セックスをする話（シーン10）だ。そしてこのシーンで、女性の体は最初の約束を確実に果たせるように精子戦争を操っている。彼女の三人目の子供は、恋人の顔立ちや情熱、能力と、彼女自身の巧妙さと知性を受け継ぐだろう。彼女の体は三人目の子供の遺伝子的父親として恋人が妥当だと判断したのである（シーン18）。

シーン21から24では、女性のオーガズムの働きを順々に解明してきた。セックスの数日前にマスターベーションや夢によるオーガズムを得ることと得ないことの効果、精液プールが膣の奥にあるうちにオーガズムに達することと達しないことの効果を見てきた。このシーン25では、女性の体がこれらのオーガズムのすべてを組み合わせて、自分の最大の利益のために精子戦争を操る。その結果、女性は夫ではなく恋人の子供を産むことになった。夫の子供より恋人の子供を持つほうが子孫繁栄のうえで成功するだろうという女性の体の判断が正しいかぎり、この行動は子孫繁栄を強化することになる。

女性の体は次の子供の父親には誰がふさわしいかを決定すると、父親をつくりだすのに向けて動きはじめた。そのためオーガズムに達しようとしたり、達しないようにするための一連の衝動を起こしたり、調整したりした。女性の体は、次には誰に射精させるのがいちばんよいかによって、この一連の衝動やそのタイミングを指令した。これらの衝動について、これから論じよう。女性が子孫繁栄を求めて用いた武器の中で、オーガズムへの経過は、特に精子戦争を進めるうえで最も重要である。

このシーン25は、女性が不倫の過程でマスターベーションの回数を増やしていく二度目のシーンである。シーン6では、女性は元の恋人と不倫する前の週は、いつもより頻繁にマスターベーションをした。一見すると、そのようなできごとは、ただ単に夫以外の誰かとセックスをするという性的興奮が高まっていることを反映しているにすぎないように見える。しかし、さらによく観察してみると、この説明では簡単すぎる。二つのシーンの女性たちは、不倫の兆《きざ》しが見えても次に射精する可能性が最も高い相手が夫である場合にのみ、マスターベーションをしたり、夢によるオーガズムを感じたりした。次のセックスの相手が恋人である可能性が高いときは、女性たちはこのようなオーガズムを感じることはまったくなかった。この点については女性は男性の場合（シーン13）とは異なる。

もちろん、女性は恋人とのセックスのすぐ前に夢やマスターベーションによるオーガズムを感じることもあるが、これは「誤り」である場合が多い。このシーンで、女性は日曜の朝に夢によるオーガズムを感じた。次に起こる可能性の最も高いセックスの相手は日曜の夜、「出かける前に一回」と頼んだ夫だったが、実際は月曜の夜の恋人だった。結局、彼女の夢のオーガズムは「誤り」であったが、これから見ていくように、後で修正できるものだった。

不倫と、夢やマスターベーションによるオーガズムの回数の関係が、単なる性的興奮でないとすれば、いったい何なのか？　そしてもしそれが不倫への期待に対する反応ならば、なぜこのオーガズムは恋人とのセックスの直前ではなく、夫とのセックスの直前に起こりやすいのか？

それは、女性が精子戦争を予想するときは、たいてい誰に勝ってほしいかという好みをもっている場合が多いからだ。ふつうは、夫よりも恋人に勝ってほしいと思っている。そうでなければ、危険を冒してまで不倫をしない（シーン8～11）。シーン6と同様にこのシーンでは、女性は精子戦争を予想して、無意識のうちに恋人の精子軍団に有利に働くような戦場を用意した。

このシーンでは、女性の体は、恋人は夫よりも生まれてくる子供のよい遺伝的父親にはなるが、長期のパートナーとしては適さないと判断した。そのため彼女の体がとった戦略は、恋人からは精子を集めるだけで、それ以外に夫を失うような原因になることは何もしないということであった。つまり、彼女は不倫の前と後に、夫とセックスをしなければならなかった。そうしなければ、夫に疑われてしまうからだ。その結果、精子戦争を回避することはできなかったのである。どんな場合にせよ、彼女の体はそういう精子戦争を起こす利益を見逃したくなかったのだ（シーン17、20）。そのための最善の選択は、勝ち残り競争をさせながら、恋人の軍団にできるだけ問題を引き起こさないようにすることであった。事態が進むに連れ、彼女の体はこのような状況を完全につくりだしたのである。

彼女の体は不倫が予想される一週間前に戦略を開始した。その目的は、平穏な状態を保つために夫とのルーティン・セックスをしながら、いざ戦闘開始となって軍隊が召集されたときに夫の軍隊の数ができるだけ少なくなるようにすることだった。彼女の体がとった方法は、まず、予想されるルーティン・セックスの一日ぐらい前にマスターベーションの欲求を起こさせる。そして頸管のフィルターを強くする。次に、ルーティン・セックスでは、前戯の間にオーガズムを感じさせる。このオーガズムがフィルターをさらに強めるというものだった。

結局、不倫をする前の重要な一週間に、彼女は二度、夫とルーティン・セックスしているが、二度とも性交そのものではオーガズムを感じなかった。その結果、彼女の体は二度とも夫の精子をあまり貯蔵しなかった。日曜の朝の夢によるオーガズムは、彼女の体の戦略の続きだった。出張前の日曜の夜に夫がセックスを求める可能性は高かった。夢によるオーガズムはフィルターを強め、夫が強く求めたとしても、頸管の精子の数を何とか少なくしておけるだろう。特に彼女が前戯でさらにもう一度、オーガズムを感じた場合はそうである。結局、女性は日曜の夜、夫との性交は何とか避けることができた。月曜の夜、恋人がついに女性に射精したとき、彼女の体内には体が計画したとおり夫の精子軍はわずかしか残っていなかった。しかし、頸管のフィルターはまだかなり強い。これは特に日曜の朝の不必要な夢によるオーガズムのためであった。そこで彼女は夫の軍隊がさらに減少するまでの時間かせぎに、恋人とのセックスを別の日に延ばそうとしたのだが、恋人はもう待てなかったのである。
フィルターが強いために、彼女は恋人と初めてセックスしたとき、性交中にオーガズムを感じたくなった。そうすれば夢によるオーガズムの準備の「失敗」を修正して、フィルターにバイパスをつくることができただろう。しかし、恋人は彼自身の戦略を遂行していた。以前に何度もセックスしようとする試みをくじかれていたので、今回は何より射精することを最優先においたのだった。だから、ついに彼女が挿入を許したとき、彼女の気持ちが変わって押し退けられないうちにと、彼はできるだけすばやく射精したのである。

恋人があまりに急いだので、彼女の体はセックスの間に強いフィルターにバイパスをつくることができず、最初は、精子は精液プールから頸管に入り込むことはほとんどできなかった。しかし、彼女は十五分後に彼の愛撫でオーガズムに達した。精液プールがまだ残っている状態で、彼の大軍はフィルターのバイパスを通り、頸管や子宮にあふれた。恋人は両方の利点、つまり女性の気持ちが変わらない前のすばやい射精と、大量の精子の貯蔵ができたのである。彼女は彼からできるだけ多くの精子を集めようとする体の要求を満足させたのである。彼の軍団がそれなりに強力であれば、今や夫の少数で年をとりつつある軍団の残りを簡単に打ち砕くであろう。

一時間後、恋人が少数の若い精子軍団を女性に補充したい、つまり二度目の射精をしたいと言うと、彼女は同意し、二人は協力して性交中にオーガズムに達した。頸管のフイルターは二人の男性のブロッカーを含み強力なものになっていたが、この少数精鋭軍団はそのフィルターをバイパスで通りぬけ、頸管や子宮に到達した。恋人軍は最初のかなりの大軍と二番目の少数精鋭軍団が連合して、彼女が寝ている間に簡単に勝利を収めたのである。

次の二日間、恋人は若い精子を補充し続け、そのうちの半分は彼女が性交中にオーガズムを感じフィルターにバイパスができた。家に帰ったときには、彼女は大規模で強力な恋人の精子軍を持っていた。今度は、彼女の体の目的は、夫が射精する前にフィルターを強化することである。うまくいった。まず、彼女は夫に疑われることなくすばやく夫とのセックスを避けた。次に、夢によるオーガズムを感じた。三番目に、しばらく留守にしたので、夫に前戯のときにオーガズムを得るよう協力してもらうことはむりなので、次の晩、もっと安全な方法をとってマスターベーションをしてからすぐにセックスを求めた。

このセックスは、夫に自分がその月にできた子供の父親であると思い込ませるためのものだった。彼女は性交中にオーガズムに達したいという衝動はなく、ただそのふりをしたいという衝動だけがあった。その結果、頸管を通り抜けて戦場までたどりついた夫の精子はほとんどいなかった。たとえ通り抜けても、数のうえで圧倒的に勝る恋人のキラーやエッグ・ゲッターに撃退された。この精子戦争においては、勝者が恋人であるのは疑いようがなかった。

彼女の戦略は非常にうまくいったが、もちろんどれ一つとして意識的に行われたわけではない。彼女の体は子孫繁栄に最も役立つようなムードや動機、反応など一連の動きを無意識のうちに調整してその目的を達成したのである。意識のうえでは、彼女は不倫と嘘の間をうまく縫って通り抜け、単に性的快楽や興奮、恐怖を味わっただけである。

不倫をしている間に起きた彼女の行動や反応は、かなり典型的なものである。イギリスでは、不倫をしていないとき、女性の夢やマスターベーションによるオーガズムの平均回数は、週にわずか一回以下である（シーン21、22）。不倫をしている間はその比率は高くなり、二日に一回くらいになる。このようなオーガズムは、女性が次のセックスの相手が夫であると予想する場合に最も頻繁に起こる。恋人との場合は、その回数は少なくなる。

不倫しているときは、女性はセックスによって起きるオーガズムの回数も変わる。平均すると、恋人の場合（三三％）のほうが、夫との場合（二二％）よりも高い。このように闘いの場に入り込むとき、恋人軍のほうが夫軍よりも援助を受ける場合が多いのである。

つまり、この差は、全体として夫軍のほうが恋人軍より強いフィルターに出会うばかりでなく、フィルターのバイパスの援助もあまり受けられないということだ。平均してみると、精子戦争では恋人軍はかなり有利な立場にある。不倫をしていないとき、女性が夫軍の大部隊が体内に配備するのを助ける確率は五五％だが、不倫中には、夫軍を助ける確率は三八％で恋人軍は六五％と、恋人軍に約二倍の援助をするのだ。

しかし、女性の戦略で実に印象的なのは、夫に何ら不倫の疑いをもたれることなく、恋人軍の精子を貯蔵しようとするやり方である。第一に、不倫をしていようがしていまいが、夫との性交中または性交後にオーガズムに達する回数を、同じ（二二％）に保つことである。第二に、夫に対する主な武器は、マスターベーションや夢によるオーガズムの回数を増やすことであるが、このオーガズムは秘密なので、この変化は夫には気づかれない。第三に、恋人に味方するための主な武器は、夫より恋人とのセックスの前に夢やマスターベーションによるオーガズムの回数を少なくして、バイパスによるオーガズムを増やすことである。ここでも女性の依怙贔屓《えこひいき》は夫に気づかれない。

ここで男性（シーン12、14）と同様、オーガズムを隠すことがなぜ重要なのかを見てみよう。もし夫が、ルーティン・セックスの間に妻がいつ何回くらいマスターベーションや夢によるオーガズムを感じるかを正確に知っていたら、そのパターンにちょっとでも変化があれば妻の体が不倫を期待していることに気づくだろう。いったん気づいてしまうと、夫は用心深くなって妻をより熱心に見張るようになり、妻が他の誰かの精子を集めるのがむずかしくなる。そのため、精子戦争の結果に影響を与える女性の戦略は、男性の場合と同じで、相手に気づかれないでマスターベーションや夢によるオーガズムのパターンを変化させることができるかどうかにかかっている。それは男性のマスターベーションや夢のオーガズムの場合と同様、厳格に秘密にされるようにつくられている。そしてこれまた男性と同様に、女性に無意識のうちにそうさせるのは、不倫や精子戦争にマスターベーションや夢によるオーガズムが関係しているからだ。一般的に、私たちが互いのマスターベーションのパターンを知らないということは、その戦略が成功している証である。男性の場合（シーン12〜14）で論じたのと同じ理由で、マスターベーションに対してたいていの場合、女性がプライバシーを保ち、秘密にする衝動は、一般的にそれをすることに対しての好奇心や疑い、嫌悪、そして偏見があることとちょうど裏腹になっている。

もちろん、女性がいつもこっそりとオーガズムに達するわけではない。男性と同じように、女性が夫の目の前で一人でオーガズムに達し、それからセックスする場合もある。相手に見えるようにマスターベーションをしてオーガズムを感じる場合もあるが、たいていの場合は夫の助けを借りてオーガズムに達する。そのやり方の一端はオーラル・セックスのところで（シーン10）すでに見たが、たいていは男性が指だけで刺激して感じさせている。ここで男性、女性ともに戦略的に重要なのはオーガズムそのものであり、女性が与えたいと願う情報でもないし、男性が女性の性器の匂いを嗅いだりなめたりして得る情報でもない。

夫の目の前でオープンにオーガズムに達し、すぐ後にセックスしない場合も、精子を獲得することに対しては、女性が密かにマスターベーションしたり夢によるオーガズムを得るのとまったく同じ結果をもたらす。研究によると、この三つのオーガズムは頸管のフィルターを同じように強める効果がある。特にオーガズムのときにすでに頸管の貯蔵庫に大量の精子が貯えられていると効果は高い。次の射精が数日後になっても、三つのオーガズムとも次のセックスで精子の貯蔵を減らすことになる。

男性にとっては、妻がそのようなオーガズムに達するのを見たり、手伝ったりすると安心することがある。それは、たとえ妻が次の日に別の男と（たとえば不倫やレイプなどで）セックスをしても、少なくとも強いフィルターを持ったままセックスを始めるので頸管内の軍団は減少されるということが、無意識のうちに心に刻まれていることである。もちろん、この策略は絶対に保証されているわけではなく、妻は他の男とオーガズムによってバイバスをつくって夫の準備を無効にしてしまうことができる。そのうえ、よくあることだが、次のセックスの相手が夫の場合は、夫がせっかく手助けしたものの、かえって逆効果になってしまうのだ。つまり夫は自分自身に対する妻のフィルターを強化することになってしまうのである。

以上のように、女性が前戯の間にオーガズムに達するように手伝うことは、総合的に考えてみると男性には不利である。少ない精子しか貯蔵されずに苦しむのはいつも夫であり、別の男性ではない。もう一つの不利な点は、挿入を待つ時間が長ければ長いほど、そのチャンスを失う可能性が高いことである。二人に邪魔が入るかもしれないし、女性の気が変わってセックスを拒否することもあるからだ。

本書のシーンで多く見られるように、たいていの場合、男性が前戯の間に女性がオーガズムに達するのを手伝わず、早くペニスを挿入して性交を始めたがるのはこのためである。しかし、女性は前戯によるオーガズムから大きな利益を得ることが多く（シーン23、24）、そのために男性の協力を求める場合が多いので、前戯の間の刺激の度合いや長さは、セックスの過程で男性と女性が戦ういちばん大きな問題の一つなのである。

男性が前戯中のオーガズムに協力する用意があるのは、失うものが最も少ないときである。つまり、頸管の貯蔵庫にまったく精子がないときか、彼がこれから出そうとしている精液が精子戦争に関わる可能性がほとんどないときのどちらかである。また、女性が前戯の間にオーガズムに達するまでペニスを挿入させてくれないという、男性には他にほとんど選択の余地がないときである。だから、男性が妻とほとんどの時間を過ごしているとき（不倫の可能性が少ないとき）や、女性がどうしても挿入させてくれないときは、男性が前戯のオーガズムに協力しやすいということはうなずけることである。しかし、男性は前戯の間に女性がオーガズムに達するのを手伝ったときでさえ、早急に挿入して射精しようとする場合が多い。これは女性のオーガズムの後、一分か二分以内に射精すれば、まだ頸管のフィルターのバイパスを通れるからである（シーン24）。

くりかえし見てきたように、射精とオーガズムに関する男女の戦略のほとんどは無意識のうちに行われ、ムードやリビドー、刺激に対する反応の速さなど、一連の動きを通して体によって調整されている。確かに、本書に述べられている行動のほとんどは同じく無意識のうちに行われていて、脳による理性的思考ではなく、遺伝子のプログラミングの産物である。しかし、それにもかかわらず、男女とも「試みと失敗」をくりかえしながら自分たちの感情を満足させる最良の方法を学んでいくので、意識的な要素も重要な役割を果たしている。男性は挿入の基本から女性のオーガズムの微妙な点にいたるまで、多くのことを学ばなくてはならない。女性はオーガズムに達する方法、男性を励ましてその手伝いをさせる方法、そしていつ、どのようにオーガズムのふりをするかを学ばなくてはならない。男女とも不倫のための微妙な戦略や不倫を防止する戦略、恋人の選び方、選ばれた恋人に言い寄り、誘惑する方法、そしてどうやって望まざる相手に関心をもたれないようにするかなどを学ばなければならない。

これらのすべてのことをできるだけ間違いを少なくしながら上手にすばやく学ぶ能力は、子孫繁栄に大きな影響を与えるだろう。シーン26から27では、このような学ぶ必要のあるセックスに関する微妙な点を、男性と女性がいかに学習するかを見てみよう。

9｜セックスのテクニック

シーン26　練習でうまくなれる

暗闇の中、ベッドの上で若い男が女の体から離れて寝返りを打つと、コートやセーターを積んであった山が崩れ、どっと男の上に落ちてきた。それらを床に押し退ける。

「やった。とうとうやったぞ。今度こそ間違いなく、僕は女の中に射精したんだ」

今までに二度ほど、寸前のところまで行ったことがある。一度目は十六歳のとき、二歳年下の女の子とヘビーペッティングをしていたときだった。そのときはただ射精しただけで満足して、本当に女の子の中には挿入しようとはしなかった。そして去年、ちょうど今日のようなパーティのときにもう一度試してみた。が、失敗した。女の中に挿入しているとばかり思って、喜んでピストン運動をし射精した。後になって女の子は、「あなたはお尻の間にペニスを入れてベッドの上か誰かのコートの上に射精しただけよ」と言った。「しかし、今度は絶対うまくいったぞ。十九歳で、俺は童貞を失ったんだ」

男のやり方は明らかに性急だった。挿入してからせいぜい二、三秒だった。それに助けが必要だったことも認めなければならない。前と同じように、ペニスの先で女の膣を探せなかったが、自分ではそれがわからなかった。また女に挿入したものと思いこんで、ピストン運動を始めたのだ。しかし、女がペニスを掴《つか》み、膣に導くと、感覚が非常に違っていた。「どこか他の場所に入れてしまったんだろうな。また、お尻の間に入れてしまったんだろうか」すぐに射精しそうになったが、しっかり押し込むまで何とかがんばった。射精したあと、暗闇で女の傍《かたわ》らに横たわりながら、男は測り知れない達成感と満足感を感じた。「とってもすばらしかったよ。君はどうだった?」と、女にたずねた。「すてき」と、たった一言。初めての人間以外なら誰だってがっかりさせるような皮肉っぽい言い方で、女は答えた。男をパーティで最初に見たときは、「何て若くて未経験なヤツ」と思えたので、もっと大人になってから相手にしようと思った。しかし、男が接近してくると、女は気が変わった。「かなりハンサムだし、洋服も高そうなのを着てるじゃないの。話は幼稚っぽくて洗練されていないけど、成功談や失敗談はウィットに富んでなかなか面白いわ」「僕とセックスしたくないかい」と男がずうずうしく尋ねた頃には、女は酔って理性を失っていたので、「悪くないわね」と思った。

暗い部屋に入ったとたん、男は女の下着をすべて剥《は》ぎ取った。それから前戯をいっさい省略して、女の上に全体重をかけてのしかかり、女の尻とベッドの間にペニスを突き刺した。女が手を貸して挿入してやったときでも、入ったと思うとすぐに射精してしまった。そして今、褒《ほ》めてもらいたがっている。女はとまどい、イライラし、性的にも不満だった。「今度は、第一印象にもっと気をつけなくちゃ」と、自分に言い聞かせた。

誰かが寝室のドアをノックした。返事がなかったのでドアを開けようとした。かんぬきがかかっているので、ドアは開かない。「早く出ろよ。この部屋を使いたい人間は、たくさんいるんだぜ」

女がベッドの上でモゾモゾと動きはじめたので、男は言った。「何をしてるんだい。まだ、この部屋を明け渡す必要はないんだよ」

部屋の中は暗いので、お互いに相手が見えなかった。「下着を探しているの。どうしたか覚えている？」「床のどこかに置いたけど。すぐ見つけてあげるよ。あわてなくっていいんだよ」

女はこんなつまらない男にセックスを許してしまったことにうんざりし、今日のことはさっさと忘れてしまいたいと思った。「トイレに行きたいの」と嘘をつき、「探すの手伝ってくれない？」と頼んだ。

男は膝のあたりまで下ろしてあったパンツとズボンをしぶしぶ引き上げ、ファスナーを上げると、ベッドから降りて下着を探すのを手伝った。

本当は、女の下着をどうしたかなんて覚えていなかった。この女の子が誰であれ、初めて会って、その場で寝室に入ることに同意してくれたことに驚いていた。一時間ほどおしゃべりしてダンスしただけの相手である。寝室に入ってからは、今にも女の気が変わりはしないかと恐れ、女がまだ従順なうちに電光石火の早さで、タイトスカートと下着を脱がせた。急ぐあまり、男は女の下着をあたりかまわず放り投げたのだった。「下着は何色?」「黒よ」

コートやセーターが散乱している暗闇の中でそれを見つけるのはむりなように思えた。「電気をつけようか?」「もういいわ。下着はつけずに行くから」

そう言うとすぐさま女はドアのところに行き、かんぬきを開けた。女の後に続こうとした男は一瞬、床に散らばった衣類につまずきモタモタした。その間にドアが開き、女の姿は消えた。するとすぐに外で待っていたカップルが中に入ろうとしたので、男はそれを押しのけ、一足遅れて部屋から出てみると、女はすでに階段を下り、人々の輪の中に入っていた。

女は人込みに紛れると、今、逃れてきたばかりの若者にこれ以上関心をもたれないようにするために、最年長の男のそばにくっついていた。その男は三十歳近くで、女より十歳年上だった。ハンサムでかなり羽振りがいい。女は男が何者か知っており、女たらしだという評判も聞いていた。「妻が週末に母親を訪ねたので、やっとこのパーティに来られたんだ」と、その男は言った。結局、女はその晩、パーティが終わるまで男と過ごし、この男の魅力、優しさ、ユーモア、セックスアピールに完全に心を奪われてしまった。

人々が帰りはじめた頃、「家まで送らせてほしい」と男が言うと、女は「いいわ」と受けた。二人は車の中でキスし、男の手が女が下着をつけていないことを発見すると、女は「今夜はベッドをともにしましょうか」と誘い、男が「いいね」と同意した。女はその夜一晩中と翌日の午前中、そして午後遅くまで、男のキスと愛撫を堪能し、刺激的で濃厚な時間を過ごした。男は女を三度オーガズムに導き、四度射精した。女はセックスとセックスの間にまどろみ、男と長く関係を続けたいと夢みた。

その週末の後しばらく、女は男との関係を続け、何とかその夢を抱き続けていられたが、やがて男が妻の他にもう一人別の女とセックスしていることがわかったので、男と会うのをやめた。

ちょうどその頃、女のルームメイトが、女が先日のパーティの夜、下着をなくしたときの相手の若者とつきあいはじめた。二人がつきあいはじめて数週間後、女は好奇心を抑えきれなくなって、ルームメイトにたずねてみた。「で、その人って、ベッドではどうなの？」「彼ったら、最初は何も知らなかったのよ」と、ルームメイトが答える。「よくわかるわ」と女は心の中で思った。「でも、覚えが速くてね。二、三日前には、クリトリスもちゃんと見つけることができたのよ」「そう、あとはどうすればいいか習うだけね。じゃ、じきうまくなるわ」女の期待は高まった。

【解説】

男性にはセックスのテクニックは生まれつき備わってはいないので、学習しなければならない。これは、鳥や哺乳類のオスとまったく変わらない。発情、勃起、射精は、すでにプログラミングされていて自然に起こるが、セックスの微妙な細かい点については学習しなければならない。オスがメスに射精を許させるようにするには、求愛と刺激の仕方の微妙なところを覚え、チャンスを逃さないようにすばやく効果的に交尾する方法を学ばなければならない。

たとえば、鳥のオスは最初にメスの背中の上に立つ方法、それから射精する前にメスの外陰部に押しつけるように尾を曲げる方法を習う。哺乳類のオスは勃起したら、どこにペニスを挿入するかを習う。成人したチンパンジーのオスのような知性の高い動物でさえ、青年期にセックスの機会を奪われると、まったくうまくいかなくなる。チンパンジーはまず、他のチンパンジーがセックスしているところを見て、次に自分で交尾の練習をしてみることによって、性的に発達する。これが青年期にその機会を奪われた未経験のオスの場合は、メスの前で発情し勃起はするが、次に何をしたらよいのかまったくわからなくなるのだ。それどころか、メスの体の前と後ろのどちらにペニスを近づければいいのかさえわからず、初めての交尾や最初の二、三回はめったに成功しない。このように哺乳類のオスがメスに射精する最初のチャンスを逃さないためには、青年期の練習が必要である。人間の男性も例外ではない。シーンの若者が犠牲を払って気づいたように、青年期にすばやくセックスのテクニックを学ばなければ、やがて射精のチャンスを逃す結果になる。そして、これは男性の子孫繁栄のレベルに重大な影響を及ぼすことになる。

どこの文化でも、若い男性は初め、早熟な仲間や年上の経験者から、セックスのテクニックの基本を見たり聞いたりして習う。思春期前の少年少女にさえ性的な試みが奨励されたり、容認されたりする社会も多い。女性にセックスを許させる口説き方、ペニスを挿入するために膣を準備する仕方、膣が潤うための刺激の与え方、勃起したペニスで膣を見つけ挿入する仕方を早くに覚えた若い男性は、子孫繁栄の最初のチャンスを逃す可能性は少なくなる。シーン26の若者は十六歳のときにセックスのテクニックを習う最初のチャンスを得た。この一度のチャンスだけでは十分ではなかった。二年後、彼はペニスで膣を探り当てる方法とペニスが膣に挿入されたときの感覚をまだ両方とも学んでいなかったので、少女に射精する最初のチャンスを逸した。十九歳のとき、女性に助けられながらも何とか膣を見つけ、射精したが、そのときでも未経験のため、相手の女性と十分な関係がもてず、彼女とさらにセックスを重ねるチャンスを失った。

もちろん、男性は単に、どうやって女性の性的関心を摑み、どうやってその関心を長く持たせセックスのチャンスを摑み、ついにそのときがやってきたときペニスをどこに挿入すればいいのかということのほかにも、もっとずっと学ばなければならないことがある。女性のオーガズムのパターンに影響を与える方法を学ぶこともできる男性は、精子を貯蔵する仕方に影響を与える可能性がはるかに高い（シーン23〜25）。しかし、女性の体は、男性が必要なテクニックを学びやすくするためにほとんど何もしない。それどころか、実際は、その反対のことをしている。なぜか？　その答えは、男性の選び方、そして女性が男性についての情報を集める方法にある。

これまで女性が短期あるいは長期のパートナーとして男性を選ぶ基準について、ある程度論じてきた（シーン18〜20）。そこでは、男性の地位、行動、容貌、妊娠させる能力、性的健全性の重要性を考えた。また、相手の選択は、たいていは妥協の過程であること、ある段階では最高の相手のように思える男性もしばらくするとそうは見えなくなることがあるかもしれないこと、女性はときどき男性の地位や容貌のような目に見える特性と、精子戦争に勝ち抜く優れた能力のような目に見えない特性とのバランスをとる必要があることについて述べてきた。

女性は男性についての情報を集めるために、実際には男性に一連のテストをする必要がある。他の候補者と比較していくつのテストに合格するかによって、その男性を受け入れたり拒絶したりする。テストはむずかしくはあるが、不可能ではないものにする必要がある。簡単すぎて誰もが合格するようでも、むずかしすぎて誰も合格できないようなテストでも価値がない。女性の体や行動は、男性にそのようなテストを与えるように形づくられてきた。そしてたいていテストされる男性の資質は、女性の体をいかに使い、女性の行動にいかに対処するかを学ぶ能力である。

ある行動がいつも同じ反応を引き起こさない場合、学習はさらにむずかしくなる。男性のどんな刺激に対しても女性の反応が予想がつかないのは、周知のとおりだ。それは、求愛のいちばん最初の段階から性交中のオーガズムが起こるときまで、当てはまる。女性によって違う（これにはそれなりの理由がある。シーン31）ばかりでなく、個人でもときによって違う（これにもそれなりの理由がある。シーン23、24）。

このように多様なので、女性はある選択基準には合っている男性でも、別の基準に対して合うかどうか、むずかしくはあるが合格可能なテストを課すことができる。当然、このようなテストは未経験な男性には非常にむずかしい。例として、クリトリスの位置を考えてみよう。人間や哺乳類や多くのサルで見てきたように、クリトリスは小さくて見つけにくく、性交中にはペニスによる直接の刺激を受けない（シーン21）。性交中、男性の体のどこか、ふつうはペニスで刺激されることもあるが、男性が何をすべきかを正確に知っていないと、刺激されない。

何よりも性交中のクリトリスへの刺激は、女性の位置と動きにかかわっている。そのため男性よりも女性がコントロールできる。これは他の哺乳類と同様に人間にも当てはまり、性交によるオーガズムの働きに関する結論から見ると納得がいく（シーン24）。このため未経験な男性が、セックスのテクニックを必死で習おうとするときは大変である。男性自身の行動が女性を刺激することもあれば刺激しないこともあるので、男性は多くの試みと失敗を重ねるか、女性に直接教えてもらうことによってのみ、この最も性的に感じやすいクリトリスを利用する方法を習うことができる。それでも、ある女性には有効なテクニックも、他の女性では必ずしもうまくいくとはかぎらないのだ（シーン31）。

シーン26の晩、女性は長期のパートナーを探していた（シーン18）。選択の過程として、彼女は自分が選んだ男性のセックスの力量を試してみたかったのである。なぜなら彼は少なくとも求愛については少しは学んでいたので、それには合格していて、セックスのテストもパスする可能性はあった。が、結果は不様《ぶざま》に失敗した。しかし、彼より経験豊かな男性は、あらゆるレベルで彼女のテストに合格した。彼女が年上の男性を好んだのには多くの理由があったが、一つは疑いなく優れたセックスのテクニックだったのである。

女性は「なぜ刺激を与えてくれオーガズムを感じさせてくれる男性が好きなのか」とたずねられたら、当然、「オーガズムから得られる快楽のためだ」と答えるだろう。しかし、テクニックのうまい男性を選ぶことの利点は、官能的な面ばかりでなく生物学的な面にもあるのだ。これは、男性が女性のオーガズムのパターンに与える影響が強ければ強いほど、女性は自分でコントロールできなくなるという、明らかに不利な点ではある。女性のコントロールは子孫繁栄に影響を与える重要な武器であることはすでに見てきた（シーン21～25）。しかし、このコントロールを失うということは、実際のことではなく、うわべだけである可能性はないのだろうか？

どんな男性も、女性の体が求めていないのに、女性にオーガズムを感じさせることはできない。力量のある男性は、単に女性がオーガズムを求めているときに、その手助けをするだけである。力量のない男性は、女性にマスターベーションや夢によるオーガズムを通して自分で多くのことをするように強いる。そのため、経験に富んだ力量のある男性は、脅威ではなく助けになる。しかし、女性が経験の豊かな男性を好むのには別の面がある。

基本的には、女性は男性についての情報を得るために、前戯やセックスへの男性のアプローチの仕方をみてみる。女性を興奮させ刺激を与えてオーガズムに導くことのできる男性は、過去に他の女性との経験があることをしめしている。他の女性たちも彼を魅力的と感じセックスを許したというわけだ。刺激の仕方が巧みであるほど、より多くの経験を積んでいるはずであり、それゆえ今まで彼を魅力的だと思った女性の数が多いことになる。そのため、自分の遺伝子をその男性の遺伝子とまぜ合わせれば、女性が魅力的と感じる息子や孫をつくりだし、それはとりもなおさず彼女の子孫繁栄を強化することになるのだ。

面白いことに、ある種の鳥のメスはオスを選ぶときにこの基準を用いることが知られている。一羽あるいは複数のメスが特定のオスと交尾しているのを見ると、そのメスもそのオスと交尾する可能性が大きくなる。他のメスに魅力的だと思われるということは、魅力的なオスの生まれながらの特性なのである。

さまざまな困難にもかかわらず、男性はみな最後にはセックスの基本を学び、たいていは微妙な点まで学ぶ。しかし、早く学ぶことができればできるほど、学ぶのに時間のかかるライバルより、生涯で逃してしまう性交のチャンスもそれだけ少なくなり、より多くの女性と、より多くの子供をつくることができる。研究によると、思春期前半にほとんどを体験した、特に性器の接触を体験した少年少女は、生涯により多くのセックス・パートナーを持つ。セックスの練習のために早い時期にその機会を最大限に利用すれば、若い男性は同世代の男性に対し優位に立ち、後の世代でより多くの子孫を持つことが確実になる。

だが、若いときに練習をしなかったからといって、生涯、性交がうまくいかないわけではない。女性がある男性を短期あるいは長期のパートナーとして他の点で十分に望ましいと思えば、未経験や思慮不足や他の性的欠点は大目に見るだろう。結局、相手の選択は、妥協の過程なのである（シーン18）。このシーンでは、同居している友だちが若い男にセックスの微妙な点を教えた。彼女の目的は相手の男性を、明らかに彼女が好きな特性に加えて、必要なときに彼女に手を貸してオーガズムに導いてくれることのできるようにつくりあげることだった。彼に教えながら、彼女はまた彼のセックスのテクニックを学ぶ能力を試していた。彼は「かなりうまく」なった。ということは彼との間にできるかもしれない息子や孫息子も少なくとも「かなりうまく」なるだろうということである。重要なことは、彼女が自分をオーガズムに導くように彼を教育しているのは、何も彼が他の女性たちをオーガズムに導くように手を貸しているのではない（シーン31）。彼は彼女から学ぶことはあったが、思ったほど多くはなかった。

若い女性は若い男性よりセックスの基本について学ぶことははるかに少ないが、自分の体が生み出す衝動を認め、それに反応する方法を学ぶ必要がある。たとえば、女性はマスターベーションの仕方や、いつそれをするかしないか、前戯やセックスの最中、あるいは後戯の間に、オーガズムを得るよう、いつ、どのように男性の協力を求めるか、相手を偽ったり安心させたりするテクニックについてまで、非常に多くのことを学ばなくてはならない。

これらの衝動は、体が無意識のうちに調整するが、衝動を満足させるときに磨いていく技術は、女性が素早く学ぶ能力にかかっている。しかし、セックスのテクニックをすばやく学ばないからといって、女性の場合は未経験の男性の場合ほど明確にセックスの機会を逃すということではない。それでもなお、その能力は目の前の機会を最大限に利用できるかどうかに影響を与える。特に女性がいかに効率よく学ぶかが、精子戦争を最大限に利用できる能力に影響を与えるのである。

女性のこの学習過程については、シーン29で論じる。まず、女性が求愛の早い段階で男性のセックスの力量をテストすることの危険性とその及ぼす影響について見てみよう。

シーン27　コンドームで子供がふえる

外はもう真っ暗で、とても寒かった。車の中はさっきからいっそう暖かくなっている。木立の中の道路に車を停めてから、二人が車の後ろの座席に這《は》い上がる間、エンジンはずっとかかったまま、ヒーターも入れっ放しで、何もかもがすばらしく暖まっていた。

女のおっぱいは剝《む》きだしになり、下着は膝《ひざ》のあたりにずり落ち、男の手は女の足の間のいちばん熱い場所に置かれていた。女は男のズボンの前の部分と格闘しており、男は非常に興奮している。男がキスをし、女の首へと唇をずらしていくと、男の耳は凝結して冷たく濡れた車の窓にこすりつけられた。

半年前に自分の車を手にしてから、男がこんな恰好になったのは今日で三度目である。しかし、最初の二回とも相手は違う女で、最後までいきつけなかった。

最初のとき、男はセックスに興味がある女は誰でもピルを飲んでいるものだとばかり思っていた。しかし、その女は飲んでいなかった――「コンドームなしではセックスしないわ」と言って、コンドームを持っていなかった彼にどうしてもやらせてくれなかったのだ。「出る前に抜くから、中に入れさせてくれよ」と男は頼んだが、女は「前にそういうことが一度あったけど、私はもう男を絶対信用しないのよ」と言って、急にその気をなくし、「家まで送ってちょうだい」と言い放った。

二度目のときは、ただひたすら男が驚いてしまったのだ。「車で送ってあげよう」とほとんど知らない女に声をかけた男は、その女がやすやすと車に乗り込み家の途中まで行かないうちに、「二人だけで楽しめるような静かな場所を探して」と言いだされて驚いたのだった。そしてまさに男が挿入しようとしたとき、突然女は身を引き、こう言った。「コンドームを使ってよ」「えっ、僕、持ってないよ」と答えると、女は男を突き放した。「じゃ、車で買いにいこう」と言うと、その女もまた急にその気をなくし、「家まで送ってちょうだい」と言い放ったのだった。

二人の女とも、セックスの機会があったのはたった一回きりだった。両方とも二回目のチャンスはなかった。「もうこれからはチャンスは絶対のがさないからな」と男は誓い、二度の経験以来、常にコンドームを携帯することにした。さて、それから二か月たった今、コンドームの入った袋はよれよれで擦《す》り減っているが、ついになかなかできなかった教訓から得る収穫の時期がここに到来したのである。「もし、今回失敗したら、僕の準備が足りなかったからではないぞ」と、男は思った。

ついにそのときが来た。まだ女が言いだしもしないのに、男はポケットの中でコンドームを探った。袋を破ったときには、女は下着を脱ぎ、いちばん楽な姿勢で身構えていた。コンドームを袋から取り出し、ペニスの先にちょんと載せ、伸ばそうとした。しかし、どういうわけか伸びていかないのだ。暗闇の中でそれを持ち上げ、どっちに引っ張ればいいのか確かめようとしたが、何も見えなかった。裏返しにしてやってみる。ペニスの奥底で動きだすものを感じて、男はパニックになった。「どうかしたの」と女が聞いた。「もう大丈夫だよ」と男は嘘をつき、ゴムが下まで伸びずペニスの先に不安定に載っているままで、女の体に近づき、中へ入った。

ピストン運動を始めればコンドームが取れてしまうのはわかっていた。しかし、この瞬間を待ち望んでいた男にとっては、もはやとめることはできなかった。射精しそうになっていたのを必死の思いでおしとどめ、男はコンドームなしのセックスの興奮を十分に味わった。射精から数分後、ペニスを膣から引き抜いた後で、初めて男はコンドームを指で探すふりをして驚いてみせた。「ごめん。とれちゃったみたいだ」女は男を罵り、パニックになって自分の中にあるコンドームを探そうとした。結局、長い指とよく見える位置から見つけだしたのは男で、まだ縮まったままのコンドームを取り出した。「本当にごめん。ちゃんとつけてなかったのかもしれない。でも、僕たちが激しくて取れてしまったのかもしれない」と男がくどくどあやまっていると、女は男の手からそれをもぎ取った。

女を車で送って行く途中、男は「危険なことなんてないさ」と話しだした。「コンドームは子宮に精子が入るのをストップしたし、精子を殺す薬品がついているんだから。コンドームが取れても、帽子のような役目はしたよ」単純な女は、男を信じた。それから数日後、男はコンドームをたくさん買ってきて、着ける練習をした。どんなに暗くても、どんな恰好でも、どっちの手でも着けられるようになるまでには、ずいぶんとお金を注ぎ込んだ。

それ以後、セックスの間にコンドームが取れるということはなくなったが、五回ほどわざと取れるようにしたことがある。五回とも違った相手で、その前に一度はちゃんとコンドームをつけてセックスした後だった。コンドームをつけると興奮した感覚が感じにくくなるので、ピストン運動をするとすぐに取れてしまうような浅い位置までしかかぶせなかったのだ。

こういう五回の偽装工作で、女たちは妊娠しなかった。四人はその「事件」後、排卵がなかった。残る一人の女の子は、排卵があり、妊娠した。だが、コンドームの「事件」と妊娠して母親になるかもしれないという考えが、彼女の人生の中でもいちばん重要な試験の前に起き大変なストレスを感じてしまったので、受精卵は子宮に到達しても着床せず、流れてしまったのである。月経が始まると、女はお祝いをした。

それにもかかわらず、男はコンドームを誤って使ったことで、父親になった。だが、偶然であり、計画したわけではなかった。子供の母親は、最初に偶然にもコンドームなしでセックスする可能性を発見したときの相手の女だった。男がコンドームは帽子のような役割をするというのを真に受けた女は、次の月経が来るのをじっと待っていたが、七週間たっても来なかったのである。

【解説】

シーン26と27では、若い男女が自分たちのセックスのチャンスを最大限うまく活かすためにいろいろなテクニックを学ばなくてはいけないことを見てきた。現代では、彼らは避妊の方法も学ばなくてはならない。このシーンの若い男性は、女性との経験がなくて二度もセックスのチャンスを逃している。三番目のチャンスも、コンドームの経験がなくてあやうく逃すところだった。

シーン16と17で受胎調節について述べたが、近代的な避妊法は女性が一生の間に産む子供の総数にはほとんど影響を与えないだろうと結論づけた。しかしそうではあるが、近代的な避妊法は自然な受胎調節を補うことは確かなので、いつ、誰の子供を妊娠するかということに関しては、さらに強くコントロールできている。現代の女性にとって、近代的な避妊法は子孫繁栄のための重要な助けとなる。特に精子戦争では撹乱する有効な武器の一つである。ここでは、男性も子孫繁栄のチャンスを高めるために現代的な避妊法を使うやり方を見てみよう。

ペニスから出た精子を防いだり殺したりする考え方は、新しいものではない。二千年以上前、プライニーはセックスの前に、ペニスにねばねばしたヒマラヤスギのゴムを塗ることを考えた。コンドームの原型となる鞘《さや》はローマ時代から知られており、一七〇〇年までにはヨーロッパの各地で使われていた。ファロピオは一五〇〇年代に最初の医学的な麻の鞘をデザインしたが、その鞘の名前は梅毒の感染を防止する方法としてこの鞘を使うことをチャールズ二世に推薦した侍医、コンドーム伯爵にちなんで名付けられたのだ。一八九〇年までには、現在使われている障壁法（バリア）の避妊法はすべて、英国で一般に販売されていた。しかし、それが広く使われるようになるのは二十世紀もかなり入ってからのことである。一九八〇年代には英国などの国においては二組に一組のカップルが、男性の側の避妊法に頼っていた。コンドームを使ったのは三〇％だけ。残りは単に膣外射精をしているだけであった。

多分、ルーティン・セックスにおける避妊法の一つとして膣外射精がこれほど広く行われているという事実は、男性がコンドームを使うのをどのように感じているかに一因がある。男性はセックスでコンドームをつけるように期待されると、避妊に対してますます傲慢な態度をとるようになることは、女性なら誰もが承知のことだろう。もちろん、男性はなぜコンドームを着けるのが嫌なのかと聞かれると、セックスを全然楽しめなくなるからだと答える。いわゆる「ウェリントン・ブーツ」症候群である。一方、女性はというと、コンドームに対してもっと好意的だ。コンドームに対する男女の反応の違いは、使った結果にも大きな違いが出る。コンドームは精子が膣に進入するのを防ぐ働きをするので、子孫繁栄の利益をもたらすことから考えてみると、女性の利益より男性の利益のほうがより多く無効になるのである。

この違いは、ときたまの気まぐれなセックスよりルーティン・セックスのほうが少ない。男女が長期間の関係にあると、子供をいつつくるか、どのくらい期間を置いてつくるか、そして何人つくるかということが、片方に最適ならたいていもう一方の側にも最適になるから、時期がまずい妊娠は双方にとって不利になる（シーン16）。コンドームは双方が妊娠を避けるための一つの方法であるから、男女両方が同じようにコンドームを使うことを喜んでいると思うかもしれない。しかし、長期間の関係にあるカップルでさえ、コンドームの好き嫌いについては男女の間で差がある。それは、なぜか？

主な理由は、これまで述べてきたように（シーン2）、妊娠はルーティン・セックスの重要な機能ではないからである。ルーティン・セックスとは、男性が精子戦争に対して防衛するために常に女性の中に精子を補充しておこうとする（シーン2、4、6）のに対し、女性が自分の妊娠しやすい時期を隠すための手段である（シーン2）。コンドームはルーティン・セックスに対する女性の無意識の理由付けを損なうことはないが、男性の場合は損なわせてしまう。女性はコンドームを使う使わないにかかわらず、ルーティン・セックスを通じて自分の妊娠しやすい時期を隠すことができる。が、男性にとっては明らかに、射精した精子が卵管に留まらなければ、コンドームは精子戦争に対して何の役にも立たないのである。

したがって、ルーティン・セックスでさえ、男性は意識的にせよ無意識的にせよ、コンドームをつけることに対して女性ほど熱心ではないことに合点がいく。特に、男性はそのときどきのリスクにあいやすい。

男女の態度におけるこの違いは、気まぐれなセックスにおけるほうがもっとはっきりする。まず、気まぐれなセックスで女性が受けるプレッシャーと、それがコンドームによっていかに影響されるかを見てみよう。。女性のほうが男性よりふつうは気まぐれなセックスにおいて慎重であり、相手を選ぶ。適切な時間、適切な場所、適切な相手を選んでも、それでもやはり、女性は妊娠しないかぎりにおいて、気まぐれなセックスから数々の利益を得られる（シーン18、19、26）。たとえば、もし長期間のパートナーがいない女性であれば、セックスによって長期間のパートナーになるかもしれない男の関心を得られる。さらに、セックスによって男の性的関心度や性交能力を測ることができ、健康や妊娠能力まである程度わかる。だから気まぐれなセックスは、長期間のパートナーとして適当な人であるかもしれないと判断した男性から、保護や経済的援助あるいはその他の援助を得られる一つの道である。長期間のパートナーがいる女性の場合は、気まぐれなセックスは「予約」につながる——もし現在の相手との関係がこわれたらすぐ乗り換えられる男として（シーン16）。これらの利益はどれも妊娠とは異なる問題である。実際、妊娠しないほうが、より多くの選択の道を選べる。特別にある特定の男性の遺伝子を追い求めているときや（シーン6、25）、あるいは妊娠して長期間のパートナーにしようと企てたとき（シーン18）だけ、気まぐれなセックスの結果として妊娠したことから利益を受けるのだ。それゆえ、これら以外の場合では、女性はコンドームをつかって気まぐれなセックスから利益を得る。コンドームは気まぐれなセックスの一つのコストである感染症のリスクを減らす役割さえするのである。

もちろん、感染の面では男性もまた利益を得る。しかし、それ以外では、男性と女性のプレッシャーはまったく違う。気まぐれなセックスに対して、男性のほうがなぜか女性より、性急で、ものの見方が一つに偏《かたよ》り、傲慢になる。簡単に言うと、できるだけ多くの女性とセックスするということは、男性が自分の子孫繁栄の力を高めることができる主な方法の一つなのだ。このようにしてできた子供は、自分の本来の成功の中心——長期間のパートナーの女性との間にできた子供——に追加されるボーナスなのである。男性はこのボーナスを提供するかもしれない気まぐれなセックスに、ほとんどコストがかからない。過酷に思えるかもしれないが、男性にとってはどの妊娠も、わずか数分の時間、数分の射精が必要なだけで、病気に感染するかもしれないわずかな危険というリスクがあるにすぎないのだ。もし、長期間のパートナーの女性との間に子供がいて、男性にとって子孫繁栄の上で利益があれば、父親としての世話をしようと決心するかもしれない。しかし、利益がなければ、その人のもとを去っていく。そして、他にセックスできる機会を探す。

気まぐれなセックスで男性が子孫繁栄の力を強めようとするときに出くわすいちばんの問題は、適当な相手を見つけるのがむずかしいことである。男性はみな気まぐれなセックスを求めるようにプログラミングされているが、できるだけ多くのチャンスを得られる男性は、ほとんどいない。だからこそしたがるのだ。もし、そんなチャンスが到来したなら、射精しないでやり過ごしてしまうことはできるだけないようにプログラミングされている。したがって、妊娠するチャンスを除くためにコンドームを使うことは、気まぐれなセックスを追い求める男性の根本の理由を否定することになる。無意識のうちに、男性の体は、妊娠しない気まぐれなセックスの無用さを認識している。それはちょうど女性の体が無意識のうちに妊娠しない気まぐれなセックスの力を認めているのと同じなのである。しかし、彼らの行動が表面的には無用に見えるにもかかわらず、そういうときにときどき、男性はコンドームをつける。なぜだろうか？

一つには、男性の体は現実に、この近代の発明品であるコンドームに騙《だま》され、自分の子孫繁栄に反することを行っている、ということが考えられる。女性の体の中に射精すると、精子は自分の役目を果たすものと考えられるようにプログラミングされている。だが、それは頭では意識してわかっていても、男性の体はコンドームがその精子の働きを無効にするということがわからないのだ。

これには証拠がある。男性はコンドームをつけているいないにかかわらず、補充用と精子戦争のために、射精する精子の数を調整する。コンドームをつけた場合は、多分、射精される精子は一〇％ほど少ないが、調整は同じだ。これはつまり、コンドームをつけても男性の体は射精で出された精子は成すべき仕事があるだろうと考えてしまうということだ。たとえ、今回はコンドームが偶然にはずれるか破けてしまうだろうと、希望的観測で思ったにしてもそうなのである。

たとえ、これが男性の体の間違ったプログラミングだとしても、そんなに驚くことはない。相対的に見れば、男性がコンドームを使うようになってほとんど何世代もたっていない。そのため、自然淘汰《とうた》（シーン1）の世代勝ち抜き競争は、まだ男性の体を正しくプログラミングしなおせないでいるのだ。しかし、コンドームを使うことで実際に男性の子孫繁栄が減ったということが明らかになったとしても、これから何世代かの間に事態は変わるかもしれない。最終的に、世の中はコンドームを使って子孫繁栄の道を減少させた男性ではなく、高めた男性の子孫で独占されはじめるだろう。

ちょっと考えただけでは、コンドームの使用が男性の子孫繁栄を高めることができるということは直観に反するように思える。にもかかわらず、少なくともそうできるかもしれない方法が三つある。

一つは、女性と何回もセックスするチャンスを得るために取引する場合である。将来コンドームなしでセックスできるようにするため、初めてセックスするときにコンドームを使って避妊することを申し出るのだ（シーン19の状況に似ている）。それから彼はコンドームを使ってセックスするときに、自分は本当にふさわしい相手だと女性に確信させることができる。その結果、彼女はいつかそのうちコンドームなしの危険性のあるセックスをしてもいいと考えるようになるかもしれないのである。

二つ目は、コンドームを使って感染に対する十分な対策ができれば、これまでに逸したセックスのチャンスを埋め合わせることができる。エイズが登場して以来、感染のリスクを減らすコンドームの力は、広く知られるようになった。自分のセックスライフを通じてコンドームを戦略的に使う男性は概してより健康でいられるため、コンドームを使わない男性より多く子孫繁栄を追求することができる。

三つ目は、ずっと遠回りの道である。コンドームを使って（間違った使い方をして）妊娠するチャンスを持てるように、女性をうまくおだててセックスできるようにすることだ。百組のカップルがコンドームを正しく使った場合、妊娠する率は一年間で三人以下のはずである。しかし、実際には二十人から三十人が妊娠している。これは何の避妊法もしないで妊娠する人（七十五人）のほぼ半分にあたる。このような比較的高い失敗率についていちばん考えられることは、ルーティン・セックスではコンドームは正しく使われていないということである。失敗が本当に偶然起きたものか、このシーンの若者のようにわざと使い方を間違えたのかは、わからない。

ルーティン・セックスでコンドームの使い方に失敗した率は、失敗の理由が何であれ、気まぐれなセックスでの失敗率より、間違いなく高い。気まぐれなセックスで男性がコンドームを使うのは、この三つのどれもであるのはほとんど疑いがない。このシーンの若者は何回かセックスの間に妊娠させるチャンスを得ようと、間違ったコンドームの使い方をした。さらにそれに加えて、コンドームを使うことで、気まぐれなセックスをする機会を増やした。まず最初は、コンドームを携帯していなかったので、二人の女性とセックスするチャンスを逃したのであった。だが、コンドームをポケットに入れて持ち歩くようになると、六人の女性とセックスできるチャンスをつかみ、そのうち一人とは子供をもうけることができた。多分、子供は彼女一人でできるかぎり育てるようになるだろう。もし彼がコンドームをつけることを申し出なかったなら、この子供を得ることも他の女性とセックスするチャンスもなかったことは、十分考えられることである。

このシーンの若者のようなケースは、そう珍しいことではないだろう。概して男性はすでに、子孫繁栄の可能性を少なくするよりは高めるためにコンドームを使っているという興味をそそる可能性がある。もしそうなら、男性の体の戦略は以下のとおりである。まず第一は、可能ならいつでも避妊なしのセックスを試みること。二番目は、セックスのチャンスを増やすための一つの戦略として、コンドームをつけることを申し出る。三番目は、コンドームはつけるが、その一方、万一コンドームが破けたりはずれた場合を考えて、必要な補充（シーン4）や精子戦争（シーン6）のための調整を行う。最後は、わざとコンドームのつけ方を間違えて「ずるい」セックスをなしとげる。多分、この戦略は、学習された行動で、また本能的なものだろう。コンドームを使う用意のある男性のほうがそのつもりのない男性より、たくさん子孫をもうけるようにできているのである。

男性の戦略の一つとしての膣外射精に対しても、同じような説明ができる。もちろん、気まぐれなセックスに関するかぎり、コンドームを使うからと言うより、膣外射精をするからと言う方がセックスできるチャンスははるかに少ない。シーン27でもみたとおりである。それには二つの理由がある。一つは、膣外射精のほうがコンドームをつけることより、避妊の効果がずっと低いからで、もう一つは、感染を防ぐ能力がないからだ。妊娠に関して言えば、膣外射精をすると言って挿入してしまえば、男性にとってはコンドームを使っているときよりずっと射精し妊娠させやすいのだ。避妊法としての膣外射精の失敗率は、コンドームによる失敗率より高いということからもわかるだろう。百組のカップルがコンドームの代わりに膣外射精をしたとして、正しく行われていれば、妊娠するのは一年間でたったの七組のはずである。ところが実際は、妊娠するのは最大四十組に上る。その理由は、膣の外に引き抜く前にペニスからもれた精子が特に受精しやすいからということもあるが、主として男性は約束したようにはペニスを膣から引き抜くことがうまくできないからだ。

　膣外射精を申し出るほうがコンドームを着けるというより、セックスできるチャンスにありつく可能性は少ないが、今述べたようなことが起きさえすれば妊娠させる可能性は高い。この二つの方法の成功率は、第一に相手の女性の経験のあるなしにかかっていることは十分に考えられることだ。このシーンの若者が発見したように、女性は一度膣外射精の約束は騙されることがあると気づいてしまうと、それ以後騙されることはずっと少なくなる。実際、膣外射精するという約束か、コンドームのうっかりした着け間違いのどちらかで、二回以上騙される女性はめったにいない。一度騙されてしまうと、その後は最後までその行為を注意して見るようになるからである。

　しかし、コンドームを使うのは人間だけであるが、膣外射精をするのは何も人間だけに限ったことではない。類人猿や多くのサルは、挿入し、ピストン運動しても射精しないことが広く知られている。この行為がどの程度、単にオスがペニスを使ってメスの膣の中にある物を空《から》にさせようとしているのか、それがどの程度、人間と同じように妊娠しないためにオスとメスの間で暗黙の了解となっているのかは、まだわかっていない。しかし、もしオスとメスの間で暗黙の了解となっているのなら、ちょうど人間と同じように、尾なしザルや多くのサルのメスもまた、ときおり、オスに騙されていることは明らかだ。

10 異性愛と同性愛

シーン28　両性愛者

若い教師は、夜、自宅で生徒の成績をつけていた。六歳と七歳になる二人の娘が妻に伴われ、元気な子羊のようにスキップをしながらお休みのキスをしにやってきた。一人は妻の母国語でお休みを言ってほしいと言い、もう一人は男の母国語で言ってほしいと言った。ふつう家族は男の母国語で話していたが、甘えたり腹を立てたりするときには、誰もが妻の母国語になった。妻が子供たちを寝かせつけて戻ってくると、男は仕事をやめて、テレビをつけ、長椅子の妻の隣に座った。妻は足を男の膝《ひざ》の上に載せ、二人とも目は画面に向けたまま、お互いの手や足をするとはなしになでている。男は横目で妻をチラッと盗み見た。一日中つきまとって離れない恐怖で、胃が今もキリキリ痛い。この自分たちの世界が今にも崩れそうになっていることを、どうやって妻に告げることができようか？

「私は妊娠しています。あなたの子です」そう書かれたなぐり書きのメモが、午前中の休憩時間に手渡された。「父はあなたが私たちにお金を支払うか、責任をとるべきだって言っています」少女は十五歳で、あまり成績のよくない生徒だった。厳しい家庭に育ったが早熟で、口を開かなければ、たいていの男のファンタジーを掻き立てるような容貌と身のこなしを持っていた。男の専門科目は外国語だったが、保健体育も教えていた。その晩ほしいと言ってきた。ある暑い夏の夜、下校時に女生徒は男の車に同乗させては暑かったので、男は短パンを着替えずに車に乗り、家に向かった。

男は女生徒から車に乗せてくれと頼まれたとき、断るべきだった。女生徒が太腿《もも》をなではじめたとき、やめるように言うべきだった。運転中に女生徒が下着を脱ぎはじめたとき、外に出るように言うべきだった。しかし、男はそのどれもしなかった。その代わり、使われていない倉庫のそばの空地まで車を走らせ、後部座席に移り、女生徒が男の下着を下ろし上に乗るのを許した。

「思い出してみると、あの子は俺の下着を脱がせるのも、ペニスを愛撫するのも、何てうまかったんだ。とても初めてだったとは思えない。もし本当に妊娠しているとしても、俺が父親であるかどうかは疑わしいな。恐らくあの子は他にも男や教師をひっかけ、ゆすろうとしたこともあるのだろう。多分脅しは見せかけだけで、無視しても何も起こらないだろう。いや、待てよ。もしかしたらあの子と父親は本気で、俺は金を払うか、責任をとらなくてはならないかもしれないぞ」

胃がまた一段とキリキリしてくる。恐怖はますます強くなった。男は三十前で、経済状態は困窮していた。まだ大学での四年、海外での一年、教員養成の一年にかかった学費を取り戻していなかった。さらに今の妻に会う以前、留学先でできてしまった子供の養育費も送金している。下の娘が学校に通うようになってから、妻もパートで働きに出たが、まだ借金を抱えていた。

「ゆすりの要求額は、とうてい払うことはできない。もし、あの子が本気ならば、俺に残された唯一の道は、あの子とセックスしたことを否定し、あの晩のことを誰にも見られていないことを祈るしかない」

しかし、男が本当に心配していたのは、そのメモのことではなかった。それが単に男が女生徒に対して約束を守るかどうかの問題なら、経済的にも法的にも心配することはほとんどないだろう。妻の反応もあまり心配してはいなかった。二人の関係は自由で気楽なものであり、妻はお国がら男の国の文化よりセックスに対してあっけらかんとした態度だった。自分の国にいる男の子供のことを知っていて、家計は苦しくても、その母親に仕送りするなとほのめかしたことはなかった。妻はすべてを知っていたわけではないが、男がまったく不倫をしていないとは思っていなかった。運の悪さと軽率が重なり、男はこれまで三度の不倫のうち一度目の不倫を妻に気づかれた。しかし、妻は男を許し、一か月もしないうちに二人の間はもとに戻った。「あの子とのことも、すべてを否定すれば妻は許してくれるんじゃないだろうか？」

いや、しかし、男の胃がキリキリと痛むのは、過去の女や少女たちとの不倫が妻にばれるのが怖かったからではない。男や少年をあさっていたのが、妻にばれるのが怖かったのである。女生徒のメモから身を守ろうとして反対に、それまで男が盛んに行ってきたもう一つのセックス・ライフの裏を知っている人間を刺激し、かえってその口を割らせることになりはしないかと恐れていたのであった。

「深刻な法的な危険は別にして、いくら妻が性的に進んでいて理解があっても、すべてを知ったなら、はたして俺の味方になってくれただろうか?」

男の同性愛行為は、物心がついたときにさかのぼる。六歳のとき初めて、定期的にベビー・シッターをしていた叔父が裸でベッドに入り、抱きしめてきた。二人のゲームは、「二人だけの秘密」で、母親には「理解することができない」。もし知ったら、母親は「ものすごく怒る」ことだった。しかし、いずれにせよ、男はそれを楽しんだ。叔父の体の匂いや肌触り、お互いに触ってペニスが大きくなっていく様子、叔父を手伝って射精させることが好きだった。男が最初に挿入されたのは十歳のときで、初めて叔父に挿入したのは十二歳のときだった。

同じ年頃の少年との同性愛の体験は、従兄弟が初めての相手だった。共に十一歳で、両親が買い物に出かけている間、ベッドで遊んでいるときのことだった。「裸でレスリングをしようよ」と従兄弟を誘った。数分で二人は勃起し、一時間のうちに従兄弟に叔父から教わったテクニックのいくつかを教えた。二人が十三歳になり射精できる頃には、少なくとも週に一回は会い、互いにマスターベーションしたりアナルセックスをした。最初に女の子とセックスしたのは、まだ十三歳のときだった。同い年の幼なじみの近所の子で、「君ができることを見せてくれれば、僕ができることを教えてあげるよ」と、説得した。教えてやることはたくさんあった。叔父と従兄弟を相手に何年も経験を積んできたので、自分の倍ほどの年の男でも知らない体の知識や触り方を身につけ自信をもっていたからだ。女の子は毎週やってきては、愛撫されたり刺激を受け、そのたびに少しずつ許していった。とうとう男は女の子を裸にさせ、肛門や性器を手や口、ペニスで十分時間をかけて巧みに愛撫し、女の子にゾクゾクするような初めてのオーガズムを感じさせた。それから週ごとに女の子のオーガズムは少しずつ強くなり、機会があるたびに女の子は同じことを求めた。三か月後には、「アナルセックスでは妊娠しないよ。君もきっと気に入るよ」と誘い、何回か試すと女の子はそれが気に入った。一年が経つ前に、女の子は「膣の中にも入れて」とせがみ、十四歳になるまでには男の性教育は完成した。

四年後、大学に入ると、男はゲイの世界に加わり、毎晩のようにゲイのいるバーやクラブで過ごした。一年間、一人の男性とだけの関係にして一緒に暮らしたが、二人ともときどき相手を裏切った。相手はたいていは別の男性だったが、ときには女性とも不倫した。男のまわりにはいつも女性がたくさんいて、ゲイではない同年輩の男性より「あなたのほうが恋人にはずっといいわ」と言っていた。

語学を教える教師になるつもりだったので、交換留学生として一年間、その国へ行った。下宿の隣人はたまたま女性だった。数日もたたないうちに恋仲になり、その後で地元のゲイ・コミュニティを見つけた。三か月もたたないうちにその女性は妊娠し、その後、後に妻となる女性と不倫をし、その年が終わる前に妻となる女性も妊娠した。一人の女性と暮らし、もう一人の女性と不倫をしている間も、ときどき、どちらの女性にも気づかれずに同性愛を楽しむために抜け出した。しかし、結局、国外での男の性行為のほとんどは、女性が相手だった。

大学に戻り最終学年の勉強を始めると、ゲイ・コミュニティでの活動も再開した。二人の母親とは手紙のやりとりを続け、わずかばかりの送金もしていた。卒業後、男は教師としての訓練を受けるために新しい都市に引っ越した。落ち着くとすぐ、今は妻となった女性が五か月になる娘を抱いてドアのところに現れた。女はそのまま男のところに移り住み、一緒に暮らしはじめた。ときどき、男はゲイバーで行きずりの恋人を見つけたが、妻には気づかれず、男の知っているかぎりでは妻に両性愛を疑われたことはなかった。

六年前、失業率の高い荒れた陰うつな町で教師の仕事に就いた。男はキャリアを傷つけ借金から抜け出すのがむずかしくなるような性行為は決してすまいと心に誓った。三年間、彼は何とか自制した。しかし、その後、二人の教育実習生の魅力に負けた。最初の若い女は妻に見つかってしまった。二番目の青年は見つからなかった。両方ともわずか一か月しか続かなかった。そして一年前、別の男性教師のためらいがちな求愛に応じて、長期の同性愛関係を始め、それがまだ続いていた。

スカッシュをするという名目で、男は同僚の男のアパートで少なくとも週に一回セックスをした。男の新しい恋人が、気性や行動、反応が、海外に行って数か月で妊娠させた女と非常によく似ているのは不思議だった。互いのセックスのほかに、二人はときどきゲイバーに行って他の男性を見つけたり、通りやトイレで若い売春夫を探したりした。このような楽しみのために、二人は誰にも見られないようにと三十分ぐらい離れたいちばん近くの都市まで車を走らせるのが常だった。

今、男が抱えている問題は六か月前に始まった。恋人の同僚と一緒に、子供の売春夫を探しにその町を訪ねた。彼らは客引きをしていた自分たちの学校の十三歳の少年二人と偶然出会い、少年たちを拾った。その出会いによりいちばんうろたえたのは誰だかはわからない。これからどんなことが起こるか心配になり、男は緊迫した週末を過ごした。月曜日に学校に戻ると、二人の少年たちが近づいてきて、「先生たちが何も言わなければ僕たちも黙っている」と言ったのでほっとした。

恋人である同僚の教師がその後、少年たちを自分のアパートに呼んで、お金を払ってセックスの相手をさせたりしなければ、その約束は守られていただろう。ある晩、男が恋人を訪ねると、二人の少年がまだそこにいた。四人のスワッピングはとても魅力的で、男はセックスの椅子取りゲームに加わってしまった。そのときから四人は毎週のように会って、グループ・セックスをした。だんだん自分たちが優位に立つのを感じた二人の少年たちは、要求するお金の額を上げていった。ちょうど一週間前、二人は法外なお金を要求した。男がそんなに払えないと断ると、少年たちは男をおどすようになった。今また、少女からのメモが来て、男は本当に怖くなった。

結局、男の恐れは現実となった。少女は嘘をついていたのではなく、そのうえ、子供を産もうと決めていた。要求された額を払うことを断ると、少女の父親は扶養手当を要求して男を訴えた。男は子供の父親であること、少女とセックスをしたことさえ否定したが、法律で父親であるかどうかのテストを受けることを強いられた。この事件が公表されると、十四歳になるこの少年たちは刺激され、自分たちの話を売ればお金になると考えた。少年たちは教師とその恋人が自分たちの意思に反して同性愛の乱交パーティに参加させたとして訴えた。

妻に対する男の判断は正しかった。妻は男が少女の子供の父親であるかどうかという事件の段階では味方についたが、同性愛のスキャンダルが起こると、男を見捨て二人の娘を連れて母国に帰ってしまった。男は二度と家族に会うことはなかった。妻が家を出て一週間もたたないうちに、テストの結果、男が女子生徒の子供の父親だと確認された。逮捕後、男は裁判にかけられ、未成年の男女とセックスをした罪で有罪になった。男が刑務所に入っていた期間はわずかだったが、その間に他の囚人とのセックスからＨＩＶに感染した。仕事もなく一文なしで、三十七歳の誕生日の直前にエイズで死んだ。

【解説】

本書の読者はほとんどが異性愛者だろう。異性愛者は青年期後半に何人かとセックスをし相手を選択すると、一人か二人との継続的長期的関係の中で子孫を残していく。男性は生涯で約十二人の女性とセックスし、女性は約八人の男性とセックスする。そして、平均して二人の子供と、四人の孫をもうける。

しかし、少数ながらも、まったく異なる方法で子孫繁栄を追求する人々もいる。まず、バイ・セクシャル（両性愛者）は、さまざまな局面で、性的関心のすべてではないまでもそのほとんどを、自分と同性の人々に向ける。また、見さかいなくセックスし、生涯で数千とはいかないまでも数百人ものセックス・パートナーを持つ人もいる。その反対に、たった一人とだけしかセックスしない人もいる。また、なかには性行為の一部として今まで会ったこともない女性にむりやりセックスを強いる男性もいる。その中には集まって徒党を組み、レイプする女性を見つける人たちもいる。

保守的な大多数の人々にはたいていの場合、このような別の戦略を見せるマイノリティ（少数派）を理解することはむずかしい。彼らの見慣れない行為は、しばしば常軌を逸した行為と見なされる。しかし、このような少数派も保守的な多数派と同様、活発に戦略的に子孫繁栄を追求しているのは、ときには受け入れがたいが真実なのである。彼らの戦略が一般的でないからといって、どうしても成功しないと考えるべきではないのである。

本章の四つのシーンでは、どれもあまり一般的ではないが、しばしば子孫繁栄をもたらす戦略を追求する人々の性的特質に焦点を当てている。この最初のシーンでは、男性の同性愛の行為が、異性愛専門の場合の代わりとして、どのように子孫繁栄をもたらすのかを見てみよう。

同性愛についての議論は、使われる言葉があいまいで混乱している。ここでは、次のように定義する。「異性愛者」とは、女性とのみセックスをする男性である。「同性愛専門者」は、生涯にわたり男性とのみセックスをする男性である。「両性愛者」は、男性とも女性ともセックスする男性である。一方、「同性愛行為」とは、他の男性に対して行う行為であり、その男性が同性愛専門者であろうと両性愛者であろうとかまわない。

一見すると、同性愛行為は、子孫繁栄の追求の方法としては奇妙に思えるかもしれない。一般的には男性が他の男性に性的にひかれるので、必然的に子供をつくる可能性は低くなるという誤った考え方がなされているが、そう考えると特に奇妙に思える。ところが実際には、その反対のことが証明されているのだ。同性愛の傾向は子孫繁栄のレベルを低くするどころか、子孫繁栄のうえで非常に有効な、異性愛に代わる手段なのである。

男性にひかれる男性は子供をつくるし、一般的には子孫繁栄に大変成功する。平均すると、本書の読者の誰もが過去五世代の中で、言い換えれば一八七五年以来、同性愛を実践していた男性の祖先を一人は持っていたと考えられる。これは私たちすべてが、同性愛行為を受け継いでいるという意味ではない。これから見ていくように受け継いでいる人もいるが、ほんの少数である。それでもなお、祖先の一人が同性愛行為をしめさなかったならば、今日の私たちの誰一人として存在していないのである。

同性愛行為がどのようにその男性の子孫繁栄の追求を助けるかを論じる前に、男性の同性愛について一般的に知られていないが非常に重要な視点を与えてくれる四つの基本的な要素について考えてみる。

第一は、同性愛行為は人間に特有のものではない。青年期の鳥や哺乳類もしばしばそのような行動を見せる。オスのサルは、互いの愛撫やマスターベーションから肛門性交まで、人間と同じような同性愛行為をしめす。たとえば、オスのサルは他のオスによって肛門に挿入されながらマスターベーションをして射精することが報告されている。

第二は、人間に関しては、同性愛行為は少数の男性にのみ見られる。特に最も工業化の進んだ大国においてはそうである。たとえば、ヨーロッパやアメリカでは、生涯に同性愛行為を体験するのは、男性のわずか六％で、たいていは青年期に体験する。このうち三分の二の男性は、性的な関係をもち、しばしば肛門性交を体験している。

三番目に、人間も含めてすべての鳥と哺乳類では、同性愛行為を見せるオスの大多数は両性愛者である。たとえば、他のオスと肛門性交をするオスのサルは、メスとのセックスの回数が減るわけではない。一般的に人間の男性にも同じことが言える。男性とセックスをする男性の大多数（八〇％）は、女性ともセックスをする。シーン28の男性のように、多くは同性愛専門とそれに近い時期があるが、この「時期」が生涯続く男性はわずか一％といわれている。

最後に、現在、同性愛行為は遺伝するという確かな証拠がある。遺伝は父親より母親を通してのほうが多い。たとえば、同性愛の傾向をもつ男性は、父方よりも母方に同じような傾向をもつ叔父や従兄弟がいる場合のほうがはるかに多い。このシーンでは、男性の叔父は、父方よりも母方の兄弟であった可能性が高い。従兄弟は父方より母方の兄弟か姉妹の息子だったと思われる。

同性愛行為に遺伝的基盤があるということは、子供時代の環境が彼らの行動に影響を与えないという意味ではない。同性愛行為の傾向のある男性は、子供の頃にはその傾向をしめさず、大きくなってからしめすこともある。このシーンの男性は、同性愛行為の遺伝をほぼ確実に受け継いでいるが、子供の頃に叔父との関係がなかったら、同性愛の傾向を発展させることはなかったかもしれない。その反対もあまり一般的ではないが、ありうることである。遺伝的傾向のない男性が子供の頃に同性愛行為の誘惑を受けたり、強いられたりすることもある。最近、たいてい同性愛専門や両性愛は生まれつきのもので、つくられるものではないことが明らかになっている。

この発見は生物学者が同性愛行為の進化を理解しようとする際に重要な手がかりを与えてくれる。平均して、どんな遺伝子も子孫繁栄上でいくらかの利益を本人にもたらさないならば、六％のレベルで受け継がれることはない。もちろん、生涯にわたる同性愛専門者は子孫繁栄の利益は得ないが、両性愛者は利益を得る。同性愛専門者は両性愛者が受ける子孫繁栄の利益の遺伝的副産物である可能性が大変高いようだ。もしそうなら、同性愛行為は、適切な遺伝子を少し受け継いだときには有利になるが、それ以上を受け継ぐと不利になる人間の多くの特徴の一つだと言える。

そのような特徴の典型的な例は、鎌状《かまじょう》赤血球性貧血である。熱帯では、ある一定量の鎌状赤血球の遺伝子は有利で、その遺伝子を持たない人に比べてマラリアに対する抵抗力が増す。しかし、遺伝子が二倍のレベルになると早い死を招き、生涯にわたり痛みや苦しみを与える。

もちろん、同性愛行為と鎌状赤血球性貧血との比較を、同性愛行為も病気だという意味に誤解してはいけない。この貧血は遺伝的法則が最もよく研究された例であり、これは同性愛行為にも応用できるというだけだ。両性愛者は同性愛行為の遺伝子を少し持ち、同性愛専門者はずっと多く持っていると考えることができる。両性愛者は異性愛者に比べて子孫繁栄の点で有利であるが、同性愛専門者は子孫を残すことはできず、異性愛者や両性愛者に比べて子孫繁栄の点で不利である。

それでは、両性愛者は生涯にわたり女性とだけセックスをする異性愛者と比べて、どれだけ有利なのか？

両性愛の男性は生涯に妻との間にもうける子供の数は少ないが、もうける時期は早い。シーン28の男性は妻との間に二人の子供があり、彼が暮らしている社会では平均的数だろう。だが、彼は二十三歳になる前に子供を持ったが、これは平均的異性愛者よりも数年早い。このように早い時期に子供を持つことは有利には見えないかもしれないが、実は有利になりうるのだ。生物学者は子孫繁栄を単に子供や孫の数ではなく、生殖率で測る。一生のうちにもうける子供の数が多かったり、同じ数の子供でもより早い時期にもうける人は、生殖率が高くなる。本書では単に子孫繁栄の成功の追求を論じているが、子孫繁栄について論じるとき、実は生殖率を意味していることを忘れないようにすることが大切である。

長期の夫婦関係にかぎって比べてみても、両性愛者や異性愛者などの異なるカテゴリーの男性の子孫繁栄を比べることはむずかしい。夫婦の子供として育てられてはいても、実の父親は別の男性である子供までを含めてしまう危険があるので、このような比較はいつでも不十分なものとなる。まして彼らが短期間の関係をもった多くの女性との間の子孫繁栄を比べようとするのは不可能だ。子供を産んだ当の女性でさえ、父親が誰なのかいつでもわかるわけではないのに、男性にわからないのは当然だからだ。しかし、両性愛者にとって最も重要に思えるのは、子孫繁栄にいたるこの方法である。このような生殖により、両性愛者が異性愛者よりも子孫繁栄を達成することができると予想されているが、証拠を得ることは不可能だ。

男性の両性愛者の特徴は、男女両方の複数のパートナーがいることだ。同性愛行為をしめす男性の四分の一近くは、生涯で十人以上の男性のパートナーを持つが、数百人にも上る男性もいる。しかし、さらに重要なことは、男性のパートナーが多くなればなるほど、多くの女性パートナーを持つ可能性も多くなることだ。平均すると、両性愛の男性は一生のうち、異性愛者の男性より多くの女性とセックスし、異なる母親を持つ子供を持つ可能性が高い。

もちろん重要な問題は、両性愛者の男性が多くの女性を魅了し誘惑するのに成功するのは、男性経験の豊富さによるものかどうかである。それを考えるには、主に三つの方法があるだろう。

一つは、両性愛者はまだ少年の頃に他の少年とセックスを学習するので、セックスが巧みになる。同性愛行為をしめすことになる男性の八〇％以上は、十五歳までに経験し、九八％が二十歳までには経験している。男性の同性愛は、たいていは青年期あるいは子供時代に、同年代や年上の少年との間に起こる。たとえば、同性愛の経験をもつ少年と同年代の異性愛の少年の能力の差を、シーン28とシーン26の男性で比べてみよう。後者は十九歳になっても、女性のオーガズムの機微をうまく扱うことはもちろん、セックスも満足にできなかった。その反対に、シーン28の両性愛の少年は、わずか十三歳で少女をセックスに誘うことができ、十九歳では彼に気に入られようと女性たちが列をなし、二十代半ばでは彼の性的オーラで十五歳以上の女性をひきつけることができた。その結果、三十歳の誕生日を迎える前に、彼は三人の女性に四人の子供を産ませた。これは彼の社会の異性愛の男性が生涯にもうける子供の数より多い。

同性愛行為が異性愛の子孫繁栄を助ける二番目の方法は、いろいろな性格の人とのセックスが可能になることによってである。両性愛者はいろいろな性格をもつ複数の男性を相手にした体験から、いろいろな性格の女性と関係するとき優位に立つ（シーン31）。たとえば、シーン28の男性は、最後の男性の恋人と、自分の子供をもうけた女性との間の類似点に気づいていた。ある人との体験が、他の人との関係で経験として生きてくるのだ。この場合、彼は男性の前に女性と経験した。男性が先で女性があとでも同じことが言えるならば、両性愛者にとって、ある性格の男性との間に得た経験は、似たような性格の女性との関係をうまく扱う手助けになる。この経験が女性との関係のあらゆる段階で、誘惑や刺激、交際、そして嘘をつくときにさえ役に立つことがあるかもしれないのだ。

三番目は、長期の異性愛の関係を続けながら不倫をすることによる方法である。両性愛の男性は青年期を終わる頃、同性愛行為が著しく減り女性との関係を始めるが、同性愛の傾向がまったくなくなることはめったにない。妻のいる男性は異性愛の不倫と同じように、同性愛の不倫を秘密にする。

男性と不倫をするときには有利な点がいくつかある。両性愛者の妻には女性との不倫よりも男性との不倫のほうが見つけにくい（多くの場合、妻は夫が両性愛者だと知らないからだ）。夫の本当のセクシャリティを知らない妻は、大多数の男性がそうであるから彼も異性愛者だと思い込みやすい。その結果、女性との関係よりも、男性との関係を疑う必要はないと信じてしまう。ふつうの男性の場合は、男友だちとのつきあいは、女性との関係ほど性的なものである可能性が少ない。夫の男性との関係が性的なものであっても、女性と不倫をした場合より少なくとも初めのうちは失うものが少ない。不倫のコストとしては感染症の危険などがあるが（シーン11）、その他のコストはほとんど当てはまらない。たとえば、彼が恋人の子供を援助するために妻への援助を減らすことは決してない。また、恋人が男性ならば、一緒に暮らすために妻を捨てることもないだろう。

そこで青年期あるいはそれ以後の同性愛行為は、同年代の異性愛の男性よりもかなり有利に子孫繁栄をもたらす。それではなぜ、両性愛はそう一般的ではないのか？

答えは比較的簡単だ。両性愛にはその利益を帳消しにするようなコストがかかるからだ。同性愛行為の最も大きなコストは、病気にかかる危険性が大きいことである。エイズの出現以前にも、同性愛行為には梅毒などの性感染症から早い死を招く危険があった。事実、両性愛者は（より多くの女性と）子供を早い時期に数多くつくるという利益とひきかえに、早世の危険がある生き方をするように遺伝子に組み込まれているのである。

もう一つのコストは遺伝的なものだ。ここでもう一度、鎌状赤血球性貧血と比較してみよう。その遺伝子を少数持っている人は、前に見たようにすぐに目に見える利益を得るが、その利益は見かけほど大きくはないだろう。これは、その遺伝子がまったくない人と比べて、少し持っている人は、多く持っている子孫をより高い確率で残すからである。言い換えれば、両性愛者は異性愛者より早く子供や孫をもうけるが、その子孫の中にはまったく子孫を残さない同性愛専門の人が少数いることになる。

しかし、大多数を占める異性愛者の中には同性愛恐怖、つまり同性愛行為を行う人に対する偏見をしめす人がいるために、もう一つのコストが生じる。そのような偏見は非常に強く暴力的になることがあるので、同性愛行為を疑われている男性は傷を負ったり死にいたる危険に直面する。それほど極端ではないが似たような偏見がシーン12と13で、マスターベーションに関してあったのを思いだしていただきたい。もちろん、マスターベーションについてはそのような偏見はまったくのごまかしで偽善的なものだ。脅している者が脅されている者と同様、マスターベーションを行っている可能性があるからである。当然、同性愛恐怖症の人にも偽善者がいて、密かに両性愛行為をしながら人前では同性愛恐怖のふりをしめす者もいる。しかし、全体的に見ると、同性愛恐怖者のほとんどは異性愛者である。

このような偏見はよく見られるが、偏見のもとはたいていターゲットにされる人々が何らかの意味で偏見をしめす人々の脅威になるからだ。同性愛恐怖者は両性愛者と同様、生まれつきであり、つくられたものではないこともありうる。これは今、論じたばかりの両性愛が子孫繁栄で成功するというところからくる当然の進化論的結果である。両性愛者が子孫繁栄で優位にいることは、それだけで周囲の異性愛者には脅威と映る。さらに悪いことに、両性愛者が病気の感染源でもあるということがこの脅威に付け加わる。

そこで、マスターベーションについて論じたように（シーン13）、周囲の人々にとっての一つの防御策は、脅しをかけて両性愛者の子孫繁栄における優位を減らそうとすることなのである。

そのため、最終的に両性愛者は同年代の異性愛者と比べて、子孫繁栄の追求において有利な点と不利な点がある。その場合、重要なのは、コストの合計が利益の合計よりも大きいか小さいかである。両性愛者は異性愛者より子孫繁栄において成功するか、それとも失敗するか？　答えはその社会全体の中に両性愛者の数がどのくらい多くいるかによるのだ。ごく少数であれば、異性愛者より成功する。数が多ければ、あまり成功しない。理由は以下のとおりである。

両性愛者が優位にあるのは、彼らが自分たちの生きている社会の平均よりも高い生殖率をもつ可能性があるからである。前述したように、両性愛者は性的テクニックをより早く効果的に学ぶので、女性をセックスに誘うときに他の男性よりも優位に立つ。しかし、社会の中に占める両性愛者の数が多ければ多いほど、競争相手も両性愛者である可能性が高くなり、両性愛者が一般的になればなるほど、両性愛のために享受する利点が減ってくる。

つまり、全社会における両性愛者の比率が高くなるにつれ、両性愛者の利点が減るだけでなく、コストが増してくる。前述した三つのコストのうちの二つ、遺伝と病気は、両性愛が多くなるにつれ明らかに増えてくるのだ。

遺伝的リスクに関しては、同性愛行為の遺伝子がより多くなれば、男女二人ともその遺伝子を持っている確率が高くなるので、カップルが同性愛専門でまったく子孫を残さない息子や孫をもうける確率も高くなる。病気のリスクに関しては、同性愛行為を行う人が増えれば、病気は早く伝染するようになり、異性愛者も両性愛者も共に多くの人が感染する。しかし、両性愛者のほうがいつでも感染する危険が大きいので、最も苦しむことになる。そこで両性愛者のほうが早死にする可能性が高くなる。

つまり、両性愛者の数がごく少ない場合は、両性愛者は異性愛者に対してかなり優位に立つ。その結果、両性愛の遺伝子の比率が増える。その反対に、両性愛者の数が増えると、両性愛者が享受する利点は減り、コストが増える。この行為があまりにも一般的になると、両性愛者の生殖率は異性愛者よりも低くなり、両性愛者の人口比は再び下がりはじめる。

両性愛者の比率の増減に伴うコストと利益の相互作用の結果、必然的に両性愛者の比率は一定となる。それどころか、世代ごとの両性愛者の平均的な成功は、異性愛者の成功とちょうど同じレベルで一定している。そのため、両性愛者と異性愛者では、どちらが子孫繁栄により成功するか、という質問の答えは、「どちらでもない」である。両者の唯一の違いは、両性愛者の子孫繁栄のほうが不安定であるということだ。彼らはまったく子孫を残さない可能性がはるかに高い。しかし、同性愛恐怖症の人に殺されることもなく、ＨＩＶ（エイズ）にも感染しないですめば、非常に成功する可能性もある。平均してみると、高いリスクと高い可能性で、ちょうどバランスがとれているのである。そのため結論は、工業化の進んだ先進国では、両性愛者の遺伝子はその社会の約六％で一定している。これはこのレベルで両性愛者と異性愛者の男性が同じように成功するからである。

もちろん、その社会の中で両性愛者の遺伝子がどんなに増えようと、両性愛者のコストが利益ほど大きくないならば、状況は違ってくるだろう。たとえば、性感染症の危険性がほとんどない社会があると仮定しよう。そのような社会ではどれだけ多くの人が両性愛者になっても、利益はいつでもコストを上回る。そして両性愛の遺伝子が社会全体に広がることが予想される。両性愛のコストがほとんどない社会がこれまでに存在したと考えられるだろうか？　答えは「イエス」である。

今まで目を向けてきたのは工業化の進んだ先進国であるが、両性愛が全体に広がり定着するにはまったく不都合な社会である。特に、両性愛者にとっては主要なコストである性感染症が発生して広まる。ＨＩＶの最近の発生と流行は、人類の歴史上何度も起こったであろう一連のできごとの最新の例にすぎない。たとえば、中世から二十世紀までは、梅毒が主要な性感染症であったのである。

歴史的に見ると、小さな孤立した社会では病気はほとんど発生していない。そのような社会の人々は過去の伝染病の流行にも負けず生き抜いた人々の子孫なので、祖先の自然のままの遺伝的免疫を受け継いでいた。人々は外の世界とほとんど接触しないので、新しい病気はめったに発生しなかった。接触した場合には、どんな行動をとろうともほとんど病気から逃れることはできなかった。それに生き残った人はまたなんらかのかたちの免疫をもつ人々で、その免疫は子孫に受け継がれた。その結果、外の世界と接触し、はしか、天然痘、梅毒、そして現代のエイズに感染する以前は、そのような小さな孤立した社会は長い間、病気に感染する危険がほとんどなかった。だから両性愛者も、そのような状況では、両性愛の遺伝子が病気に妨げられることなく広まったので、現在は大きな社会でみられるリスクもまったく持っていなかったのである。両性愛者は数がどんなに増えようとも、異性愛者より早く子供をもうけた。したがって、そのような社会が最初に発見され調査されたとき、たいていの場合、両性愛者の比率が工業化の進んだ社会よりはるかに高かったのもうなずけることである。そしてまた、ほとんどの人々が両性愛者であるとき、同性愛恐怖症は激減するか、まったくいなくなるのも当然考えられることである。

両性愛のレベルと容認に関しては、工業化の進んだ先進諸国は例外であり、標準ではない。文化人類学的に見ると、両性愛は人間社会の六〇％でよく見られ、社会的に容認されている。メラネシアの小さな島の社会などでは、若者なら誰でもある時期、同性愛の肛門性交を行うのはふつうだと思われている。女性たちも夫がときどき他の男性とセックスするのを認め、異性愛の不倫よりも同性愛の不倫を容認していて、夫たちは異性愛の関係に影響を与えないかぎり、同性愛の行為を続けることができるというのがふつうである。しかし、すべての若者が同性愛になる一時期があり、ときには短期間それ以外の関係をもたないような社会でさえも、生涯に渡っての同性愛専門者は非常にまれである。同性愛行為は明らかに両性愛者の子孫繁栄の戦略の一部である。

シーン29　レズビアン

若い女は顔をもう一度よく見ようと、湯気で曇ったバスルームの鏡を拭った。これで今晩もう四度目だが、あごのニキビが気になってしかたない。ほとんど消えたことを確認しながら、タオルで体を拭いた。二十歳になるのにまだニキビができているなんて。もうそろそろニキビにさよならしなくちゃ。

暖房の上にタオルをかけたとき、棚の上のタンポンの箱が空になっていることに気づいて、微笑んだ。今月はどっちが買いにいって、この棚に入れておくことになるのかしら？

二人の月経が終わってから一週間たっていた。不思議なことに二人の月経は重なることが多い。どちらもまだ空き箱を片づけていなかった。体にパウダーをはたきながら、喉《のど》が引き締まるのを感じた。一緒に暮らして一年になるが、まだパートナーとのセックスの前になると興奮した。今日一日中、このときを待っていたのだ。もうすでに股《また》の間にうずきを感じている。

湯気がたちこめたバスルームを出て暖かい寝室に裸で歩いていくと、パートナーはすでにベッドに横たわっていた。その女は十歳年上で幼い子が一人いたが、まだすばらしい体をしている。「筋肉モリモリで、性急で、わがままな男なんかを相手にするより、柔らかくて、すべすべして、私の意のままになる従順な女性の隣に横たわるほうが、ずっとすてきなことだわ」

女がベッドに入るとすぐに、二人は抱き合ってキスした。そうしながらも、お互いの手は巧みに体をまさぐりあい、やさしく触れ、そっと撫でまわす。お互いの乳房を揉《も》みしだき、乳首をくすぐり、陰毛を優しくなでる。上になり下になり、キスしたり、なめたり――自分が最もしてほしいことをお互いに相手にほどこす。

しばらくすると、若い女は年上の女の足のほうに向かってまたいで座り、体を前に倒し、年上の女の太腿や性器をなめはじめた。そうしながら尻を持ち上げ、年上の女に自分の性器をなめてもらえるような姿勢をとった。いちばん好きな体位だ。オーガズムを感じたいと思ったときは、いつでもこうすればクライマックスに達しないことはなかった。暖かく濡れた舌が膣をなめまわし、舌先が外陰唇の襞の間を突っつき、クリトリスを優しく刺激する。一日中待っていた興奮が体中をかけめぐる。イキそうだ。お互いにそのまま興奮した状態を何分か保つ。もう少しでイキそうになったが、決してイクことはなかった。二人ともオーラル・セックスはこのうえなく絶妙なものに感じていたが、それだけではめったにクライマックスに達しなかった。

だが、とうとうもうこれ以上、がまんできなくなると、若い女は向きを変えて年上の女の隣に横になった。すると今度は自分の膣の愛液の味を相手の舌の上で味わいながら濃厚なキスを交わしはじめた。キスをしながら、指先はお互いの濡れそぼった膣をまさぐり、外陰唇の襞の間に分け入り、クリトリスをこすった。お互いに何をしたらいいのか、十分に知り尽くしている。ほてりが胸から喉、顔へと広がってくるのを感じると、相手の体も同じように紅潮しているのが見える。呼吸はあえぎに変わり、心臓の鼓動は波打つ。「アッ、アッ」と喉から発する声はしだいに高まり、せわしさを増す。「アァァ、アァァ」一瞬、宙に浮くようなすばらしい恍惚が訪れると、ほとんど同時にクライマックスに達した。その喜びは、一日中待っていた期待に十分応えるものだった。オーガズムの後、二人はいつものようにお互いの体を優しくなでながら、抱き合ってまどろんだ。眠りに落ちる前のほんのひととき、一緒に暮らしはじめてから互いをオーガズムに導くのがなんとうまくなったんだろうと、女はぼんやりした意識の中で思った。

ふだんならセックスのあと十五分くらいしか眠らないのだが、目を覚ましたときには一時間あまりたっていた。年上の女はまだよく眠っていて、起こすのは残酷に見えた。それにもかかわらず、若い女はいらだちはじめた。着替えて町の向こうまで行くには、一時間しかなかった。これ以上ぐずぐずしてはいられない。ベッドから起き上がる。するとすぐに、恋人は目を覚まし、眠たそうな声で言った。「もう少し一緒にいてよ。少しくらい集まりに遅れたってかまわないでしょ」「そうしたいけど、三週続けて遅刻したくはないのよ」と、若い女はベッドを抜け出し、服を探しながら答えた。

バスルームに入っていく後ろ姿に、年上の女が大声で不満を投げつけた。「この頃は、いつも夕方お出かけのご様子じゃないの。私たちが別々に友だちと出かけるなんてことなかったでしょ」「それは一年前のことよ」と、若い女も大声で言い返した。が、部屋に戻ると、恋人を慰めて言った。「試験が終わったら、またいつでも一緒よ。元のように戻れるわ。試験期間中はどれもさぼれないのよ」「遅くならないでね」と、出かける前に恋人は念を押した。「努力はするけれど、集まりの後は一杯飲みに行くことになるかもしれないわ」と、若い女は断って出かけた。

一人になると、残された女は起き上がり、音楽をかけた。裸のまま、ただウロウロと部屋を歩きまわった。棚の上の手紙を見つけて、明日、子宮ガンの再検査を受けることを思い出し、一瞬恐ろしくなった。「異常な細胞ですって？　深刻なのかしら？」

気をそらそうと、棚の上にある写真立てを手に取った。去年の夏、若い女と一緒に休暇を過ごしたときに撮ったものだ。二人とも日に焼け、酔って楽しそうに写っている。その額のすぐそばには、幼い息子と一緒の写真があった。息子は今十歳になるが、ここ数か月会っていない。現在の若い恋人と公然と暮らしはじめると、元の夫は息子は自分が新しい妻と一緒に育てると主張し、息子には会わせないと言ってきたからだ。「あの人は、あの子が自分の子ではないと知ったらどうするのかしら。あの人が留守でいなかったとき、ホテルの部屋で二人の男ともう一人の女の四人で乱交パーティした夜にできた子のはずよ」その晩のことを思い出すと、股の間に懐かしいうずきがよみがえってきた。さっきのクライマックスからわずか一時間しかたっていなかったが、うずきを覚えた瞬間、マスターベーションをしなくては今夜はねむれそうにない、と女にはわかっていた。

若い女はバスを降り、レストランまで歩いていった。遅刻だった。出かける前にセックスをするというのは間違いだとわかっていたが、一日中オーガズムが欲しくてたまらなかったのだ。男はもう来ているかしらとテーブルを見まわした。しばらく前から誘われていたが、今日が初めてのデートだった。女は特に今は年上の恋人を騙《だま》したくなかった。息子に会えないことや子宮ガン検査の結果、異常があるとわかり心配しているために、二人ともかなりストレスを受けているからだ。しかし、とにかく女は男との密会には、他の女と会うほどの罪悪感は感じなかった。

女は一年以上、男とセックスしていなかった。実際に、現在のレズビアンの関係に満足していたので、二度と男とセックスしたくなることはないだろうと思いはじめていた。女は子供の頃から自分が両性愛者だと知っていた。子供の時から十代の終わりまでの間、特定のガールフレンドができるたびに、服を脱いで一緒にベッドに誘った。しかし、十代の半ばで一度、行きずりの男にも体を許した。

それは初めは異性愛に対する単なる好奇心からスタートしたのだったが、何回か経験するうちに異性愛もそれなりに楽しめるようになった。しかし、何よりも自分が男たちを支配する力をもっているという感覚を楽しんだ。女友だちと比べて、初めに相手にした少年たちも、その後の男たちも何でも真に受け操りやすく騙しやすいので、とても尊敬などできなかった。そのうえ、男はセックスが下手で、わがままだった。自分がその気になっていれば、女が相手ならオーガズムを与えてくれるのはほぼ確実である。それなのに男が相手では、オーガズムを得たいときにはほとんどいつも最後は自分で刺激を与えなければイカなかった。「じゃ、私は、このレストランで男と密会して、どうしようというのだろうか？　そんなことはわからないわ。わかっているのは、私は今、新しい経験をしようとしていることだわ。そして、この男は本当になかなか魅力的だということだけね」

角のテーブルで手が振られている。女も手を振って、そのテーブルに向かった。

二人が食事をしている間、町の反対側では女の恋人は裸でベッドに横たわり、自分でクライマックスに達していた。その後、居間に行き、ワインのボトルを開け、音楽をかけ、本を読んでくつろごうとした。しかし、落ち着かない。このところ恋人の様子がどこかおかしくて、気が揉める。突然、若い女が友だちと講義や集まりの後によく行くバーの電話番号を調べはじめた。電話をかけ、呼びだしてくれと頼んだ。「私も今から行くから」と伝えるつもりだった。初めてのことではなかった。しかし、電話の向こう側からは、「若い女もその友だちも来ていない」という答えが返ってきた。「どこかよそに行ったんだわ」と思って、読書に戻ろうとした。

若い女は、深夜過ぎではなかったが、夜遅くに戻ってくると、年上の女からあれこれ根掘り葉掘り聞かれた。「集まりの後、今夜は別のところへ行こうと言いだした人がいて、いつもとは違う店へ行ったのよ」と言いつくろった。結局、年上の女に嘘をついているのではないと納得させたが、ベッドに行くときには二人の間にしこりが残っていた。

実際は、その夜、若い女は、デートした男とセックスはしなかった。しかし、わずか一週間後にセックスした。その後、週を重ねるごとに二人の関係は、以前には女とのみ可能だと思っていたように、今度は男性に対してのみ可能だと思うようになるほど深まっていった。恋人の男ともっと多くの時間を過ごしたいと思うようになるにつれ、レズビアンの相手に対して不倫を隠しておくことはだんだんむずかしくなってきた。嘘をつくのも限界にきていた。生活のあらゆる面で心配ごとだらけの女に、よけいな問題を与えることになるようで、罪の意識も感じた。再検査の結果、また細胞の異常が見つかり、さらに検査を受けて結果を待つという緊張した状態がまた始まった。それに追い打ちをかけるように、息子に会うことは禁じられ、職場ではしばらくうやむやになっていた女がレズビアンであるといううわさが広まって、昇進は見送られることになった。

年上の女は若い恋人が不倫をしているのではないかと疑いはじめ、だんだんけんかが多くなった。最もひどいけんかになったのは、お互いにオーガズムのふりをしていると非難しあったときだった。しかし、若い恋人の不倫についてなかなか確信がなかった年上の女に、決定的瞬間がきた。「私、妊娠しているのよ」

そう言われたとき、女はこう説得した。「二人で赤ちゃんを育てられるじゃないの」「いいえ、私はここを出て、子供の父親と一緒に暮らすわ」と言い張った。

しばらくの間、年上の女はストレスと寂しさで病気になった。仕事を失い、自殺したいと思いはじめた。しかし、うつうつとしておちこんでいる時期に、女は妻と家族に見捨てられたばかりの男に出会った。二人はお互いにそれぞれの不幸な話をきいてやり、相談にのってやった。やがて、数週間もしないうちに一緒に暮らしはじめ、一年後に女は娘を産んだ。その後まもなくして受けた子宮ガンの手術は成功し、それからの人生は順調だった。

息子は父から独立すると、女に会いにきた。父親の同性愛恐怖には影響されず、息子はすぐに母親や異父妹と打ち解け、仲のよい家族となった。女は比較的若くして六十代で亡くなったが、孫を溺愛《できあい》する祖母としての満ち足りた生活を十五年送ることができたのである。

【解説】

同性愛行為がどのように男性の子孫繁栄に役立つのかはすでに見てきたので（シーン28）、ここで女性について同じことを見ていくのは比較的簡単である。男性と女性の両性愛は類似点が多く、相違点はほとんどない。

それでもなおある相違点は、ほとんど程度の問題である。たとえば、社会全体で平均してみると、女性の同性愛者は男性より少ない。これはほとんどの動物でも見られる傾向である。どんな人間社会においても、女性の同性愛者は男性の三分の一から二分の一くらいである。男性の約六%が同性愛行為をしめす大きな工業化社会では、女性の同性愛者は約二%から三%である。すべての男性が同性愛行為をしめす社会では、女性の同性愛者は約三〇%から五〇%である。この違いから、一般的に女性の両性愛者を見つけるには男性の両性愛者を見つけるよりもさらに家系図をさかのぼらなくてはならない。しかし、その差はわずか一世代である。一八七五年ではなく、一八五〇年までさかのぼるということである。

女性の同性愛者は男性より少ないだけでなく、一般的に同性愛（レズビアン）行為が始まるのが遅い。両性愛の女性で二十五歳までに最初の同性愛行為を経験するものはわずか五〇%で、三十歳まででも七七%である。四十代を過ぎて初めてレズビアン行為を経験する人もいる。

同性愛者の男女に見られるもう一つの違いは、女性は男性ほど同性愛のパートナーの数が多くないことだ。生涯十人以上の同性愛のパートナーを持つのは、両性愛の男性が二二%なのに対し、女性はわずか四%である。同様に、女性は男性より長期にわたる「一婦一婦」の関係を続ける可能性が高い。シーンの若い女がしめしているように、女性は同性愛関係を一年から三年続け、異性愛の関係に移行するというのが一般的なパターンである。シーンのように、年上の女は長期的な異性愛の関係の合間に安定した同性愛関係をときどき割りこませている。

両性愛者の男女では違いは小さいが、重要な類似点は多くある。たとえば、同性愛行為をしめす女性はたいてい両性愛者である。どんな社会でも生涯にわたり同性愛専門の女性は、一％未満である。レズビアン行為をしめす女性の八〇％以上は、このシーンの二人の女性のように異性愛行為をしめす。どの社会にも両性愛の女性はいる。そのうえ、女性の両性愛者は遺伝的であり、受け継がれるものである。今まで論じてきたあらゆる特徴のように、メスの両性愛は哺乳類や鳥、爬虫類などのいろいろな種の間に広く見られる。実際、トカゲにはメスしかいない種類もいる。この種ではメスがメスの上に乗る疑似交尾をしなければ、卵を産まない。互いに交代で上に乗り、刺激して卵を産むのだ。

両性愛の男女には多くの類似点があり、わずかな相違点しかないということは、その行動に対して同じ解釈ができるということだ。女性の両性愛者と異性愛者の子孫繁栄を比較すると、男性のとき（シーン28）とまったく同じ結論に行き着く。子孫繁栄を追求するための戦略として、女性の両性愛は異性愛に対して現実的で有効なもう一つの方法なのである。

簡単に言うと、両性愛の女性は異性愛の女性より早く子供を産むが、病気にかかる危険性や子供を産む期間が短くなる危険性が高い。ちょうど男性と同じように、両性愛の本当の利益は両性愛がまれな場合に最も大きくなる傾向がある。そのためどんな社会の中でも両性愛の女性がいる比率は、コストと利益がちょうどバランスのとれるレベルであることをしめしている。

女性の両性愛のコストと利益について多くのことがわかっている。これは女性のほうが生涯のいろいろな段階で何人の子供を持つかが、特に多くの異なるパートナーを持つ男性よりわかりやすいからだ。たとえば、両性愛の女性が二十歳までに子供を産む確率は異性愛者の四倍で、二十五歳まででもまだ二倍もある。このシーンの女は二十歳までに一人産み、三十一歳までには二人産んだ。しかし、子供を産めなくなる時期までには、両性愛の女性は異性愛の女性より子供の数が少なくなる。たとえば、一九八〇年代のイギリスのある調査によると、平均で両性愛の女性は一・六人、異性愛の女性は二・二人の子供を産むことが明らかになっている。両性愛者がより早い時期により少ない子供を産むという傾向は、総合的に見ると異性愛者と同じ生殖率になってちょうどバランスがとれている。

以上簡単に述べたように、両性愛の女性は異性愛者より子供を産むのが早くスタートしながら結局子供の数が少ない理由の一つは、このシーンの年上の女性のように、子供を産める期間が病気のために短くなることがあるためだ。男性の両性愛者と同様に、女性も性感染症に感染する危険性が高い。二十歳までに性器感染をする可能性、二十五歳までには子宮頸ガン検査で細胞の異常をしめす可能性が高くなり、三十歳までには子宮ガンにかかる可能性が高くなる。

このような病気にかかる確率が高くなるのは、どの程度まで両性愛行為の直接の影響なのかはわかっていない。ヘルペスや性器のいぼのような性感染症は、女性同士のセックスで直接うつることがある。しかし、女性の両性愛が感染の危険を増す別の面がある。次にそれを見ていこう。

女性の両性愛者のほうが男性より少ないということから、進化生物学者は女性のほうが男性より両性愛から得る利益が少ないのではないか、あるいは損失が大きいのではないか、それともその両方ではないかと考える。しかし、両性愛の女性の損失が大きいというのはありそうもないことで、実際にはその逆である。たとえば、男性の両性愛者のほうが女性の両性愛者より病気になる可能性がはるかに高いばかりか、同性愛恐怖の人からの暴力を受ける危険性がはるかに高い。これはゲイが異性愛の男性の子孫繁栄の脅威になるほど、レズビアンは異性愛の女性にとって脅威にはならないからである。

そのため、結論は、女性が男性より両性愛で失うものが少ないならば、得るものも少ないに違いないということになる。これは納得のいくことだ。男性のほうが女性より青年期の早い段階でセックスのテクニックについてはるかに多く学ぶことはすでに見てきた（シーン26〜28）。適当な時期に同性愛を経験することは男女共に早熟な性的能力を与えるが、男性のほうがずっと顕著である。実際に、女性のほうが男性より青年期に習うべき基本的なセックスのテクニックが少ないとすれば（シーン26）、女性の両性愛者が異性愛者より早く利点を得るレズビアンの性的経験とは何かについて考えてみなければならない。

女性がセックスについていちばん学ぶべきことは、長期の関係から最も多くのものを得るテクニックである（シーン18）。特に女性は、不倫と嘘のテクニックを学ばなければならない。また、精子の保持と精子戦争を最大にコントロールするためにオーガズムを最大限に利用する方法を学ばなければならない（シーン25）。

不倫をするのに必要な嘘のつき方は、男性との関係より女性との関係でしたほうが多分よく訓練されるだろう。さらにそれは、女性の同性愛行為の重要な特徴の一つである比較的長期の「一婦一婦」の関係の中で、最もよく訓練される。女性が不倫や偽のオーガズムなどで長期の女性パートナーを騙すことができれば、男性パートナーを騙すことはかなり簡単だ。これによって女性は不倫と精子戦争のコストを負うリスクを減らしながら（シーン11）、利点を利用することができる（シーン20、25）。

両性愛の女性が、いかにその関係を利用し、精子戦争を推し進め、それに影響を与えるかを早い時期に効率よく学べば、この能力を早い時期に大いに利用することは合点がいく。両性愛の女性は一生の間に、異性愛の女性と同じくらい男性とセックスする。そのうえ、両性愛の女性は二人以上の同時進行の男性パートナーを持ち、精子戦争が起きるくらいの短い間に二人の男性とセックスをする可能性も高い。

両性愛の女性は頻繁に精子戦争を起こすだけでなく（細かいデータはわからないが）、精子の貯蔵と精子戦争の結果をうまくコントロールできるようだ。また、異性愛の女性よりもマスターベーションをする確率が高く、その回数も多い。そのためより強い頸管のフィルターをつくりだす（シーン21）。両性愛者の女性が男性とセックスするときには、オーガズムに達する可能性は変わらないが、頸管のフィルターの効果を取り消すバイパス・オーガズム（シーン24）に達しやすい。

　精子戦争における女性の最大の武器であるオーガズム反応の多くは、実際には男性が介在しないで起こるので（シーン21〜25のマスターベーションや夢のオーガズム）、それらは異性愛関係でふつうに起きる挿入の前や最中や後のオーガズムも含めて、レズビアンの関係の中で簡単に練習できる。これは、レズビアン同士がセックスの間に与える刺激は、前戯の間に男性が与える刺激に非常によく似ているからだ。レズビアンが最もよく使うテクニックは、性器、特にクリトリスをなでたり、刺激したりすることだ。その次によく使われるテクニックは、乳房をなでもむ、乳首をなめ吸う、オーラル・セックス、互いの性器を押しつけこすりあわせるなどだ。メラネシアのある社会では、レズビアンはセックスの間、口と手だけしか使わないが、クリトリスを刺激したり膣に挿入するのに、ときには物が使われるのはどこも同じだ。シベリアのある地方ではトナカイの子供の筋肉、別のある地域ではバナナやさつまいも、みごとな形の男根の彫りものまで幅広く使われている。もちろん、先進工業国では、市販のバイブレーターや張り形が使われることがある。しかし、指や物を挿入することは、レズビアンの刺激ではまだあまり使われていない。あるアメリカの調査によると、セックスの間にパートナーを刺激するのに定期的に挿入するのは、レズビアンのわずか三％である。

オーガズムの「成功率」は、男性より女性によって刺激を受けたほうが二倍高い。さらに、女性が与えるオーガズムは、妊娠しやすい時期に起こる可能性が非常に高い。このシーンの初めに見た性行為のピークは、月経が終わった一週間後に起こった。その月に排卵するとすれば（しないかもしれないが——シーン15）、次の二、三日中である。彼女たちは二人とも妊娠しやすい時期だったのである。

興味深いことに、妊娠しやすい時期にレズビアンのオーガズムの頻度が最も高くなるように、動物のメスも同じ時期に同性愛行為が最も活発になる。牛やネズミ、モルモットのどれを研究してみても、妊娠しやすい時期に、メス同士がお互いにマウンティング（相手の体に乗ること）をする可能性がはるかに高くなる。この行為はホルモンに関係しているということが、実験で明らかになっている。そこで月経周期の間にホルモンのバランスを変えると、マウンティングのタイミングを変えたり、完全に止めることもできる。経口避妊薬を飲んでいるレズビアンは、月経周期の中でオーガズムのピークがなくなる。これは前述の動物たちのように、レズビアンがパートナーと一緒にオーガズムを得たいと思う動機も、脳よりもホルモンのコントロール下にあることをしめしている。

結論として、女性の同性愛行為は、個々の男性との長期的関係から最大限のものを得るために、女性と練習をする過程であるといえる。これは男性の両性愛の利点に関する結論とまったく同じだ。しかし、両性愛の男性は先に多くの女性とつきあって成功するための練習をしている。だが、女性は男性と異なり、多くの男性と多くのセックスをすれば、子孫を増やせるというものではない。反対に、男性を厳しく選び戦略的につきあい、まわりの男性たちを最大限に利用することにより子孫を増やしていく。この点で両性愛の女性は精子戦争を起こし操る能力を若いうちに身につけ、不倫をうまく長期間続ける能力によって助けられている。しかし、男性の両性愛者と同様に、女性の両性愛者の子孫繁栄の戦略は、病気や早世により子供を産む期間が短くなるというリスクを増す。したがって結果的にみると、子孫繁栄においては、女性の両性愛者と異性愛者は似たような結果になる。ただ、それを行う方法が異なるだけなのである。

このシーンでまだ論じていない重要な特徴が一つ残っている。それは女性が一緒に暮らすと、月経が同じに起きる場合が多いということである。レズビアンだけでなく、母と娘、修道女、女囚、看護婦、女子学生も一緒に暮らしていると月経が同じになる。一九八〇年代の初めにアメリカで行われた興味深い一連の実験がある。女性が数か月の間、一日おきに、他の女性の腋の下の分泌物を自分の鼻にこすりつけてみた。すると、分泌物を鼻につけた女性の月経周期は分泌物が出た女性の周期と同じになった。つまり、女性の腋の下の分泌物には多くの時間を共に過ごすグループの月経周期を同じにするような化学物質が含まれているということを示唆している。

近年、月経が同じになるということは本当に起きる現象なのかどうかが論議を呼んでいる。最新の調査の結果は同じになるグループも異なるグループもあるというのだ。どちらの傾向をしめすかは偶然によるものではなく、そのグループの女性の何人が定期的に排卵するかどうかによる（シーン15）。ほとんどの女性が排卵しないグループは、特に何人かがピルを飲んでいる場合には、同じになる傾向がある。ほとんどの女性が排卵をしているグループは、同じにならない傾向が強い。これをみると、女性の体はできるだけお互いに離れた日に排卵しようとしているかのようである。

このような反応がなぜ存在するかはまだ謎であるが、おそらく男性から妊娠しやすい時期を隠すこと（シーン2）と関係があるだろうと考えられる。グループの女性が皆、同時に排卵すれば、どんなに鈍い男性でも妊娠しやすい時期に起こる行動の変化（シーン3、6、10、21）に気づくだろう。だが、一人だったら気分や行動にむらがあっても、このような変化をパートナーから隠すことは簡単だからだ。

このシーンの二人の女性が月経の時期が同じだったということは、ここ数か月排卵していなかったということをしめしている。これは男性のいない場合にはよくある反応だ（シーン15）。若い女性に異性愛行為が始まると、まず彼女に排卵が起き、それから年上の恋人の月経周期と変わってくるものと考えられる。

シーン30　男はみな同じ

笑い声がバーの片隅から起きた。テーブルに座っていた二人の女は、顔を上げると、自分たちが人目を引いていると知ったが、酔っていたせいもあり男たちの勝手にさせて、二人はまた互いに身を寄せあい話を続けた。背の高い女は自分の夫の睾丸がどのくらい大きいかわからせようとして、思いきって片手でコップの形をつくって見せた。「今まで相当、男のものを見てきたけれど、夫のは飛び抜けて大きいのよ」

二人はここ何年も会っていなかったが、ときどき、手紙のやりとりはしていた。そのうち、ついに「会いましょう」ということになって、背の低い女が背の高い女とその夫、子供二人の家族ぐるみを、週末、自分の家に招待したのだった。この夜、夫たちはテレビでスポーツの試合を見たいというので、二人の女はベビーシッターに子供たちを預け、お酒をのみながら積もる話をしようと外へ出かけてきたのである。二人とも十分酔いがまわった今、話したいのはセックスのことで、特にお互いのセックス・ライフについて知りたいと思っていた。「私はあれが大きいほうが好きかどうかよくわからないわ」と、背の低い女が言った。「だって夫の睾丸はとっても小さいのよ。ピンポン玉より小さいんだから。それにペニスだって少し小さいわ」

背の高い女はすかさず言った。「あら、ウチの夫のペニスは本当に大きいわよ。ときどきこんなに大きくなければいいと思うのよね。ピストン運動をするときには本当に大きくなって、ときには私の体の中が傷ついてしまうの。ピストン運動の最中、私の中で突っついているモノは、ちっとも気持ちよくないのよ。それにね、あんなに何回もセックスを求められたくないのよ。だいたい友だちはみな一週間に一回くらいになったと言うけど、ウチでは今でさえ、週に二回から三回しなくちゃなんないのよ。そのうえ、夫は家に一人でいるときは、マスターベーションしてるの私知っているのよ」「それはあなたにとってよくないわね」と、背の低い女が言った。「私だったらそんなに何回もセックスできないわ。ラッキーなことに、夫も性欲がそんなに強くないのよ。私たちって一緒に暮らしはじめたときから、一週間に一回か二回だったけど、すぐにそんなにしなくなって、今では一月に二回すればいいほうだわね。マスターベーションについて夫と話しあったことなんてないわよ。だいいち夫はやり方を知っているのか、分からないわ」

それを聞いて、背の高い女は思わず笑った。「えっ、一度も話したことないんですって。驚いちゃうわね。ウチではね、夫を家に一人残して出かけたとき、帰ってきた私に、夫がまず最初に言うことの一つは、今日、自分がマスターベーションしたかどうかよ。まあ、いつでも言うわけではないんだけど、あの人はいつでもやっていると私はにらんでいるの」

二人はグラスに口をつけ、話が途絶えた。背の低い女は、背の高い女に自分にとっては重要な質問をしてみようかどうかためらっていた。押し殺した小さな声で口ごもりながら、背の低い女は思いきって聞いてみた。「ねっ、セックスの間に、どのくらいイクの？」

背の高い女は別に驚きもせず、意識過剰にもならずに、答えた。「ときどきよ。でも夫は私が毎回イクのを望んでいるわ。最初のうちは、私イカなかったって、夫に一、二回言ったことがあるの。そうしたら夫は何時間もブスっとしちゃって。だからそれ以来、イカなくても、イッたふりをしてるのよ。それにね、あの人ったら、私がイクまで何時間でも続けられるのよ。だから私がイッたふりをしなければ、いつまでたってもやめないのよ」

それを聞いて、背の低い女は気分を害し、グラスを一口すすった。女の答えに少しは慰められるところもあったけれど、多くはなかった。一瞬、沈黙が流れた。今度は自分が話す番だとわかっていたが、真実を言うべきかどうか決心がつかないでいた。しかし、ついに女は言った。「私、イッたことないのよ。実際にオーガズムって感じたことないと思うの。私たちのセックスって、夫が入れて、出して、お終い。確かに、最初のころは夫は努力したわ。前戯で私の太腿の間をいじくったりしたけれど、本当に私を興奮させるためにしたことではなかったわね。どちらかと言えば、私は興奮するよりとまどうばかりだったもの。それでついに夫に、もうそんなにしてくれなくていいからって言ったのよ。一、二度、セックスの間に何か感じたことはあるけど、それが何かにつながっていったことは決してないわ。悪いのは私だか夫だかわからないけど、セックスで得たものなんて何もないわ。子供以外にはね」

友だちを驚かせてしまった背の高い女は、言った。「他の男とやってみたらいいんじゃない？」背の低い女は笑って首を横にふった。「他の男なんていなかったわ」「それって、今までの人生で一度もないって言う意味？　それとも結婚してからっていうこと？」

「今までの人生でよ」

その返事をきいた背の高い女は、あいた口がふさがらなかった。三十歳にもなろうとする女が、これまでにたった一人の男としかセックスしていないなんて、びっくり仰天の話だった。「私なんて少なくとも二十人とはしてるわよ」「それって、若いときの話、それとも結婚してからのこと?」「両方よ」そんな素朴な質問に、背の高い女は笑って言った。「少なくとも一年に一回は不倫してるわね。最初の子供を妊娠していたときでさえ、他の男とセックスしたもの。夫としかセックスしなくて、誰か他の男とときどきセックスする興奮をのがすなんて考えられないことだわ」

ここまであけすけに話した友だちをどう思えばいいのかわからなかったが、背の低い女は適切な返事を探していた。そしてついに素直に言った。「あなたはどうやってそうしていられるのかわからないわ。夫が自分の目の届かないところに私を行かせてくれるなんてめったにないのよ。だから、私が不倫をしようと考えただけでもきっとわかってしまうと思うわ」

背の高い女は言った。「ときどき夫がもう少し私に注意を向けてくれたらいいのにと願っているのよ。たくさんはいらない。ほんのちょっとだけでいい。私、ときどき思うのよ。あの人は私がすることなんてちっとも気にしてないんじゃないかって。あの人は私が用があるときに、そばにいたためしがないんだから。私が知っているかぎり、一週間ごとに女を取り替えることができたと思うわ。いつでもあの人のまわりには女がいたもの。お好み次第というわけよ。あの人を、気配りする夫、思いやりのある父親に変えようとすることはほとんど見込みがないわね。第一もし万が一、そう変えられたとしたら、私が楽しむ機会がずっと減ってしまうじゃない」

背の高い女は体を前にかたむけ、友だちの手に触れた。背の低い女が貞節ぶりを告白したことなどどう見ても頭になく、もしオーガズムを与えてくれるパートナーが欲しいのなら、どうすべきかを話し、ひそひそ声で打ち明けた。「今まででいちばん良かった恋人は、ゲイよ。その男がゲイだってこと、私たちの関係が終わったあと、数週間してあるバーで男同士で手を握ってるのを見て、初めてわかったのよ。彼はずっとすてきだったわ。そしていつでも私のしてほしいことをはっきりわかっているように思えたのよ。あなたもそういう男、さがして、試してみなさいよ」

背の高い女は背の低い女にそうけしかけた。

背の低い女が、自分にはあまりにかけ離れた話なのでひるんだときだった。ちょうどそのときバーにいた男の一人がよろよろと女たちのテーブルに近づいてきた。男は飲み物をドンとテーブルに置き、げんこつをテーブルにつき両腕を伸ばしてあぶなげにバランスをとった。少しよだれをたらしながら、男は二人の女がいかにも楽しんでいるふうなのを見てとった。「俺と今晩つきあえよ？　忘れられない一晩にしてやるぜ。どっちが先かコインを投げて決めろよ」「うるさいわね。向こうへ行ってよ」と、背の高い女は言った。男がテーブルから離れようとしないので、女は立ち上がって、男をぐいと押した。男は仰向けに床に倒れたが、起き上がると二人の女をののしり、よろよろとバーへ戻っていった。背の高い女は椅子に座ると、グラスを手に取り、友だちにほほえんだ。そして心の奥深く、思うのだった。「男ってみな同じね。しらふだろうと酔っ払っていようと、若かろうが年とっていようが、みんな興味があるのは、たった一つのことだけなのよ。男にペニスの半分も脳みそがあれば、まったく危険になるわ」

【解説】

性的には、男性同士のほうが女性同士よりよく似ている。男性は誰でも射精する（一方、女性は誰もがオーガスムを得るわけではない）。男性は誰でもマスターベーションをする（一方、女性の二五％近くはしない）。男性は誰でもある時期には夢精をする（一方、女性の六〇％はしない）。それにもかかわらず、男性は子孫繁栄を成功させる方法においては異なっている。大ざっぱに分けると、四つの異なった戦略がある。

第一の戦略は、このシーンで述べられた両性愛者（バイ・セクシャル）だ（ある程度は、シーン28でも述べられている）。第二、第三の戦略は、このシーンの女性たちが話している男性の両極端の二つの例だ。一方は精子戦争の達人で、もう一方は精子戦争を回避するタイプだった。第四の戦略は、この二つのタイプの中間に位置し、できるだけ生産的な方法で、精子戦争を避けたり、起こしたりを交互にからみあわせている大半の男性である。一人一人がどの戦略をプログラミングされているかは、精子の製造率――

すなわちそれは睾丸（精巣）の大きさによる——によるところが非常に大きい。

男性には異なる大きさの二つの睾丸があり（平均的に右側のほうが五％大きい）、陰《いん》嚢《のう》の中に異なる高さでぶらさがっている（通常は左側のほうが低い）。哺乳類では、睾丸はもともとは体の中の子宮と同じ位置にあったもので、多くの種では今も体内のその位置にある。人間などの種では、睾丸は生まれるまでに陰嚢の中に降りてきて、生涯そこに位置する。しかし、ある種の動物では睾丸は繁殖期の間、陰嚢まで降りてくるが、繁殖期が過ぎると安全のためにまた体内に戻る。

陰嚢の中にある睾丸は、体内の中にある睾丸より弱く、傷つきやすい。反対に、陰嚢の中にある睾丸は、精子を体内より低い温度で蓄えることができるので、精子を長い期間よりしっかりとより健康的に保ちやすい。男性が裸でいると、精子は睾丸が体内にある場合より摂氏六度ほど低く蓄えられる。しかし、服を着ていると、その差はわずか摂氏三度である。

平均的には、背が高く、体重のある（肥満ではなく）男性ほど、睾丸は大きい。しかし、なかには体のサイズに比べて睾丸が大きい男性もいるし、その反対に体のサイズに比べて睾丸が小さい男性もいる。この違いは遺伝子によって代々受け継がれていく。臨床的な問題がないかぎり、精子戦争がなければ最小の睾丸でも受精するのに十分な精子をつくることができる。さらに、小さい睾丸は大きな睾丸より傷つくことが少ない。それならば、なぜ男性の睾丸はすべて小さくないのか？　それは、精子戦争では、小さい睾丸は大きなハンディになるからだ。したがって、男性が最善を尽くす戦略は、かなりの部分が睾丸の大きさによって決定されているのである。

大きな睾丸を持つ男性は、毎日より多くの精子をつくり、より頻繁に射精し、一回ごとの性交でより多くの精子を送りこむ。面白いことに、マスターベーションでは多くの精子を射出しない。パートナーと過ごす時間は少なく、不倫をしやすく、その相手もまた不倫をしやすい相手を選ぶ。小さな睾丸を持つ男性は、あらゆる点でこの逆のことが当てはまる。

つまり、大きな睾丸を持つ男性は、精子戦争を行うのを得意とするようプログラミングされている。そしてその戦争には、大きな精子軍団を持っているので勝利しやすい。一方、小さな睾丸を持つ男性は、パートナーを守り、貞節で、精子戦争を避けるようプログラミングされている。そして、精子戦争には、少ない精子軍団しか持っていないので、負けやすい。では、いったい子孫繁栄のうえでは、どちらの男性が有利なのか、小さな睾丸を持つ男性か、あるいは大きな睾丸を持つ男性か？　答えは、そのどちらでもないようだ。両性愛者がそうであるように、進化によって大きな睾丸を持つ男性も小さな睾丸を持つ男性も、平等に繁栄するというバランスがつくりだされてきたようなのである。

このことを、もっとはっきりさせてみよう。まず、小さな睾丸を持つ男性たちの集団があるとする。彼らは自分のパートナーにほとんど精子を注入せず、他の男性のパートナーと性交しようとすることはまったくない。この集団に大きな睾丸を持つ一人の男性が入ってくる。この男は自分のパートナーだけでなく、他の男性のパートナーたちとも性交しようとする。最初は非常に首尾よくできた。他の男性のパートナーと性交するたびに大量の精子軍団を注入するので、彼の精子はどの精子戦争にも勝つようだった。そして、同時に、他の男性たちは自分のパートナーと性交しなかったので、「間男」が現れる可能性もなく安全だった。その結果、各世代を通じて、大きな睾丸を持つ男性のほうが小さな睾丸を持つ男性たちより子供の数は多かった。さらに彼らの男の子孫には、大きな睾丸と乱交、精子戦争に勝つ能力が遺伝で受け継がれていった。

しかし、この繁栄も最終的には自分で自分の首を締めることになる。世代を経るごとに初代の侵略者であった男性の子孫の大きな睾丸を持つ男性が増えていき、ついには彼らの有利さはもう何にもなくなるのである。まず、もはや精子戦争に勝つことは、確実ではない。なぜなら自分が性交した女性はすでに大きな睾丸を持つ他の男性とも性交しているからである。第二は、自分のパートナーも今や大きな睾丸を持つ他の男性たちから性交されるかもしれない。三番目は、ある集団内で乱交が激しくなればなるほど、病気になる危険性も誰もが高くなる――特に、いちばん乱交が盛んな自分たちが危なくなる。このようにして、ある集団内に大きな睾丸を持つ男性が増えすぎると、他の男性から自分のパートナーを守ることに集中する小さな睾丸をもつ男性たちは実際には有利になる。特に、彼らは病気にかかる危険性が少なく、また彼らの小さな睾丸は事故や損傷に対して傷つきにくいからである。

そこで、もし、大きな睾丸を持つ精子戦争の精鋭の男性たちがある集団でごく当り前の存在になりすぎると、彼らは実際には小さな睾丸を持つ男性たちより子孫繁栄のうえで不利になる。この状態は前にも述べたが（シーン28）、結果は同じである。大きな睾丸を持つ男性の割合は、平均的には、小さな睾丸を持つ男性たちに比べて、よくも悪くもないレベルで落ちつくのである。

このシーンで、大きな睾丸を持つ男性には自分の子供かどうかわからない二人の子供がいる。さらに他の女性たちとの間にも自分の子供が生まれているのかもしれない。小さな睾丸を持つ男性は、確実に（妻によれば）自分の子供である一人の子供がいる。小さな睾丸の男性は子供の出生の確かさを手にしており、大きな睾丸の男性は多くの子供をつくる可能性をもっている。しかし、平均すれば、二人の男性は同じ数だけの子供をつくるのである。

大半の男性は、睾丸のサイズにおいても子孫繁栄の戦略においても、この大きいか小さいか両極端のどちらかの睾丸を持つ男性の中間に位置して、中ぐらいの睾丸をもつ。彼らのとる戦略は両方をミックスしたもので、自分のパートナーを守ることと精子戦争に勝つこととの間で最善の妥協をしているが、しかしそのどちらにもぬきんでているわけではない。ある集団内の大多数が、このミックスした集団であるというのは事態を複雑にしているように思えるが、しかし、実際には、結果は同じなのである。というのは、彼らが集団に占める割合も、彼らの子孫繁栄の成功率が平均してみれば、大きいか小さいかのどちらかの睾丸を持つ男性たちのそれらに比べてよくも悪くもないという一定のレベルになるように決められているからだ。実際、男性は自分の睾丸の大きさとつくりだす精子の数に適した子孫繁栄の戦略をとるかぎり、平均すれば、自分と違う大きさの睾丸を持つ男性とちょうど同じ成功を収めるのである。

このシーンの精子戦争の精鋭は、睾丸も大きかったがペニスも大きく、一方、パートナーを守るのに長けた男は、睾丸も小さかったがペニスも小さかった。これは、ペニスは膣から精液プールを取り除くという精子戦争における役割を考えれば、納得がいくことだろう（シーン20）。しかし、全体的に見ると、大きなペニスは、大きな睾丸とは違って、精子戦争の精鋭ではない。なぜなら、睾丸のサイズと違って、ペニスのサイズはたった今別の男性と性交したばかりの女性とセックスするときというめったにない場合にしか重要ではないのである。つまり相手の精液プールがまだ膣の奥に残っているくらいしか時間が経っていない場合である。これと対照的に、精子の数と睾丸のサイズは、精子戦争ではいつでも重要である。

これが、精子戦争の精鋭には大きなペニスより大きな睾丸が必要だとされてきた理由である。しかし、それでは小さなペニスを持つべきだという解釈は成り立たない。もちろん、いくらペニスのサイズが小さいといっても最小の限界はある。つまり、膣の中に何とか精子を送り込むことができるサイズが最低の限度である。そしてまた上限もある。それ以上だと女性を傷つけることなしにピストン運動することができなくなるところまでだ。しかし、なぜペニスには上限があるのか？ それはこの限度内の大きさならば、小さなペニスには実際上の不利な点はないし（精子戦争に対してたまにハンディがあること以外は）、ときには有利なことさえあるからである。

一方では、小さいペニスは精子の貯蔵に関しては不利ではない。第一は、精液プールを膣の奥につくることでは特に劣っているわけではない。なぜなら限度内の小さいペニスでさえ射精した後ペニスを引きぬけば、精液プールを膣の奥深くにうまく押し上げ、膣壁が閉じるからである。第二は、ペニスのサイズは相手の女性が性交中にオーガズムを感じるかどうかには、何の影響も与えないからである。

またもう一方では、小さいペニスは、特にルーティン・セックスのときには、有利でさえある。三十分以内というような短い間に続けて二度、女性とセックスするときはいつでも、すべては自分の精液プールを取り除くことのコストと利益に関わっている。こういう場合、前回の精液プールがその場にうまく残されているなら、小さいペニスは有利であり、取り除かれていても、小さいペニスにはそれなりの働きがある。ただし時間がちょっとよけいにかかるのだが。したがって、いろんな点で、小さいペニスは大きなペニスよりずっと柔軟性があるのだ。そしてまた誤って傷を受けることも少ない。

睾丸とペニスのサイズは、ある集団内の男性の間で異なるだけでなく、集団や人種によっても異なる。体格によっても違い、平均的に見ると黒人は白人より大きく、白人はモンゴロイドより大きい。それにしたがって、射精する精子の数も異なる。集団の間のこれらの違いは、ある集団内における男性の中でも違うように、性的な戦略上の異なるバランスに影響していると言われてきている。言い換えれば、(平均的に)大きなペニスと睾丸を持つ集団には、(平均的に)小さなペニスと睾丸を持つ集団より精子戦争を行う男性の数が多いのだ。この説は人間の集団の間ではまだだが、動物の種の間では実証されている。

チンパンジーのようなある種の霊長類では、メスはしばしば数頭のオスと交尾し、ほとんどの妊娠には精子戦争が起きている。ギボン(手ナガザル)のような種類では、メスは自分のパートナー以外と交尾することはほとんどないので、妊娠にはめったに精子戦争は起きていない。この違いに関係するように、チンパンジーは手ナガザルより体格に比べてより大きい睾丸を持っている。四%かそれ以上の子供が精子戦争によって生まれている(シーン6)人間の場合は、精子戦争の危険性と睾丸のサイズに関して、この両者の中間である。

霊長類だけでなく、他の多くの動物でも、精子戦争の危険性に見合ったサイズの睾丸を持っていることがわかっている。蝶から鳥まで、ネズミから人間にいたるまで、オスの精子が精子戦争に従事する危険性が大きいほど、そのオスの睾丸は体格に比べてより大きいのである。

シーン31 女はみな違う

いよいよチャンスがやってきた。二番目の妻が家を出ていってからのこの一年は、期待とマスターベーション以外には何もない禁欲の一年だった。しかし、男がまったく馬鹿げたことをしなければ、状況はそのまま変わらないように思えた。

それは妻が出ていってから開いた最初のパーティではなかった。パーティは家に若い女性（とわずかの男性）を数多くよぶには手っ取り早い方法だった。しかし、男がパーティで十分以上誰かの関心をひきつけておこうとしたのはこれが初めてだった。一人の若い女性が部屋に入ってきたとたん、男はこの女にねらいを定めた。三十歳近く年下で、友だちの友だちであるこの若い女が、すぐに男の目を引いたのだった。女が酔っぱらった様子を見せるまで待ち、それから近づいていった。長いこと話した。いつもは逃げられてしまう危険があるトイレに行ったときでも、女はちゃんと男のところに戻ってきた。最後の一時間、話はセックスに移った。酔って正直になっていた二人は、マスターベーションを何回するか、これまで何人の相手がいたかなど、だんだん個人的なことまで話すようになった。「これまで寝た相手は二けたになるわね。ときどき自分に絶望しちゃうのよ。でも、本当にイヤだって断る理由を考えられなかったのよ」と、女は告白した。女は憂うつな表情を浮かべ、感情的になってきた。「自分のことを責めないほうがいいよ」と男は言った。「今までの経験がなかったら、今のような君にはなっていなかったんだよ。世の中のことがよくわかっていて、落ち着いていて、魅力的な、今のような君にさ。そういう君の今までのセックスの体験が、僕が今、君に抗《あらが》いがたいほど魅力を感じてしまっていることに、一役買っているんだよ」

こう言って、男は指の腹で女の顔をなぞった。女は男の手に顔を預け、目に小粒の涙を浮かべた。男が頬の涙を拭うとにっこり笑って、「ごめんなさい」と言った。男が優しく顔に触れ、眉や鼻、口のまわりを指でなでていると、女は男が以前の恋人の中に認めた表情で見つめかえしてきた。「この子はセックスをしたがっている」

部屋にはまだ客が残っていたが、二人はもはや眼中になかった。男は手を顔から首に降ろし指先でなでると、また顔をなぞった。それから男は手を降ろし、襟刳《えりぐ》りの大きなドレスの縁をたどってすばやく指を滑り込ませ、固くなっていた乳首に触れた。女の喉からかすかなうめき声が上がる。「いよいよチャンスがやってきたぞ」男は女の手を取り、二人だけになれる場所に行こうと誘った。女はためらうことなくついてきた。

男は二階の寝室に女を連れて行きながら、心の中で「やったぜ」と叫んでいた。やっとセックスの技量が上がってきたのだろう。この若い女の関心を引くのに使った口説き文句は、十年前、二番目の妻を初めて誘ったときに言った言葉とほとんど同じだった。実際、比較的小さな胸以外は、この若い女は二番目の妻とそっくりだった。

ドアに鍵をかけるとすぐに、二人は裸でベッドに横たわり、セックスを始めた。男は前の妻が男を申し分のない恋人にしてくれたお決まりの手順で始めた。手や唇、舌を使って、軽く、強く、体の隅々までをまさぐる。これは、前妻がこの女ぐらい興奮していると思えたときには必ずオーガズムに導く、十分にくりかえし行われた手慣れた手順だった。元妻は男が愛撫するときには横たわったままで、クリトリスを時間をかけて刺激すればするほどますます興奮し、ついにクライマックスに達したものだった。この若い女の体もゆっくりと刺激し、もうそろそろクリトリスに移る頃あいだ。そう判断したものの、気がつくと女は反応していない。すると突然、女は男の首にかじりつき、情熱的でむしろ乱暴なキスをした。驚いた男は一生懸命これに応え、再びイニシアティブをとろうとした。再びあおむけにし、手を女の股の間に差し込んだ。やりづらい角度だったことに加え、女があまり動くので、クリトリスを探せない。「こんなことは前のときにはめったに起こらなかったぞ。それに刺激している間は、いつでも静かに横たわっていたのになぁ」

いつもの手順からそれてしまったので、今度は指を膣に入れてみた。ひどく濡れていた。しかし、前妻のように、指を膣の中で上下に動かしたり、出たり入ったりすることをさせず、ほんの数秒、骨盤を男の手に激しくこすりつけた。それからすばやく自分が男の上に乗った。次に、男が今まで経験したことのない動きをして、外陰唇で男のペニスを摑み、ほとんど吸い込むようにして膣の中に入れた。男は上になるのに慣れていたので、下に組み敷かれた恰好になってとまどいを感じた。男がピストン運動を始めようとすると、女も同じように始める。前妻は静かに横になり、セックス全体を男の指揮に任せた。そして、クライマックスに達する場合は、いつも前戯の間だった。男は集中していたが、自分のピストン運動を相手の動きに合わせることができなかった。何度もペニスが膣からはずれてしまう。そのたび女はたやすく外陰唇で戻し、再び膣の中に吸い入れた。とうとう男は自分で動くのをやめ、ピストン運動はすべて女にまかせ、自分が射精する前に女がクライマックスに達するように、忍耐強く、やさしく待った。女の喉から絞りだされるうめき声がだんだん大きくなる。すると突然、女の動きが止まった。グッと筋肉が収縮するでもなく、スッとゆるむでもなく、気がホッとするでもなく、何もなかった。女が動きを止めたので、今度は男がピストン運動を始めた。が、遅すぎた。射精を待たずに女は体を離し、ベッドに横たわって息を切らしている。男を勃起させたまま、自分は濡れて、欲求不満のままに。

横たわって休んでいる女に、男はキスし愛撫した。射精したくてたまらず、女をその気にさせておこうとしたのだが、うまくいかなかった。数分もすると、女はベッドから起きて、着がえはじめた。トイレに行くのだろうと思っていると、ドアのところで、「さよなら」と言った。「本当に楽しかったわ。でも行かなくちゃいけないの」「まだ、僕はイッてないんだ」男は抗議した。「自分でやってよ。時間があれば手伝うけど、本当に行かなくちゃならないの。ボーイフレンドが迎えに来て、家まで送ってくれることになっているから」と女は言った。「またいつかやろうよ」と、男が誘うと、ドアのところに立っていた女はにっこり笑って、首を横に振り、部屋から出ていった。

男は着替えてからパーティに戻ったが、ほとんどの客は帰ってしまい、男の気を引くような若い女は誰も残っていなかった。最後の数人を送り出して、ベッドに戻った。しかし、マスターベーションをしても眠れなかった。男はチャンスを逃したことが信じられなかった。「なんてこった。もう五十歳近くだというのに、チャンスを最大限に生かすことができないなんて」

男の経験が足りないということではなかった。ただこういう女性に今まで出会ったことがなかっただけなのであった。

若い頃、男にはセックスについて知る機会がほとんどなかった。最初の妻に出会うまで本当にセックスを経験したこともなかった。十五年の結婚生活の間に、二人の子をもうけた。しかし、その間、妻はオーガズムを感じたことは一度もなかった。妻はまったく受け身だった。股間に触れられるのを嫌がり、顔を陰毛の近くに近づけるのも拒んだ。前戯がなかったので、挿入しようとするときは妻はほとんど濡れていなかった。膣を濡らすために、妻はペニスの先を膣の中に入れて、優しく前後に動かすように促した。十分に挿入すると、すぐに射精することを望んだ。性交があまり長く続くと、当惑するようだった。長すぎるからという理由で、ピストン運動を途中でやめさせ、ペニスをひき抜かせることも、一度ならずたびたびあった。後から考えると皮肉に見えるが、妻と結婚していたときには、女性にはオーガズムなんてないと、確信していた。

三十歳のとき、最初の不倫のチャンスがめぐってきた。職場のパーティで、年下の女性が足で男の脚をさすりはじめたのだ。二人はオフィスに戻り、カーペットの敷いてない床に心地よくないまま横たわった。女も妻と同じことを望んでいるのだろうと思って、男は前戯をまったく省き、スカートとパンティ、ズボンとパンツを互いに足の途中まで降ろしたままの恰好で、すぐに挿入しようとした。女は男の思いやりのなさに腹が立ち、オーガズムは得られないだろうとがっかりした。すると突然、女は不愉快な状況に気づき、同時に罪の意識に苛まれた。女にも家で待つ夫がいたからだ。男を押し退けると、「セックスはやめたほうがよさそうね」と言って去っていった。

男は三年後、初めての本当の愛人を得てセックスしようとしたときにも、同じような目にあいそうになった。愛人も男の性急さに腹を立てた。しかし、最初のセックスで男を見捨てずに、十歳年下にもかかわらず、男を教育しはじめた。習うべきことはたくさんあった。例えば、男は妻のクリトリスに触ったこともなければ見たこともなかった。本当のところ、クリトリスがあることさえ知らなかったのだ。そして、後から考えてみると、妻も知らなかったのではないかと疑った。愛人と妻に共通していたことは、乳首を吸われるのが少し好きで、股の間に顔を入れられるのが大嫌いだということだった。男がそうしようとすると、いつも止められた。だから、実際に愛人のクリトリスを見たことはない。しかし、指でどう探しあてればいいかを教えてくれ、見つかったら指でどうすればいいのかも教えてくれた。クリトリスのふくらみに直接に触れられるのは嫌がり、その周辺をなで、押しつけてもらいたがった。しかし、愛人は前戯でクライマックスに達することは決して求めなかった。それで男は、指を使うときからペニスを使うときに移るタイミングを見極めるのがうまくなった。うまくタイミングを合わせれば、愛人は必ず性交中にクライマックスに達するようだった。しかし、それでも男はいつでも愛人がふりをしているのではないかという気がしていた。

この最初の不倫は妻に見つからずに一年続いた。愛人が自分と年齢の近い男性と出会って、二人の関係は終わった。一年後、二度目の不倫が始まった。男はそれまでに不倫を隠すテクニックは比較的うまくなったが、女性にオーガズムが本当に存在するのかについては確信はなかった。結局、二番目の愛人は、男を教育するような女性ではなかった。

この二番目の愛人と一緒にいる間ずっと、男は女の操り人形のように感じた。二人は職場が一緒で、ときどき出張や仕事の関係でそれぞれの夫や妻から離れて一緒に過ごすことがあった。ついに、女は挿入しないという条件で男をベッドに入れた。最初の夜、女は男に体を愛撫させ、特に股の間に頭を入れて、性器を舐《な》めてもらうこととひきかえに、男が射精できるよう手伝った。男は最初、自分のしていることがわからなかった。三十五歳になる今まで、こんな濃密な触れ合いを求めたのも、許してくれたのも、この愛人が初めてだった。しかし、女はほとんど飽くことを知らず、男に性器や太腿、肛門まで二十分も舐めまわすことを求め、全身が男の唾液で覆われた。それでも女はオーガズムを感じたことがなく、興奮さえしなかった。女は男の関心を引くことを、刺激よりも癒《いや》しのためだと思っているようだった。

一年経って十回目の密会のとき、愛人はまだ「挿入しなければいいわ」と言い張っていた。今回は二週間の海外出張だった。最初の二晩は、男は女に何をしたらいいか尋ねたが、三晩目に二人が裸で横たわり、頭を女の股の間に押しつけているとき、男は興奮と欲求不満で理性を失ってしまった。男は女の体の上を滑らかに進みながら、キスした。そして顔と口にキスしている間に、膣の中にペニスを滑り込ませた。女はすぐにもがいたが、男は口とあいている手を使って抵抗する女を押さえ込んだ。女は暴れだし、手が自由になると男をたたいたり引っかいたりした。しかし、男の力のほうが強く、興奮していたのですぐに射精した。終わった後、女は「畜生」とののしったが、男をベッドから投げ出すことはしなかった。それどころか服も着ず裸のままでいて、一時間もしないうちに男を挑発してもう一度セックスさせた。それから二人は出張の終わるまで毎晩セックスした。毎夜、男は女を押さえたり無理強いさせるいろいろな方法を見つけださなければならなかった。女はその週に妊娠した。しかし三か月後、一年間以上、夫にセックスを拒否されていた妻が、他人の子を育てるくらいなら別れようと決心したときに、流産した。

愛人が流産する前までは、男は妻と別れ、愛人と一緒になって子供を育てようと思っていた。しかし、流産してしまうと、これから先何年も無理強いのセックスをしていかなければならないという思いに耐えられず、二人の関係を清算した。しかし、遅すぎた。

妻は愛人の夫から二人の不倫を告げられ、その三か月後、二人の子供を連れ、別の男のもとへ去っていった。

男はその後、三人の女と短期間の関係をもった。どの女もそれぞれ違っていた。一人目はセックスを恐れていた。幼い頃レイプされた女は勃起したペニスを怖がり、それは女ばかりか彼をも苦しめた。二人は酔い潰《つぶ》れた。一年の間に五、六回、ベッドを共にしたが、一度もセックスはできなかった。最後に会ったときに女がレイプして欲しいと頼むまで、女が前の愛人と似たような性癖があるとは知らなかった。男は無理にペニスを挿入しながら女の苦しむ姿を見て自分も感情的に傷つきながら、挿入せざるをえなかった。しかし、前の愛人と違い、女はまた求めてくることはなく、二度と会うことはなかった。

四十歳近くになった男にとって、その次の経験は大変なショックだった。職場の仲間何人かとお祝いに出かけ、その後、二十代そこそこの若いカップルの家に行き、騒々しい音楽と笑いに満ちた宴会になったときのことであった。パーティが始まるとすぐ、ホスト役の女が寝室に消えた。二、三分後、女はほとんど体が透けてみえる白いミニドレスを着て戻ってきた。うわべは酔い潰れた夫には気づかれてないかのようにしながら、連れのいない男の手をあからさまにとり、次から次へと寝室にひっぱりこんだ。男の番が来ると、女は「最後までとっておいたのよ」と言った。女は男を二階に連れていき、ドアの鍵も閉めずに、ズボンとパンツを脱がせた。女が下着を脱ぐと、前の男の精液の匂いがした。ベッドの端に座って、女は男にオーラル・セックスを始めた。女は自分が立てる音で男よりも早く興奮した。とうとう狂ったような声を上げて、女は男を自分の体の上に倒すと、両手であわててペニスを挿入した。男がペニスを押し込むと、女は身の毛のよだつような叫び声をあげ、体を乱暴に動かしはじめた。女のそんな荒々しい反応にショックを受けて、勃起したペニスは萎えはじめた。男はピストン運動を続け、再びペニスを立たせようとした。しかし、ちょうど女がまたイキそうになり、男が今にも射精しそうになったとき、突然、女の夫が部屋に飛び込んできた。あっという間に男は射精する直前で女から引き離され、押し倒され、「出ていけ」と怒鳴られた。夫はちっとも驚いたふうもなく、ほんのちょっと興奮しているだけで、「今度は俺の番だ」と言い放った。女はペニスが変わっても興奮はほとんど衰えず、再び身の毛のよだつような叫び声をあげた。

次はエキゾティックな女との経験で、五回くらいセックスした。最初の二回、女は明らかに失望していた。十分な前戯なしでは挿入することを拒んだ。しかし、最初の愛人に用いたテクニックを使って前戯しても、女はまったく何も感じていないようで、いずれも最後はいやいや性交した。三度目、女は「自分でやるから」と言った。女は男の目の前でマスターベーションし、クライマックスに達した後、男に性交を許した。何年もたった後、男は二番目の妻になる女と経験を積んだ後なら、この女を興奮させることができただろうと思った。女が自分でしたことは、後に二番目の妻が男に教えたこととまったく同じだった。エキゾティックな恋人がマスターベーションするのを二度見ると、男は自分が無力だと感じた。「結局、女が本当に求めているのは、二番目の愛人のように俺にむりやりされることではないだろうか」そう思った男は、これを試みたが、失敗し、投げ出されて、二度と誘われることはなかった。

その後すぐ二十歳年下の二番目の妻（子供を連れて男を捨てた女）に出会った。最初にセックスしたとき、女は男の性急さに腹を立て、男はあやうく二度目のチャンスを失いかけた。しかし、女は同情して、自分が求めていることを教えた。二、三年の教育の後、男は上達した。おとなしく感じやすい女は、仰向けに横たわり、優しく愛撫され、興奮を高めていくのが好きだった。しかし、最初の愛人とは違って、乳首を吸ってもほとんど喜ばなかった。女はクリトリスの位置を正確に示し、その見つけ方を教えた。濡れてくるとその膨らみそのものを直接に擦って刺激されることが好きだった。

結局、男は妻が望めば、前戯の間にほとんど確実にオーガズムを与えられるようになった。「あまり弱くて、感じる価値がないわ」と言って、妻は性交中にオーガズムを感じたこともなければ、求めたことさえめったになかった。セックスが始まると妻は、オーガズムを前戯で感じたいか性交中に感じたいかを男に教えた。妻の気が変わったり、何かの理由で男が妻を興奮させることができなかった場合は、妻は自分を満足させるために男の目の前でマスターベーションした。また夢の中で感じるオーガズムについて男に話した。男の知っているかぎりでは、関係した女たちの中でそれを経験しているものは他にはいなかった。

妻と十年暮らした後、男はどんな女性も興奮させ、満足させることができると感じていた。しかし、今夜のできごとで自分が間違っていたことがわかった。ショックを受け失望した男は頭の中が混乱したまま、いつのまにか眠りについた。この男が女性を理解することは決してないだろう。

【解説】

男性と比べて、女性のセックスの特徴は実にさまざまである。オーガズムを感じたことのない女性もいるし（二～四％）、一回のオーガズムから休むことなく次のオーガズムに高めていき、複数のオーガズムを感じる女性もいる（五％）。性交中にまったくオーガズムを感じない女性は一〇％、ほとんどいつでも感じる女性も一〇％だ。性交中にクライマックスに高めていくのにまったく受け身でいることを好む女性もいれば、積極的であることを好む女性もいる。五〇％は定期的にマスターベーションをしており、二〇％はまったくその経験がない。そして四〇％は夢のオーガズムを経験し、一方ではそんなことは想像もできない女性もいる。

さらに、それに関連するが、オーガズムのパターンのこれらの違いは、女性によって体のどの部分が感じやすいかの違いでもある。乳首が感じやすい女性もいれば、そうでない女性もいる。クリトリスがあまりに敏感でその膨らみを触られるのを嫌がる女性もいるし、刺激に対してほとんど反応のない女性もいる。

女性は一人一人まったく違うというのは真実ではないが、多くの男性にとってそう思える場合が多い。なぜ女性のセクシャリティはこれほど多様なのか？ そのような多様性は女性の子孫繁栄の追求にどんな影響を及ぼすのか？ その答えは、男性を混乱させたり（シーン2）、能力をテストする（シーン26）ことによって得られるもう一つの利益であるということだ。これは前に（シーン26で）見てきたように、男性がセックスのテクニックを習わなければならないことに見合っている。

このシーンの男は考え込んでしまった。しかし、彼は自分で思っているような失敗者ではなかった。実際、子孫繁栄の点ではかなり成功していた。最初の妻との間に二人、二番目の妻との間に一人の子をもうけた（その子たちがすべて彼の子だと仮定しての話だが）。しかし、彼はもっと子供をもうけることもできた。これまでに男は他に七人の女性を妊娠させるチャンスがあったが、程度の差こそあるがそのたびに失敗した。性交することさえできなかったことも何度かあった。父親となる現実的なチャンスを摑むのに十分長い、あるいは十分いい関係を築くことに失敗したときもあった。もう少しで子供をもうけるところまでいった妻以外の女性は、二番目の愛人である。結局、彼女の体は彼の精子が卵子に受精することを許した。しかし、彼は一年間チャンスを逃しており、この空白はあまりにも長すぎた。彼がもっと早く妊娠させていたら、愛人の夫を騙し、他人の子供を育てさせることができたかもしれない。そうすれば、子供は流産に終わらず、彼の子孫繁栄は実際より三三％高いものになっていただろう。

彼がこの七人の女性との間に子孫を残すチャンスを逃したのは、どの場合も驚きとショックと誤った判断のせいである。彼はできるだけのことをしたが、女性のセクシャリティの多様性に面食らってしまったのだった。相手が変わるたび、彼は過去の経験からおしはかろうとした。過去にうまくいった誘惑や刺激や射精のテクニックは、将来も通用すると思っていた。アプローチはある程度うまくいった。何人もの女性との経験の蓄積からセックスの技術に目覚め、徐々にテクニックを高めていった。しかし、非常に異なる八人の女性と出会った後でも、彼はまだ九番目の女性に射精するのに失敗したのであった。

一匹のメスから得た経験を別のメスに当てはめることが簡単にできる種もあるが、そのような推論があまりうまくいかない種もある。特に女性の基本戦略が男性を混乱させることにある人間のような社会では、まったくうまくいかない。個々の女性がそのパートナーを予想のつかない気分や行動の変化で混乱させるばかりか（シーン2）、女性全体が多様性を通して混乱させようとする。このシーンで明らかなように、女性が一人一人できるだけ異なることによって、主に三通りの方法で利益を得る。

一番目の方法は、女性はそれぞれの男性に経験と能力を試す厳しいテストをすることができる（シーン26）。これによってその男性の女性経験が豊富かどうかすぐにわかる。女性は非常に多様なので、男性が豊富な経験をもっていれば、前にその女性と同じようなタイプの女性と出会っていて、扱い方を知っているだろう。女性が病気を避け、忠実なパートナーを見つけることを優先するなら、実際に未経験な男性を好むかもしれない。一方、遺伝的により魅力的な男性を選ぶことを優先するなら、多くの女性が魅力を感じる男性を好むだろう。

二番目に、女性は新しい男性との性的な出会いの初めの段階では支配権をもっており、それは男性がその女性に適する最良の方法を見つけるまで続く。その結果、女性はその男性が長期のパートナーとしてふさわしいかどうか見極めるのに十分な時間を持てる。シーンでは、三人の女性がこの男性のセックス・テストをしたが、セックスさせることなく彼を捨てた。一人はこの男性に対する気持ちを決めるのに時間がかかったが、その過程で射精の回数と精子の貯蔵量を最小限に抑えることができた。他の二人は決心するまでの間一年近く射精を避けた。そして一人は最後に男性を拒み、もう一人は妊娠したが、その後流産した。

三番目に、女性は男性をパートナーとして受け入れた後も、彼に不倫をさせずに自分の必要に応じた教育をすることができる。このシーンでは、女性たちのうち二人（最初の愛人と二番目の妻）は、どうやらこの男性の最初の下手なセックスのテクニックも何とかがまんできる魅力的な他の性質を見つけたようだ。そこで比較的長い時間をかけてクライマックスに導けるように、彼を教育した（シーン26）。彼のセックスの技量が上がり、他の女性を簡単に誘惑するようになったら、これは自分を滅ぼすことになっていたかもしれない。もちろん、少しは役に立ったが、女性たちがもっと似ていたら功を奏するほどの効果は得られなかった。最初の妻はそのような戦略の極めつけを行った。自分がオーガズムを感じなかったので、彼を教育することはまったくできなかったのである。その結果、彼は不倫のチャンスを一つ逃し、もう一つのチャンスを摑むのにも時間がかかってしまったのである。

女性がそれぞれ異なることからかなりの利益を得られるのは理解しやすいが、この可能性の範囲にも限界があるに違いない。女性の個々のセクシャリティは異なるけれども、それでも多数の大きなカテゴリーを認めることができる。このカテゴリーは遺伝や、集団内のある種のバランスによるものであり、一般的になり過ぎなければいちばん成功するものである。

これまでのシーンで遺伝的カテゴリーの進化したバランスを見てきた。両性愛者と異性愛者の比率（シーン28、29）や異なるサイズの睾丸を持つ男性の比率（シーン30）は、進化のバランスの中で異なるカテゴリーが共存している例である。数が多すぎてしまうと、どのカテゴリーも成功率が平均以下になる。反対にその存在が珍しい場合には、平均以上の成功率になる。女性のセクシャリティの信じられないほどの多様性は、そのようなバランスの中で最も複雑な例であるにすぎない。これまでに述べてきた例と同様に、子孫繁栄の点で異なるカテゴリーがすべて同じように成功するような均衡点が進化によって設定されているのだろうと考えられる。

それではこの異なるカテゴリーとは何なのだろうか？　さらに重要なことは、そのカテゴリーはただ単に異なっているだけなのか、それともそれぞれのカテゴリーが性行動の他の面と結びついているのだろうか？　後者のほうが分がありそうだ。大きな睾丸（シーン30）と両性愛（シーン28）がある男性に特定のセックス戦略に長ける傾向を与えるように、女性によって異なるオーガズムのパターンもまた女性に特定のセックス戦略をしやすくしているのだろう。たとえば、女性が精子戦争を起こしたり利用することによって最大限のものを得やすくするオーガズムのパターンがあるだろう。また、女性が貞節や思いやりのあるパートナーから最大限のものを得やすくするオーガズムのパターンもあるだろう。女性のセクシャリティは驚くほど多様なので分類するのは困難だが、非常に大ざっぱに四つの主なタイプを考えると、わかりやすくなる。

一番目のカテゴリーは、すべての範囲のオーガズム（マスターベーション、夢のオーガズム、前戯、性交、後戯——ときには複数の時もある）の可能性をもつ（ときにはもたない）ようにプログラミングされた女性である。すべてのオーガズムを複数回感じる女性はほんの五％にすぎないが、二五％はどれも感じるが複数回は感じない、四〇％は夢のオーガズム以外はすべて感じるがどれも一回で複数回感じることはない。このカテゴリーの女性は誰でも今まで（シーン21～25で）述べてきた方法をすべて使って、精子の貯蔵を操作できる。特に、男性や与えられたチャンスを最大限に利用するために、自分が持っているあらゆるタイプのオーガズムの回数を変化させることができる。このタイプの女性たちは、有利なときにはいつでも精子戦争を最も利用できる女性たちだろう。

全体としてこのカテゴリーの女性たちは最も多いだろうが（約七五％）、このカテゴリーの中でも女性たちは非常に異なる。たとえば、この中の約三〇％はマスターベーションもするし夢のオーガズムも経験するが、五〇％はマスターベーションだけ行い、一〇％は夢のオーガズムだけしか経験しない。このような違いはおそらく今までに述べたように、多様性のための多様性を反映しているのだろう。マスターベーションと夢のオーガズムは同じ結果を導くので、どちらを選択してもよい（シーン21、22）。どちらの手段を強調するかは、女性によって異なる。不倫を準備する秘密の範囲にも影響を与える（シーン22）が、精子の貯蔵を操作する能力に大きな影響を与えるということはなさそうだ。このカテゴリーの中でも女性はそれぞれ異なるが、さらに、どの女性も自分たちの行動を（段階により男性によって）いろいろに変えていくので、予想はできない。

二番目のカテゴリーは、精子貯蔵や精子戦争を操作する主な方法のいくつかを回避するようプログラミングされている女性である。一人で得られるオーガズム（マスターベーションや夢のオーガズム）を経験したことがないか、男性の前でクライマックスに達しない女性だ。しかし、たいていの場合、そのような女性は精子の貯蔵を操作する能力を少ししか犠牲にしていない。その代わり、やや数が少ないことによる利点がある。約一〇％の女性はマスターベーションも夢のオーガズムも経験しないようにプログラミングされていて、これは精子を操作する責任を男性が介在するオーガズムに委ねている。精子を操作するあらゆるやり方は（シーン21～24のように前戯や性交、後戯によるオーガズムを通して）まだ可能だが、女性にとっては性的な能力のある男性を選ぶことのほうがずっと重要になってくる。また、男性の前ではクライマックスに達しないが、マスターベーションや夢のオーガズムは経験するようにプログラミングされている女性（約一〇％）もいる。この女性たちもまた精子の貯蔵を操作するあらゆるやり方を行っている。こっそりと頸管のフィルターを強くあるいは弱く用意することができるが、どたん場で気持ちを変えたり、強すぎるフィルターにバイパスをつくることはできない（シーン24）。

三番目のカテゴリーは、性交を行うたびにほとんどいつもクライマックスに達することのできる女性で、一〇％いる。このタイプの女性は射精の瞬間に応じてクライマックスのタイミングを変えるかぎり、まだ精子貯蔵を操作することができ、そのため精子戦争の結果に積極的に関わることができる（シーン24）。男性より一、二分以上前のオーガズムは精子の貯蔵率が低くなり、その後ならいつでも高くなる。

最後のカテゴリーは、性交中もマスターベーションや夢でも決してオーガズムを感じない二％から四％の女性である。その代わり、今まで述べたように、パートナーに不倫を促すようなセックスのテクニックを教えないことで利益を得る。前の三つのカテゴリーの女性とは異なり、このタイプの女性は精子戦争の結果に影響を与えることがいちばん少ない。しかし、比較的安全なプロセスで相手を選び、その関係を最大限に利用するのに向いている。最後の性交から時間がたって頸管のフィルターが弱くなるのを待つことによって、精子の数をいくらか調節することもできる（シーン21）。しかし、精子の数は受精にとっては精子戦争にとってほど重要ではないので、精子戦争の可能性のないところでこのタイプの女性が一度の性交からどのくらいの精子を貯蔵するかは実際には問題でない。

健全な射精から受精には多すぎる精子を貯蔵することは可能であるが、少なすぎる精子を貯蔵することとのほうがはるかにむずかしい。ほとんど精子を含まない精液は、たとえ女性がそれを全部体内に留めても、受精はしにくい。しかし、これは精子がほとんどないためではない。精管を切除した男性でさえ、わずかばかりの精子を射出して（多分百くらいの）何回も妊娠させたことがある。これはむしろ病気や体質によってほとんど精子ができない（おそらく何億ではなく何千万の）ためで、それがその精液をやや受精しにくくするからである。

もちろん、この最後のカテゴリーの女性は、感染を防ぐ手段としてのオーガズムの利益を失う。しかし、すべてのカテゴリーの女性の中で、このタイプの女性は性感染症にかかる可能性は最も少ない。いずれにしても、オーガズムを通して精子を操作しないようにプログラミングされている女性でさえ、性器感染にさらされれば、オーガズムを感じはじめることもある。どのように感じるかは体のつくりによる。クリトリスが刺激に対して敏感であれば、突然マスターベーションの衝動を感じるかもしれない。しかし、クリトリスが刺激に対してあまり敏感ではないのが、そのような女性のプログラミングの一つなのである。マスターベーションでオーガズムに達するのはむずかしくても、もちろん夢のオーガズムを経験できないということはない。たとえば、クリトリスを切除した女性でも夢のオーガズムを経験することもある。

女性がそれぞれ異なるセックス戦略を用いるということは、男性を選択する際に微妙な違いを与える。これは今まで（シーン18、19、20、26で）見てきたものに付け加えることができる要素である。これは女性は、精子戦争への関わり方が自分の関わり方を補ってくれるようなパートナーを選ぶべきであるということだ。シーン30の、睾丸は小さいが相手を守るのに優れた男性は、クライマックスをまったく感じたことのない女性にふさわしい相手である。同様に、同じシーンの睾丸の大きな男性は、不倫や精子戦争から最大のものを得ることのできる、多様なオーガズムのパターンをもった女性にふさわしかった。この女性は二つの点で得をした。一つはパートナーが精子戦争に強いということは、大量の精子軍が恋人軍と互角の戦いをしたということである。もう一つは、彼が不倫をするので、その間妻はたびたび自由になり同じく不倫で子孫繁栄を追求できたのである。

最後に強調しておきたいのは、この章の他のシーンでも強調したこと、つまり、一般的にどのカテゴリーの女性も、誰もが子孫繁栄上、平等によいということである。集団内の各カテゴリーの割合は、この平等になるのに適したレベルで安定する。結果として、女性は誰でも、男性の選択やその後の行動がともにうまくいくかぎり、プログラミングされているオーガズムのパターンによって子孫繁栄の追求が妨げられることはないのである。

11 子孫繁栄の総得点

シーン32　貞節の成功

家の外で、一組の老夫婦を囲んで、大勢の人がにぎやかに集まっている。年老いた夫がごつごつしたしわだらけの手を、隣に座っている年老いた妻に伸ばした。男のこわばった指が女の手に触れると、女は男のほうに顔を向け、視力を失ったオパールのような目でぼんやり見つめて笑った。とうとう、家族全員がやってきた。何日もかかってやってきた者もいる。何十年ぶりだろうか。久々に老夫婦は、長い間の結婚生活の賜物である家族全員に囲まれていた。自分たちを含めて五世代がそろった。いちばん上の長男は七十歳近くになり、いちばん下のやしゃごは二週間前に生まれたばかりだ。

年老いた男は妻の顔を見つめた。男の視力も妻と同じように衰えていた。目の前にある実際の妻の顔は、深いしわに刻まれ、残酷にも妻を暗闇に閉じこめてしまった目、優しい口もと、自慢のたった一本残った歯を見せた笑顔だった。しかし、男が一瞬、見たのは、七十年前、男を虜にしたすべすべした肌の美しい顔、いたずらっぽく澄んだ黒い瞳、官能的な口もと、輝くばかりの白い歯だった。男は遠い昔のあの日のことを、まるで昨日のことのように覚えている。森の中で女を追いかけ、甘く匂う木の葉のベッドの上で初めて女のピチピチとして申し分のない体を愛撫し、挿入したあの最初の日。それから今日まで、女はずっとすばらしい妻であり、母であり、祖母であった。男の一生を通じて、申し分のない伴侶だった。閉経が近づいた頃、二人の関係が緊張した時期が一度だけあったことも思い出す。しかし、わずか五年のことであった。

男には不倫のチャンスが何度もあった。ときにはは危ういこともあったが、病気が怖いのと大事な妻を失うのが怖くて、いつも踏みとどまってきた。最後のチャンスは六十代初めのときだった。男の地位と年をとっても衰えないみごとな男の体にひどくひかれた二十歳の軽薄な若い女がその晩、男を誘った。しかし、男は断った。これは男の長い人生の中で、最高の決断の一つだった。なぜならその女は五年後に死んだからだ。その地域で流行した性感染症で死んだ。おそらく男を誘惑した晩にはすでに病気にかかっていたはずだ。あのとき男が不倫して感染し死んでしまったなら、家族とともにいて問題を解決したり、経験を積んだアドバイスを与えることもできなかった。この二十五年間、妻と家族はどう過ごしたことになっていたのだろうか？

最後の不倫のチャンスのあった夜、男は妻とセックスをした。それが妻との最後のセックスだった。とにかく、それ以来、お互いの年老いた体に負担をかけるようなことは意味がないように思えた。二人はセックスをしようがしまいが、これ以上ないほど親密だった。今、男にはそのときの感情がよみがえってきた。「すてきだよ」

男は妻に言った。

その言葉に、年老いた妻はもう一度一本の歯を見せて笑った。慢性化した胃の奥の痛みも、身のまわりに飛び交う家族の声を聞く喜びで薄らいでいた。女は夫の手をぎゅっと握った。夫の姿が見えなくなってから十年になる。誘惑されやすい夫の弱さや、年々、衰えていく夫の年とった姿を見る煩《わずら》わしさもない。だんだんと女の心の中にある夫のイメージは、衰えていく視力で最後に見た疲れ果てた老人の姿から、若い頃のたくましいスポーツマンの姿になっていった。二人が湖で裸で泳ぎ、初めて男に体を許したときのことを、女は男よりもはっきりと正確に覚えていた。

初めての子供が生まれるまでには数年かかったが、その後は順調だった。不倫をしたいと思ったことは本当に一度もなかった。夫が富も地位も得ていくにつれ、女の最大の心配は男を失うことだった。夫が怒りっぽく傲慢だと思える時期も一時期あったが、男はいつでも親切で思いやりがあり、楽しい人だった。家族が増えるにつれ、女はいつでも夫にもっとよい伴侶、もっとよい父親になってほしいと望んでいた。「誰が来ているの？　子供たち全員が見える？」と、女は夫にもう一度尋ねた。

男は家の外に集まったたくさんの人々を見回した。家族だけでなく村中の人々が一日中続くお祝いに集まっていた。子供たちは走りまわったり、笑いころげ、けんかし、泣き叫んだりと大にぎわいだ。大人たちは思い思いに集まって思い出話に花を咲かせ、なかには地面に座って話しこんでいる者たちもいる。飲んだり食べ物をつまんだりしながら、誰もがこの日の特別の御馳走が来るのを待っている。広場は人々の話し声や笑い声であふれていた。

男は五人の子供たちを一人一人確認した。一人ずつ見つけた子供の名前を言うと、妻がうなずいた。全員が来ていた。妻は八人の子を産んだが、そのうち二人を幼いときに亡くし、三人目は結婚したものの、二、三年前に五十代で亡くなった。

「今度は孫の名前を言ってみて」と、妻が促した。二十三人の孫がいるはずだが、男は全員の名前は思い出せなかった。四十代の十二人の孫はよく知っているので見つけだせたが、もっと若い孫たちの名前を思い出すには妻に頼らなければならなかった。十代やそれ以下の幼い孫もいる。妻は孫たちの名前をはっきり覚えていたが、男は幼い孫たちの顔を見ても誰が誰だかわからない。それでも、妻が名前を言うと、男は「来てるよ」と言った。全員の名前を言いおわると、妻は満足して座った。生き残っている二十三人の孫たち。「私の孫のほうが、三人多かったわね」女は複雑で華やかな性生活を送った後、十年前に死んだ生涯の親友でありライバルであった友だちの孫の数と比較していた。今、女には二人の友情が懐かしく思い出された。女とその友だち二人は、運がよかった。同年代の女性たちのほとんどは、若くして病気や事故で死んだり、子供ができなかったり、子供が生まれても大人になる前に死んでしまったことも多かった。そんな中で、女とその友だちは村の人口の多くを占める子孫を残した。「曾孫を数えてほしいなんて頼まないでくれよ」と、男は妻に言った。妻は首を振って笑った。男は最近生まれたばかりのやしゃごを抱いた三十歳近くになる最年長の曾孫を見つけた。「昨晩、娘と計算してみたら、私たちの子孫は全部で五十二人、これから生まれるのが四人。やしゃごはもう十六人になるわ」と女は言った。男は子供を数える仕事から解放されて、背もたれに寄りかかって座りくつろいだ。「我々の成果を見てごらん」男はまた妻の目が不自由なことも忘れて満足げに言った。妻はまた男の手をぎゅっと握りしめてから放し、まわりの音や話し声に耳を傾けた。

突然、人々の間から大歓声が上がった。まず先頭に、裸の子供たちがワッと広場に走り込んできた。続いて、腰のまわりのベルト以外は何も身に付けていない裸の若い男の一団が、森から現れた。木に逆さまにしばりつけられた大きな三頭の獲物が次々と若者たちの肩にかつがれて運ばれてきた。ついに祝宴のごちそうが到着したのだ。

【解説】

本書ではシーンごとに不倫を取り上げてきた。その時期や状況の中で相次ぐ登場人物は、他の人よりほんの少しだけ子孫繁栄を強化しようとチャンスを捕まえてきた人たちである。この最後のシーンは、適切な状況で適切な相手と一緒なら、最大の子孫繁栄を達成するいちばんの方法は、ときには一夫一妻の夫婦関係の中にあるということを示している。

このシーンはまた、一夫一妻の関係など長期の関係は、約三百万年間、人間のセクシャリティの一つの特徴だったと考えられることも示している。アフリカのサバンナから南アメリカや東南アジアの森林、オーストラリアの先住民の住む奥地からカナダのエスキモー（イヌイット）の地まで、狩猟採集民だった私たちの祖先（シーン16）は、ほとんどいつも一組の男女の長期間にわたる関係を築いてきており、そのほとんどは一夫一妻制であった。それは必ずしもこのシーンの関係のように生涯続いたものばかりではない。二人、あるいは三人以上と関係をもった人もいた。しかし、それぞれの関係が続いている間は一夫一妻であり（ときには不倫をしたりされたりしても）、深い絆で結ばれ、何年か続いた。現代の社会で起こっていることと非常によく似ている。

一夫多妻制に変わったのは、わずか約一万五千年の間の農耕に依存した時代のことである。女性たちは最も富のある男性、つまり、最も広い農地を持っている男性や最も多くの家畜を持っている男性に群がった。しかし、一夫多妻の関係でさえその関係は長期間にわたり、男性とそれぞれの女性の絆《きずな》は深かった。女性は男性に貞節を尽くすように期待され、男性は妻にした女性たちに忠実であることを期待された。

都市化と工業化が始まったここ数百年の間に、一夫一妻制、あるいは何回かくりかえされる一夫一妻制への全体的な揺り戻しが起こってきたのである。しかし、現在でも女性たちは最も富と地位のある男性に群がっている（シーン18）。

このシーンの女性が不倫を避けようとしたのは正しい決断だった。夫がそう見えるように、実際に最良の家族の養い手であり、最高の遺伝子の提供者なら、子孫繁栄の点で女は不倫しても得るものは何もない（シーン18）し、反対にすべてを失ってしまう。しかし、彼女は自分よりはるかに変化に富んだ性生活を送った親友よりほんの少しだけ成功したにすぎない。おそらくこの友人は、初めにそれほどよいパートナーに巡り合わなかったのだろう。もし彼女が貞節であることを選んでいたら、子孫繁栄の点で現在の彼女ほど成功しなかったかもしれない。この二人の女性がどのくらい成功したかは、貞節か不倫のどちらかの戦略を選んだかよりも、よい男性をひきつける能力に関係していたかもしれない。二人はそれぞれの環境に適した最良の戦略を追求したのである。

このシーンの男性もまた不倫を避けるという、よい決断をした。不倫からは、得るものは大きかった（シーン13）ろうが、失うものも大きかったろう（シーン11）。特に、彼の地域では命とりになるような病気にかかる危険がいつもあったうえに、大切な妻を失うというコストがあった。彼女は子供を産むことができ、貞節な妻であり、よき母、よき祖母であった。不倫からは、このリスクに釣り合うようなどんな利益も得られることはなかっただろう。

大多数の人々が生涯、純粋な一夫一妻を貫くことはないが、ほとんどは（シーン28のような数少ない例外もあるが）長期間の関係の中で大部分子孫繁栄を追求する。一人一人が時期や状況を正しく判断するかぎり、不倫、グループ・セックスなどは、どれも子孫繁栄の点で一つだけの関係よりもほんの少しだけ成功率が高くなるようなチャンスを提供する戦略となる。しかし、うまくやらないと、一人一人が切り抜けるだけの肉体的または性格的武器をもっていないと、すべての戦略にはリスクがある。

おそらく最後のシーンのカップル、特に男性は不倫と精子戦争のどちらでもより多くの子孫を残したかもしれない。しかしそれはすべて仮定の話である。彼らは自分たちの状況から不倫をしなかったからだ。彼らにとっては、忠実に一夫一妻を守るという子孫繁栄の戦略は完全な成功だったのである。

シーンのカップルは一夫一妻を守り貞節であっても、精子戦争の影からは逃げられなかったであろう。二人のうちどちらも、実際に精子戦争に参加しなかったというのは見当違いである。彼らの体は、決してやってくることのない戦争のために生涯「警戒態勢」をとっていたのである。

例外なくすべての人の体は、同じように警戒態勢をとっている。子供を産むことが可能な期間の間はずっと、体は精子戦争の可能性を考え、適切な準備をしている。その可能性が低いときには準備はしても、最小限の準備になる（シーン12と21）。しかし、ときとして誰の体も精子戦争を導くような行動をとろうかと、もくろむことが必ずある。するとそのような考えが引き金になって、準備が強化される（シーン13と25）。たいていの場合、それは幻想で終わり、準備は必要でなくなり、戦争は起こらない。しかし、私たちの世代でも、大多数の男性は生涯に少なくとも一度はそういう夢を行動に移し、精子を戦争に参加させる。大多数の女性も少なくとも生涯に一度、同じようなことを行い、精子戦争を起こす。戦争が起こると、それぞれの体は十分な準備ができていて、子孫繁栄に有利に働くチャンスを生みだすべくベストを尽くす。

本書を読む前に精子戦争やその結果について深く考えたことのある人は、ほとんどいないだろう。しかし、精子戦争が存在しなければ、人間のセクシャリティはもっと彩りの欠けたものになるだろう。人間の進化の過程で精子戦争がなければ、男性の性器は小さく、送り出す精子の数も少なくなったであろう。女性はオーガズムを感じることなく、性交中のピストン運動もセックスの夢も幻想もマスターベーションもまったくない。そして生涯で性交をしたくなるのは、妊娠が可能で望ましい時期だけの十二、三回くらいだけになる。性と社会、芸術と文学、実際には人間の文化全体が非常に異なったものになるだろう。

この何千年間というもの、精子戦争は社会を形成するのに役立ってきた。だがわずかこの数年間には、精子戦争の様相を変えるような二つの事柄が、社会的、科学的な面で生まれてきた。まず社会的な発展は、チャイルド・サポート・エージェンシー（子供を援助する機関）で、政府がパートナーのいない女性の子供たちの経済的責任を、社会から不在の父に変えようとしてつくったものである。興味深いことに、自分の子供に対する経済的援助を避けようとしたり延期しようとして、あちこちで精子戦争を起こして子供の父親が誰であるかわからないと表明する男性がいる。今までは父親であることを否定する主張のほとんどは未解決のままであった。しかし、科学的発展により遺伝子による確認方法が発明され、そのような主張を調べるかなり決定的と言えるような方法ができたのである（シーン16と28）。

子供の援助機関と父性テストが、これからセックスの戦略と精子戦争の役割をどのように変えるかを考えるのは興味深いことである。

主な影響は二つある。一つは、男性は、セックスをして去ってしまうこと（シーン13と27）がよりむずかしくなるだろう。父親であることを否定して子育てを女性に任せるのは、もはや簡単にはできなくなる。二つめに、女性は、男性を騙して彼の子ではない子を育てさせること（シーン6、8、13、16、17、18、25、29、30）がずっとむずかしくなるだろう。将来、男性が法律的に養護しなければならない子供が生まれるたびにお金を払って（あるいは権利を授けられて！）父性テストを受けるようなことも想像できないことではない。

現在はあまり一般的ではないが、これからはたとえば、女性は今よりはるかに自由に複数の男性の子供を産めるようになるだろう。遺伝的に利益を得るばかりではなく、たくさんの男性から長期にわたり経済的援助も得られるかもしれない（シーン18）。複数の男性の子供を産む過程で、女性はそれでもなお男性の子孫が競争力のある精液を得るように精子戦争を起こそうとする（シーン20）。しかし、もはや女性は戦略の結果として、国からのわずかな援助に頼らざるをえない危険にさらされることはなくなる。もちろん、自分の行動をパートナーから隠すことが、不可能ではないにしてもむずかしくはなるが、そうする必要もなくなってくる。事実、パートナーの必要性も少なくなる。たとえパートナーがいる場合でも、彼に捨てられたからといって以前ほど不自由な思いはしなくなる。男性のほうも女性のこの潜在的な経済力を利用できるようになるだろう。もはや騙されて他の男の子供を育てることを恐れる必要はなくなる。そのような子供を育てるとしても、失うものより得るもののほうが大きいと判断して、事実を知ってそうするのだろう（シーン15）。さらにしばしばパートナーが他の男たちの子供を産むことで生じる余分な収入を、実際に自分の子供たちをうまく育てるのに役立たせることができるとさえ考えるかもしれない。

男性と女性のそのような行動により長期の関係があまり見られなくなり、当然その内容も変わるかもしれないが、それでも男女の長期の関係はまだあるだろう。男性は相手を守ることによって精子戦争を避けようとし、女性は経済以外の面で子育てを助けてくれるパートナーを求めようとする。しかし、子育ての経済的な調整と父性を認める能力は一夫一妻の関係を短いものにしていく。男女両方にとって子供をつくる間は長期的関係がくりかえされることになり、それぞれの関係は一人か二人の子供をもうけるだけの長さくらいしか続かないようになるだろう。

男性については、子孫繁栄のバランスは現在よりもっと大きく富と地位のある男性に傾く（シーン18）。意識的ではないだろうが、これが子供の援護法を制定しようということになった理由かもしれない。富のある男性だけが何人もの女性と子供をもうけることができ、そんな男性だけが多くの女性から狙われる。貧しい男性は他の女性に射精するチャンスがあっても、今よりももっと、不倫するときは見つからないようにしなければならない重圧がかかってくるだろう。

もちろん変わらないこともある。去勢や脳の手術やホルモンの移植をしないかぎりは、人間のできるだけ多くの子孫を持ちたいという欲求を取り除くことはできない。遺伝子や環境が許すかぎり、できるだけ多くの女性とできるだけ多くの子供をもうけたいという男性の無意識の欲求を取り除くこともできない。同様に、遺伝子と環境が許すかぎり、女性が無意識のうちに最良の遺伝子を集め、子供たちのために最高の援助を求めようとするのを止めることもできない。

中国の強制的な「一家族一人っ子」法は、基本的な子孫繁栄の戦略がいかに社会の変化に適応するものかをはっきりと浮き彫りにした。この法律は平均的子供数を（一人の女性につき一・六まで）減らすことに成功した。しかし、そうすることにより（シーン16のような選択的中絶、幼児殺しにより）子供の男女比を女の子一人に男の子一・六人というように変えてしまった。なぜか？　本質的にこの強制は男性よりも女性の子孫繁栄の可能性を侵害するものであるからだ。成功する男（この法を考え押しつけた男性のような）はこっそりと多くの女性に射精し精子戦争に勝てば、多くの子供を持つことができる。反対に、女性が他の女性より多くの孫を持つことができる唯一の方法は、そのような成功する息子を持つことだけである。男性ももちろん、成功する息子の父親になることから子孫繁栄の点で利益を得る。娘なら殺してしまうこともある現代の中国で、息子をそれほど熱望することは、人々の意識的理由が何であれ、子孫繁栄を強化しようと思う彼らの生物学的な反応と考えられるだろう。

本書に述べられているセックスの戦略は、どれも新しい環境に適応するものである。将来の科学的、社会的発達への影響がどうであれ、精子戦争とそれに関連する行動は、常に存在するテーマであるように思える。そうであるからこそ精子戦争は、来るべきこれからの世代でも人間のセクシャリティを形成する重要な要因であり続けるだろう。

参考図版

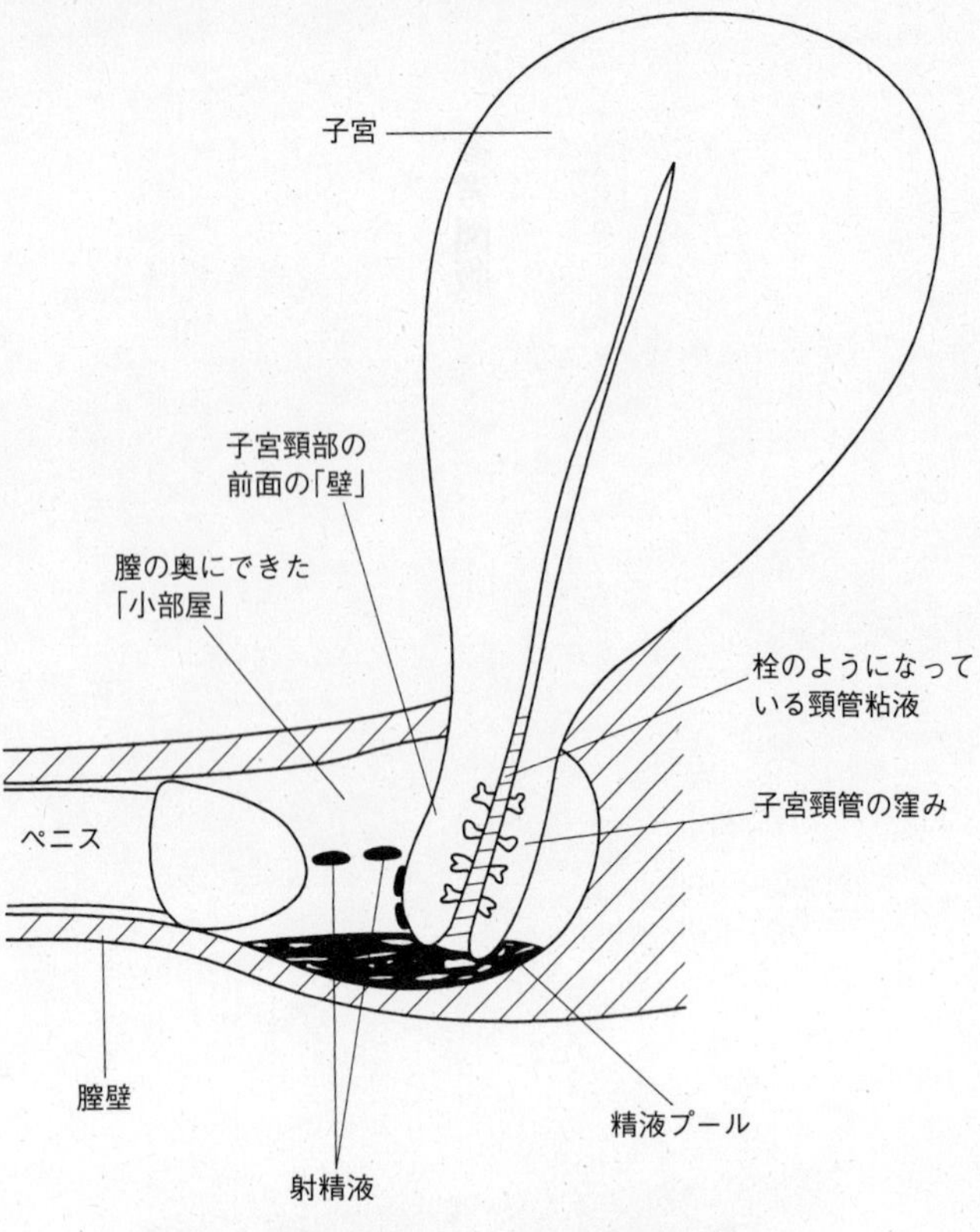

射精した瞬間、精液は子宮頸部の前面の「壁」にあたり、落下し、精液プールをつくる（本文 P.46 参照)。〔著者の手描きの図をもとに作成した〕

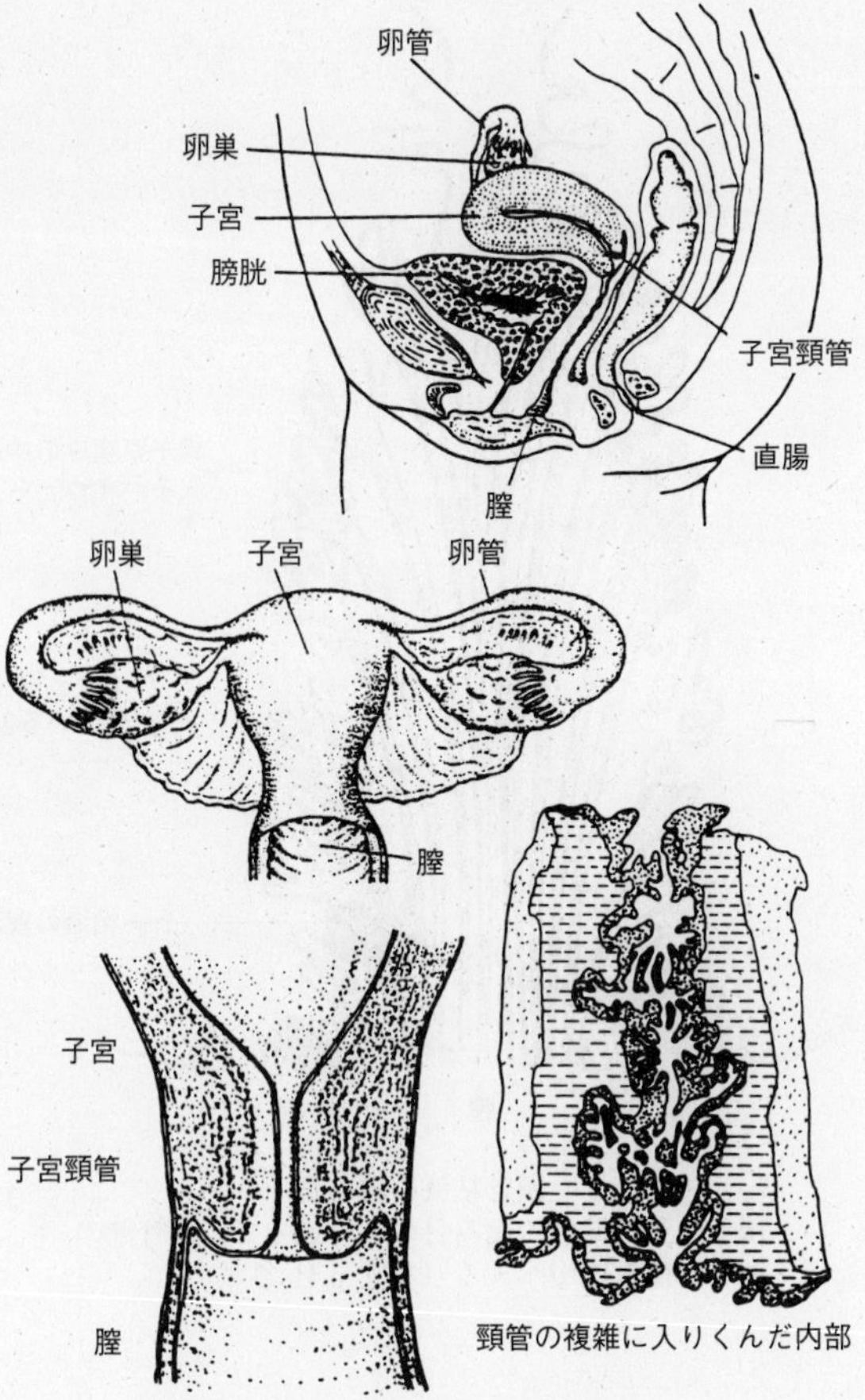

女性の生殖器官（本文 P.39 参照）

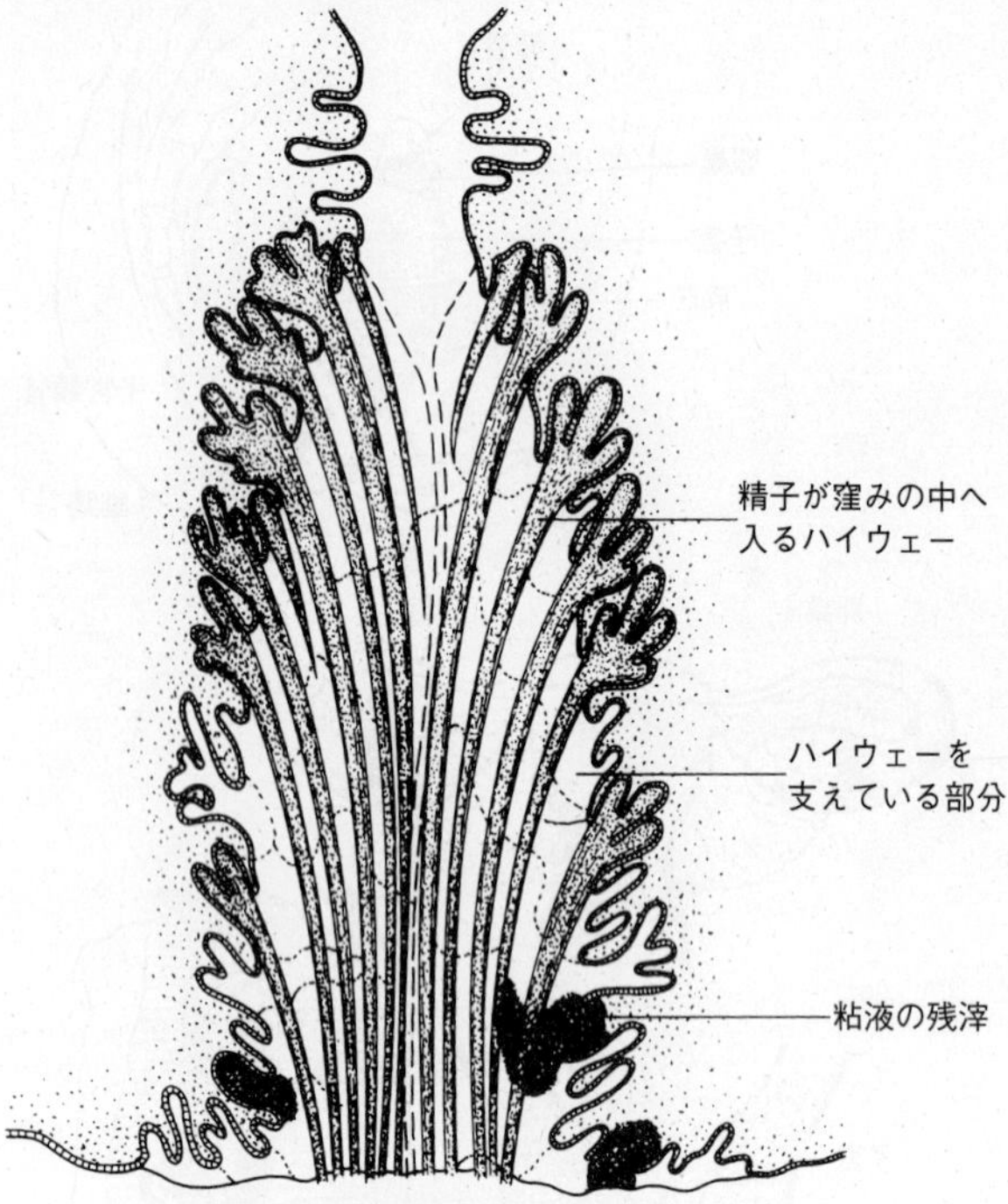

頸管粘液の編み目
精子は頸管粘液の編み目の中を通って、頸管壁の小さな窪みの中へ入る（本文 p.41 参照）。

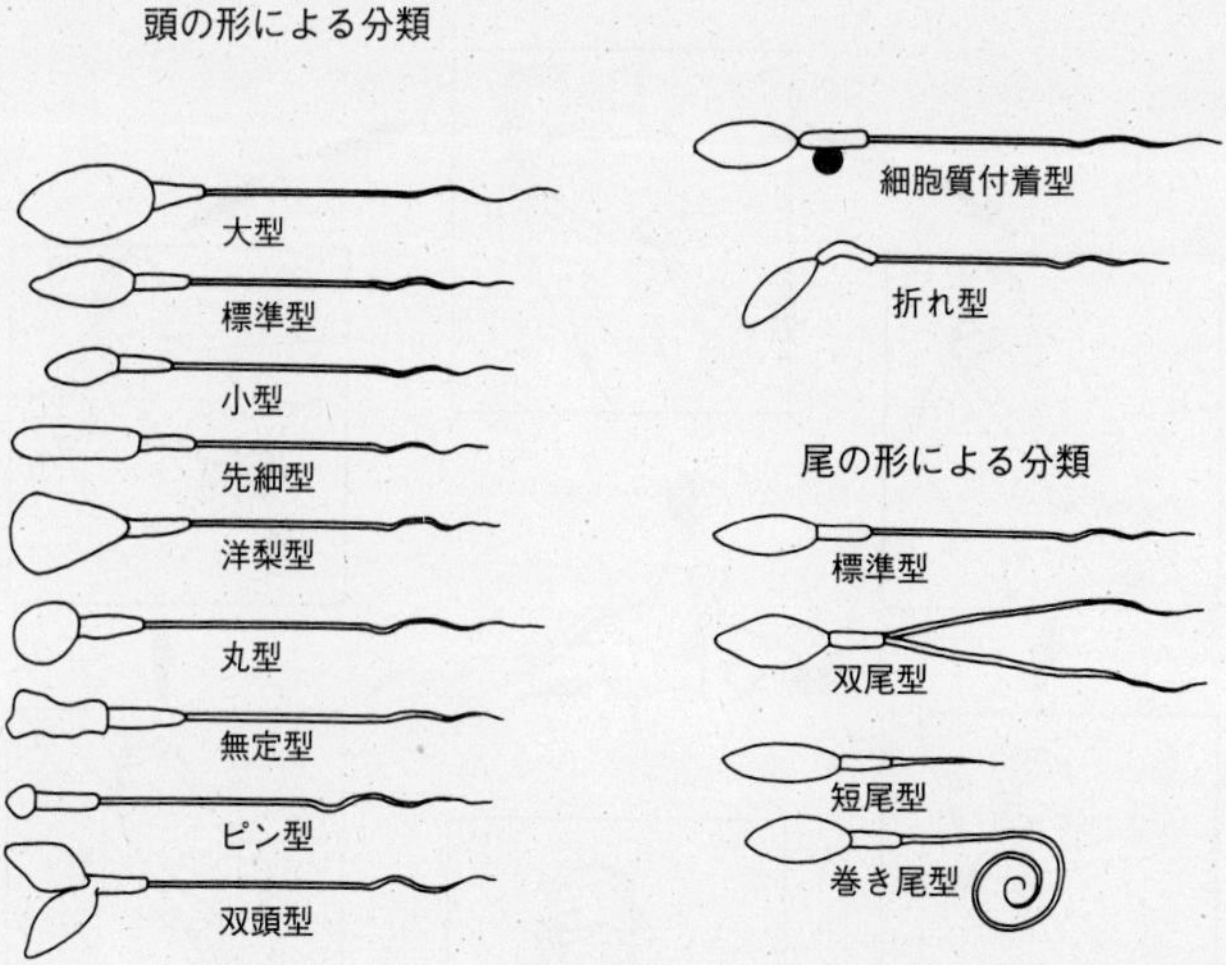

精子にはいろいろな形がある（本文 p.79 参照）。

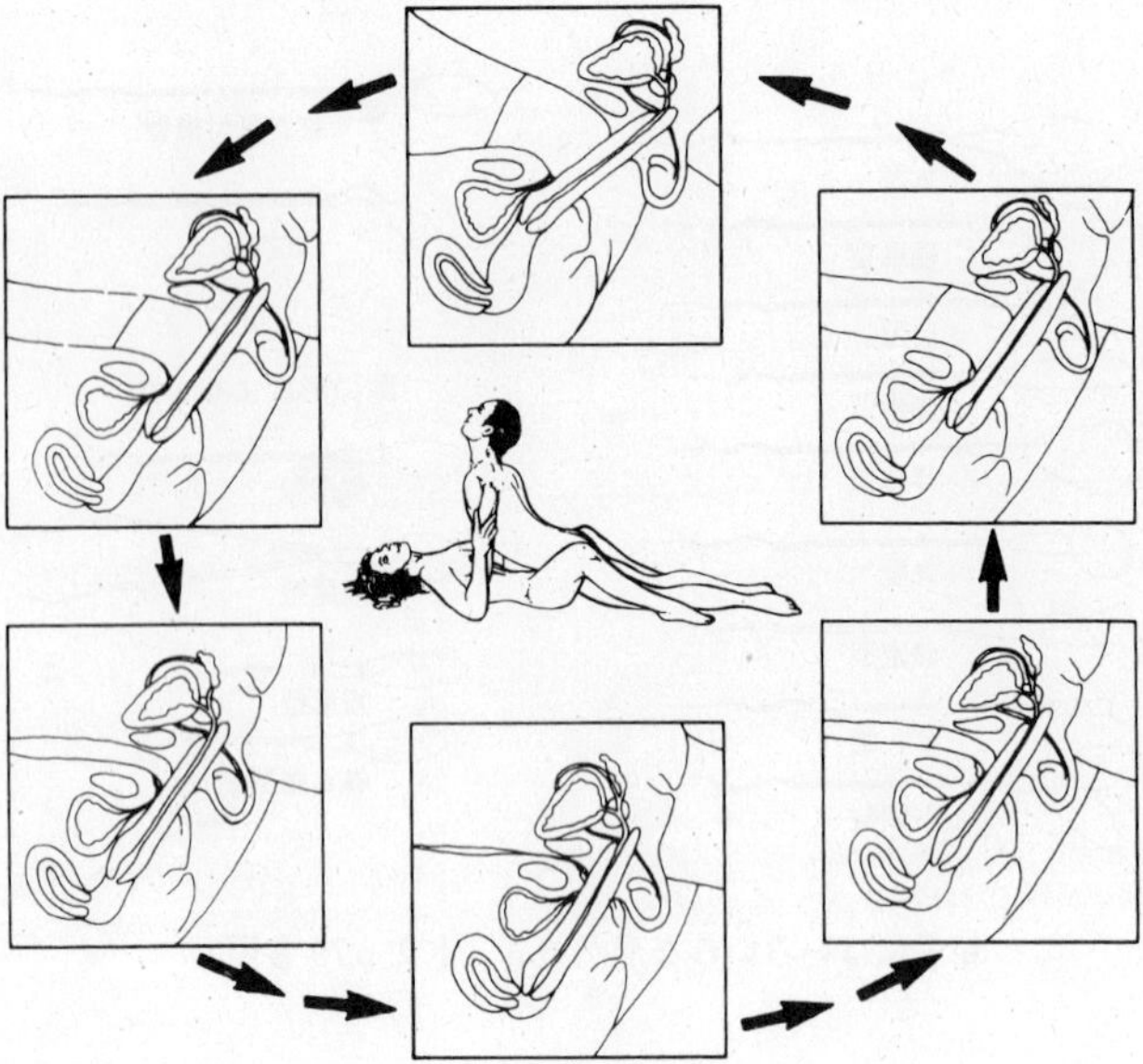

ペニスのピストン運動によって精子が
かきだされる（本文 p.245 参照）。

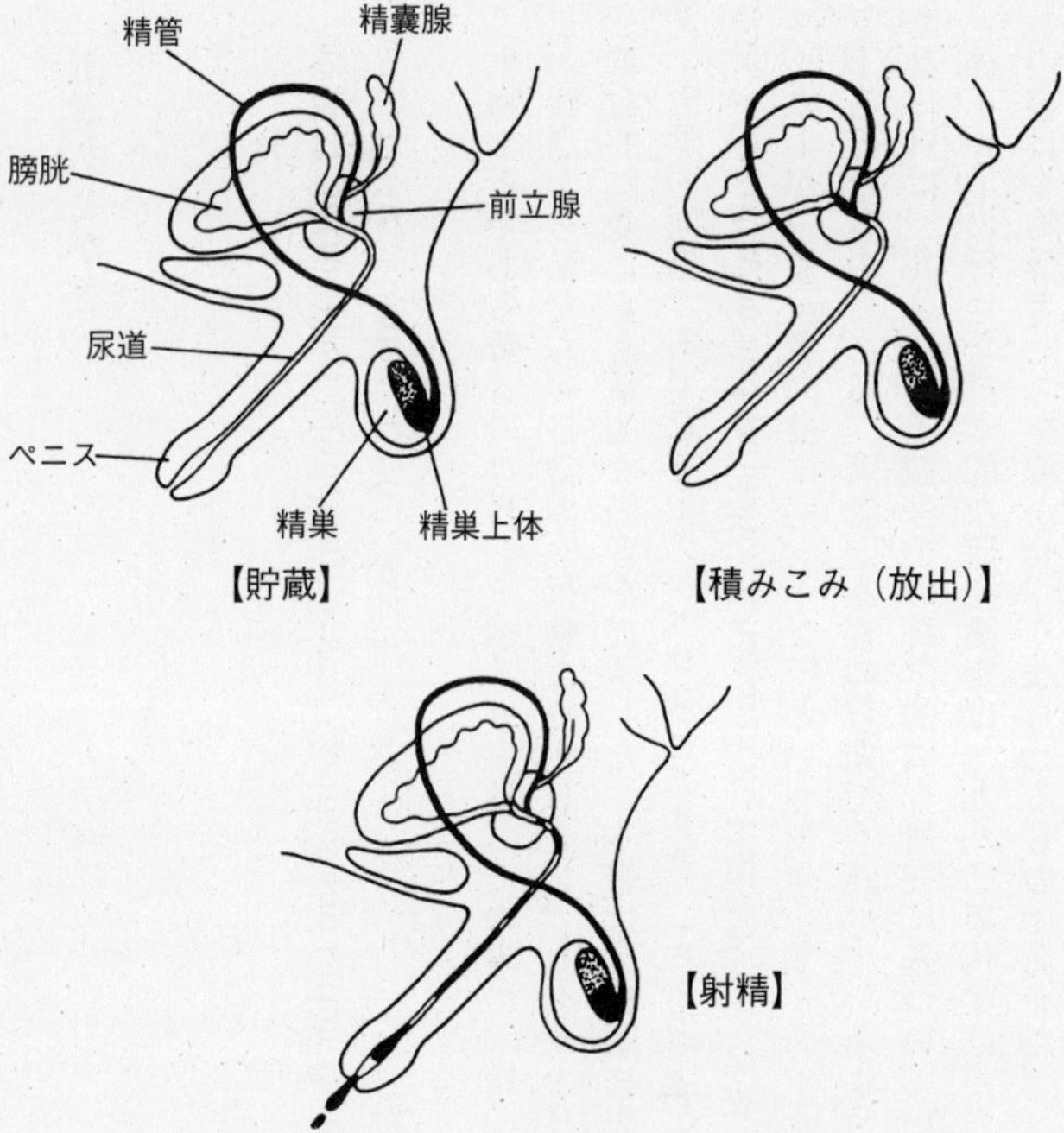

射精までのメカニズム（本文 p.56 参照）。

訳者あとがき

本書は Sperm Wars : Infidelity, Sexual Conflict and Other Bedroom Battles, Robin Baker, Fourth Estate, London, 1996 の翻訳である。

生物学者である著者のロビン・ベイカーは、この本で「精子戦争」というまったく新しい観点から私たちの日常の性行動を解釈し直し、セクシャリティに対する既成の概念を革命的に変える衝撃的な内容を提示した。本書は、出版に先立つ一年前、マンチェスター大学の同僚であったマーク・ベリスとの共著、Human Sperm Competition : Copulation, Masturbation and Infidelity, Chapman & Hall 1995 で発表した学術的内容をもとに、ベイカーが一般読者向けに「シーン」というショート・ストーリーを加えて、新たに書き下ろしたものである。著者が本書の冒頭でも述べているように、ここに出てくる数字や具体例は、共著『精子競争』の科学的調査研究に基づいている。

ベイカーの行った科学的な研究調査は一九八〇年代半ばから始められたが、その方法と内容は生物学者たちを驚かせ、うならせるものであった。

まず彼は、約四千人のイギリス女性を対象に、「セックスの相手は複数か」「最後にしたセックスの相手はパートナーか」「そのセックスの前五日間にどれだけその相手と一緒に時間を過ごしたか」など、詳しく性行動について聞いたアンケート調査を行った。

また、もっと直接的に調べようと、合計約百組のボランティアのカップルから、約千個の射精された精液を収集したのである。男性にはコンドームを渡してセックスやマスターベーションで出た精液を採取してもらい、女性には射精の後に膣から流れ出たフローバック（逆流）を大変な努力を強いてビーカーに集めてもらった。そして、その中の精子の数を顕微鏡をのぞいて逐一数え、他の男性の精子がミックスされているときは精子はどのように違った行動をするかを観察したり、子宮内に残っている精子の数を割り出したのである。また、同時に「最後に射精してからどのくらいたっているか」「その時の射精はセックスだったか、マスターベーションだったか」「その時の相手は長期的な関係にあるパートナーだったかそれ以外の人か」「セックスの間にパートナーはオーガズムに達したか」「それはセックスの前か、最中か、後か」など、念入りなアンケート調査も行った。ベイカーのこの徹底した調査は、アメリカ人の男女のセックスについて調査した「キンゼー・レポート」や「マスターズ・アンド・ジョンソン・レポート」や「ハイト・レポート」などが与えた以上の衝撃を、広く専門家たちの間にもたらしたと言われている。

それらの調査を通じてわかったことは、射精された精液に含まれる精子の数は変化する、その変化は前回のセックスとの間隔がどのくらいあいているか、パートナーとどのくらい一緒の時間を過ごしたかに関係するという、生物学者を驚かせる革命的なものであった。ベイカーは、人間のセクシャリティは、解剖学的にも生理的にも行動科学的にみても、一つの卵子の獲得をめぐって二人以上の男性の精子が激しく争う精子競争が中核になっている、そしてそれは太古の昔から進化によって私たちの体にプログラミングされてきていると明らかにしたのである。

さらにベイカーの徹底した実証主義は、ペニスの先端にファイバースコープをとりつけ、射精する瞬間の膣の中の状態を、おそらく世界で初めて映像に収めるところまでいった。これはデズモンド・モリスの監修するBBCの人気テレビシリーズ「ヒューマン・アニマル」で番組の科学アドバイザーだったベイカーに意見が求められ撮影されたのだったが、ベイカーは「その映像をマンチェスター大学の小さな部屋でデズモンド・モリスやマーク・ベリスと一緒に見た時の衝撃は、とうてい言葉では言い尽くせないほど強烈であった。セックスの決定的な瞬間に何が起きるのかということに対する私の知識を完全に変えてしまったのである」と、アメリカ版『精子戦争』の序文で書きしるしている。その映像の詳細は、本書のシーン3で述べられている通りである。

ベイカーの徹底した調査研究に基づいた精子競争という理論は、イギリスだけでなく全世界の生物学者たちに大変な影響を与えている。デズモンド・モリスは先に述べたテレビシリーズ「ヒューマン・アニマル」の中でベイカーの調査を使っているし、著書『舞い上がったサル』（飛鳥新社刊）の中でも広範な部分で精子競争について言及している。メレディス・F・スモールの『愛の魔力』（角川書店刊）でも精子競争とベイカーの論点は大きく取り上げられている。のみならず日本でも、自分の説というよりはほとんど全編（！）ベイカーの精子競争の紹介に終始する本まで出版されている。それだけ、彼の精子競争という革命的な理論が全世界の生物学者たちに与えた衝撃は大きかったのである。

本書の題名を『精子戦争』としたことについてベイカーは、「実際の精子競争が女性の体の中で闘われている様子は、まさに実戦さながらの精子戦争であるから」と訳者への手紙の中で語っている。誰にでも経験のある、あるいは見慣れたセックスや不倫の風景も、いったんベイカーが解釈を加え始めると、その裏に展開する精子戦争の驚くべき姿が浮き彫りにされ、まったく想像もしなかったシナリオで演じられる別のシーンに姿を変えてしまう。読み進むごとに、あの時の自分はこうだったのかと理由の分からなかった過去の行動に合点がいき、次のシーンにはどんな事実が隠されているのだろうかと、思わず引き込まれてしまう読者も多いに違いない。

さて、ベイカーはまず、私たちが何の疑問も持たずにしているルーティン・セックス（日常のセックス）の隠された事実を明らかにする。熱々の恋愛当初はいざ知らず、しばらくたてば快楽のためでも子供をつくるためでもなく、義務と演技になり果ててしまうルーティン・セックスを、私たちはなぜするのだろうか？

それは、ルーティン・セックスが私たちの子孫を残していくための恰好の戦略だからである。すなわち、男性の性行動の基になるのは、常にパートナーの子宮に自分の精子を一定に保ち、精子戦争に備えるためであり、万一精子戦争に巻き込まれたときは、何とかして勝利しようとするためである。男性がなぜ常にパートナーの子宮に自分の精子を入れておかなくてはならないかと言えば、女性が排卵する時期を隠しているからである。だが、それは女性自身も知らないようにプログラムされている。排卵する時期がわからなければ、いつ妊娠させることができるかわからないし、他の男性にいつ自分のパートナーを妊娠させられてしまうかもわからない。だから、ルーティン・セックスをしてパートナーの子宮の中に常に自分の精子を一定に保っておこうというのである。

一方、女性の性行動の基になるのは、常に排卵する時期を隠し、いい時期にいい遺伝子があれば取り込み、精子戦争が起きれば自分が勝利させたい男性の精子に味方して受精させるために、さまざまな策をめぐらすことである。たいていの場合、味方するのは夫の精子ではなく、不倫の相手の精子である。そして、それらいっさいのことは、祖先から連綿と、私たちの意識ではなく、体にむけて受け継がれてきた戦略なのである。

何気なく行われているルーティン・セックスに、そんな隠された意図があったとはいったい誰が知ろう。さらに驚くことは、射精する直前に男性の体が、この相手とは前回の射精からどのくらい時間がたっているか、その間どのくらいの時間を相手と一緒に過ごしたかを考え、これから射精する精子の数を決めるということである。もちろん、無意識のうちにだが。男性の体は、パートナーの女性が自分と一緒に過ごした時間が多ければ、不倫をした可能性は低いので補充する精子は少なくてよいが、女性が自分の目の届かないところに行ってしまうと、不倫をして他の男性の精子を取り込んでしまっている可能性が高いとみて、大量の精子を補充する。こんな複雑なことを瞬時のうちに決められるのは、やはり頭ではなく進化によってプログラミングされてきた体でしかないだろう。

精子と言えば、「ああ、あのオタマジャクシのような」と思うのがふつうだが、ベイカーは戦闘の兵士である精子にはそれぞれ違う種類や役割があると言って、またまた私たちを驚かす。すなわち、卵子に突入し受精する「エッグ・ゲッター」と呼ばれる少数派のエリート集団と、受精する能力はないが敵を攻撃する「キラー」、行く手を邪魔する「ブロッカー」のカミカゼ集団だ。

「カミカゼの命名は、自分の命を捨てても味方軍のエッグ・ゲッターが無事に卵子と受精できるよう、彼らを守る精子たちの〈特攻精神〉にピンときて名づけた」と、ベイカーは手紙の中で答えている。「それを先に言いだしたのは僕だと、自分もマーク・ベリスもともに譲らないので、どちらのアイデアかは決着がついていない」そうだ。

精子が闘いに飛び出す射精の瞬間の膣の様子は、あたかもベイカーとともにスクリーンに映し出される映像を見ているかのようである。射精した瞬間、精液が勢いよくほとばしり、精液プールができる。そこへ頸管が下りてくるとは。その姿がイソギンチャクから象の鼻に変化するとは。そんな姿をこの目でみたら、ベイカーでなくとも驚かざるを得ないだろう。そこへ頸管粘液が染みだしてくる。すると、精子は精液プールが凝固する前に頸管の編み目の中を通って、頸管壁の窪みに留まったり、そのまま子宮へと向かっていくのである。本書に収録した、この様子を表した図版は、訳者の求めに応じて著者が送ってくれた手描きの絵がもとになっている。

精子戦争は、実は日常的に起きているとベイカーは言う。私たちの二十五人に一人は精子戦争によって生まれているのだそうだ。では、どうしたら精子戦争に勝てるのだろうか。

まず、何より大切なのは時間である。ライバルが自分のパートナーの子宮に精子を送り込んだと知ったら(知るのは難しいから、常にそう無意識のうちに仮定して)、いち早く自分の精子軍団も送り込むのだ。早ければ早いほどいい。しかし、それがわからないからルーティン・セックスをして、安全策を取っておくのである。ちなみに、他人がセックスするのを見て興奮するというのは、自分がすぐその男に取って代わってその女性とセックスできるように、体が興奮させるためなのだそうだ。

時間の他に、精子戦争に勝つ要因は、量的に圧倒することである。敵の軍団よりはるかに多い軍団を送り込めれば、勝つ見込みは高い。また、キラーを増やしたり、若い精子を増やして、精液の中身の割合を調節する。精子をつくる場所は精巣（睾丸）で、これが大きい方が多くの精子をつくる。だから、大きな睾丸は精子戦争に有利である。となると、男性は皆こう聞きたくなるようだ。大きなペニスは精子戦争に有利であるのか、と。残念ながらベイカーによると、大きなペニスは、大きな睾丸ほど決定的な要因ではない。しかし、あの形こそが重要なのである。亀頭の後ろのあの形と全体的に少し反り返った形に重要な意味がある。ピストン運動で出たり入ったりする際に、その部分で膣の奥深くにたまっている前の男の精液プールをかきだしてしまうのである。この発見は、男性にとって驚き以外の何ものでもないだろう。これからは、男性はペニスのサイズより睾丸のサイズを気にするようになるのではないだろうか？

それはさておき、ベイカーは精子戦争は精子戦争だけでなく、その他のあらゆる人間の性行動に影響していると述べている。

まず男性のマスターベーションは、いったいどんな意味があるのだろうか。セックスの相手が見つからず、一人で精子を無駄に捨ててしまうだけのマスターベーションは、精子戦争に勝利して受精することとはまったく関係がないのではないか。ところが大いに関係があるのである。精子は毎日作られているので、何日もセックスしないでいると古くなった精子が大半を占めてしまう。それらをマスターベーションで外に出してしまうのである。セックス以前にマスターベーションをすると、しなかった場合より、次のセックスで出る精子の数は少ない。だが、年老いた精子を捨ててしまっているので、新鮮な若い精子だけになる。若い精子はエネルギーにあふれているので、少数であってもその動きはすばやいから、精子戦争に勝つ見込みも増える。つまり、ベイカーによれば、マスターベーションはセックスの相手がいないかわいそうな男性がする慰みではなく、精子戦争に勝つために新鮮な若い精子を準備する有効な戦略なのである。そして、不倫する前には、マスターベーションの頻度が高くなる。だから、マスターベーションはその頻度の変化を人に知られないようこっそり行う。そして、マスターベーションがこれほど世界のどこでも社会的に非難され認められていないのは、マスターベーションの目的は精子戦争に勝つための戦略の一つだから、他の男たちには罪悪感を持たせてやらせないようにして自分の利益を保つという、男たちの無意識の陰謀のためである。

では、女性のオーガズムには、どんな意味があるのだろうか。マスターベーションが無意味と思われていたように、女性のオーガズムも単なる女性の喜びにしか過ぎず、子孫繁栄の上では何の意味もないと思われてきたが、ベイカーによるとこれもまた精子戦争と大いに関係があるのだ。それどころか、オーガズムは精子戦争に対する女性の最大の武器ともいえるもので、精子をどのくらい体の中に取り込むかという重要な働きをしているのだと述べている。

女性のオーガズムには、マスターベーションや夢によるオーガズムと、セックスによるオーガズムの二つに大きく分かれる。どちらの場合も、オーガズムが起きると頸管がテンティング（ひろがって下りる）し、粘液が大量に分泌されバイパスができる。そのためブロックされていた編み目は効果がなくなり、頸管のフィルターは弱まる。そして、精液プールから大量に精子が入り込みやすくなる。一方、窪みの貯蔵庫から多くの精子を出して空きをつくり、それらの中にも精子が入り込みやすくする。

しかし、膣に精液プールがあるか、頸管壁の貯蔵庫に精子があるか、射精の前か、同時か、後か、いつオーガズムを感じるのか、あるいはどちらの男性の精子に勝利させたいのかによっても、それらの働きはさまざまに異なってくる。

また、次にセックスすると予想される相手が夫か恋人かによっても、あるいはその予想がはずれた場合でも、その状況にいちばんあったオーガズムを使い分ける。女性は実に多様なオーガズムのすべてを組み合わせて、精子戦争を操っているのである。

女性がオーガズムに達するよいタイミングは、状況で変わる。だが、男性にとって女性がオーガズムを感じてくれるもっともよいタイミングは、変わらない。女性が性交中にオーガズムに達してくれることだ。

これまでは、女性は自分がオーガズムを感じるかどうか、男性は相手にオーガズムを感じさせられるかどうかばかりに関心が置かれていたが、これからはオーガズムは自分や相手の喜びや満足の手段というより、まさに精子戦争をめぐる男と女の厳しい駆け引きの手段と考えられるようになるだろう。

さらに、同性愛は男女の子孫繁栄にどうしてつながるのだろうか。子供をつくらない行為は無意味ではないのだろうか。

ベイカーによると、一生、同性愛のままの人はわずかだ。大半が若いときに同性愛を経験して異性愛へと移る両性愛者であるという。そして両性愛者は子孫繁栄では成功している人が多い。彼らは異性愛者より、早いうちに性的な経験を積むからだ。異性愛者の男性は若いうちはセックスが下手である。では、なぜ、全員が同性愛にならないのだろうか。それは子孫繁栄に成功した人が増えすぎてしまうと、結局その人たちは過当競争になり、自らの利益はなくなってしまうからである。彼らに対する偏見は感染症のリスクが高いからでもあるが、両性愛者は子孫繁栄では成功している人が多いので、異性愛者より恐れられているからである。

本書ではこれ以外にも、私たちの想像もつかなかった大変刺激的な観点から解釈がなされている。どれにも共通しているのが、精子戦争や不倫を利益とコストのバランスでみることである。どの戦略がよくて、どの戦略が悪いかは決まっていない。その人がその時期や状況を正しく把握し、その戦略をとった場合の利益がコストを上回ると判断したときに行動を起こす場合が、いちばん子孫繁栄の上で成功するのである。そして、たいていの人は長期的な一夫一妻制を貫くが、もし不倫、両性愛、グループ・セックスなどを行ってみれば、たった一つの関係よりも子孫繁栄の成功率は高くなるようだともいう。

ベイカーは、若い頃は生物の渡りや回帰の研究をしていて、性行動へと進んできた。男性の精液をコンドームに集めて精子の数を数えたり、女性のフローバックを調べたりした彼の調査を、大変な労力と時間を費やした画期的な調査だと礼賛する声が多いが、ベイカーは特に自分では驚いている様子はない。それというのも、ベイカーは若いころから、ふつうの生物学者はまず動物の行動を調査研究した後で、それを人間の行動と比較してみるが、彼は最初から動物と人間とをどんな点でも同時に比較研究するという調査方法をとってきたからである。ベイカー自身は「昆虫やマウス、あるいはクジラやライオンから精液を採る方がずっと大変だろうに」と述べている。おまけに、「人間は、その性交でどう感じたか、不倫したか、マスターベーションしたかまで、聞きさえすれば答えてくれるのだから」と述べており、なぜこれまでの生物学者はそれをしなかったのかと言っているようにさえ思える。

ベイカーは動物と人間の行動をつねに並行して眺めてみることから、いや、むしろ、人間だけが生物学的に特別な存在ではないとして、人間の行動から動物の行動を見てみることが多いから、「性行動に対する社会的拘束は、何も人間だけにあるものではない。

集団生活をする鳥や哺乳類でも見られることである」と言っている。本書では、鳥やさまざまな動物の貞節と不倫、自然な受胎調節法など、興味ある例が数多く挙げられている。

長期の関係を結ぶ男女のカップルの子孫繁栄の戦略は、人間も動物も同じ。相手には不倫をさせないようにしつつ、自分は隠れて不倫をする。しかも意識的にではなく、進化のプログラミングによって、体がそうさせているのだ、とベイカーは言う。

このところマスコミでは当たり前のようになった「妻の不倫」「夫以外の男とのセックスはこんなにもいい」といった記事は、それを裏づけているのかもしれない。だからと言って、「自分がしたいのではなく、体がさせるから」とベイカーから不倫のお墨付きをもらったように手当たり次第に不倫をしても、子孫繁栄の上で利益になるというわけではないだろう。不倫をしてもいい時期、いい相手、いいやり方を考えないと、結果的には手痛い失敗になるのだから。

子孫繁栄という面から考えると、日本ではここ十六年にもわたって少子化が進んでいる。欧米でもその傾向にある。子孫繁栄どころではないではないか。「それは少ない子供に時間とお金とエネルギーをつぎ込んで、子供を健康で魅力的にし、より多くの子孫を得ようとする、潜在的に子孫繁栄を求める上での一つの戦略である」と、ベイカーは訳者の質問に答えている。

長期的な一夫一妻の関係はなくなっていくのか、遺伝子的につながりのない我が子を育てる父親は減っていくのか。その答えは将来に委ねられるが、ベイカーが言うように、その陰ではさまざまな精子戦争が繰り広げられるだろうということだけは確かなようである。

＊

翻訳について。著者は科学者として正確を期すあまりか、文章に繰り返し、重複が少々見られる。そういった箇所を、訳者の判断で一部割愛したことをお断りしておく。また、前著 Human Sperm Competition の図版を、本書へ一部再録することを快く許可していただいた著者に、感謝する。

内容については、この分野に詳しい専門家にご助言をいただいた。また、出版にあたっては、河出書房新社の川名昭宣氏に大変お世話になりました。ともに記して感謝します。

一九九七年四月

秋川百合

文庫版あとがき

この本は、一九九七年に出版された『精子戦争』（ロビン・ベイカー著）の文庫版である。

『精子戦争』は、これまで二十三の言語に翻訳され、なかでもイギリスやドイツ、ポーランド、中国、日本では、ベストセラーのリストに挙げられるほど、世界的に話題を呼んだ。ベストセラーの分野も、性行動の分野だけでなく、〈進化〉や〈性心理学とカウンセリング〉といったさまざまな範疇で取り上げられている。そして、今や〈一般向け科学書の古典〉の一つとまで言われる存在になっている。

著者ロビン・ベイカーは九六年まで、イギリス、マンチェスター大学で生物学者として十五年間、研究を続けた。翌九七年に『精子戦争』を出版すると、自分の行った研究や調査をもとにした論文や記事を、雑誌や新聞で数多く発表し、次々と本を出版した。また、それらをもとにテレビやラジオの番組が世界各地で作られ、マスコミにも多く登場している。

『精子戦争』以降のベイカーの著作は以下の通りである。

『*Baby Wars*』（赤ちゃん戦争）一九九八年
『*Sex in the Future*』（未来のセックス）一九九九年
『*Fragile Science*』（壊れやすい科学）二〇〇一年
『*Primal*』小説（最初期）二〇〇九年

日本でも『精子戦争』が出版されて以来、精子や性行動をテーマにした類似書が数多く出版され、テレビのクイズやバラエティ番組でも明らかに『精子戦争』をもとにしてできていると思われるものがいくつかあった。また『精子戦争』を読んで男性の性行動がわかり、離婚相談に使って功を奏したという話も聞いている。『精子戦争』は、男と女の日常の性行動を精子戦争というまったく新しい観点で見直した画期的な本である。

ベイカーが説明する子孫繁栄のための男と女の体の性戦略は、「へぇ、こんなことが……」「えっ、そういうことが……」という驚きの連続である。その驚きは、「ああ、そうだったのか」と、自分の行動で思い当たる節に納得がいき、さらには私たちの身近な疑問へと目を開かせてくれる。

例えば——

いま日本で、結婚しない女性や結婚できない男性が増えているのはどうしてだろうか？

結婚していてもセックスレスなのはどうしてだろうか？

「不倫は文化だ」は、本当だろうか？

いま世界で、再婚や再々婚は当たり前、同性愛者の結婚も認められているのはどうしてだろうか？

その一方で、韓国やアフガニスタン、イラン、スーダンなどで、いまも姦通罪が厳然とあるのはどうしてだろうか？

――これらの疑問は、本書を読み進めていけば、きっとあなた自身で答えを出すことができるだろう。そして、またもっと別の新しい疑問を引き出してくれるだろう。そこがまた、もう一つの本書の魅力である。

ベイカーは、私たち一人ひとりの体の中では、ひそかに時期や状況を正しく把握し、〈利益〉が〈コスト〉を上回ると判断したときに、ベストの性戦略による性行動が起きているという。

では、あなたにとって、そのベストの性戦略とはいったい何なのか？　本書『精子戦争』を読んで、さっそく考えてみてはいかがだろうか。

なにしろ精子戦争は、あなたの知らないうちに、あなた自身の体の中で、いままさに起きているかもしれないのだから。

なお最後に、文庫化するにあたり、紙幅の都合上、著者の了解を得たうえで一部を割愛したことをお断りします。

出版にあたっては、河出書房新社の揆木敏男氏に大変お世話になりました。記して感謝します。

二〇〇九年十月

秋川百合

本書は小社刊行の同名単行本（一九九七年）を文庫にしたものである。

精子《せいし》戦争《せんそう》　性行動《せいこうどう》の謎《なぞ》を解《と》く

二〇〇九年一二月一〇日　初版印刷
二〇〇九年一二月二〇日　初版発行

著　者　R・ベイカー
訳　者　秋川百合《あきかわゆり》
発行者　若森繁男
発行所　株式会社河出書房新社
〒一五一-〇〇五一
東京都渋谷区千駄ヶ谷二-三二-二
電話〇三-三四〇四-八六一一（編集）
〇三-三四〇四-一二〇一（営業）
http://www.kawade.co.jp/

ロゴ・表紙デザイン　粟津潔
本文フォーマット　佐々木暁
本文組版　KAWADE DTP WORKS
印刷・製本　中央精版印刷株式会社

落丁本・乱丁本はおとりかえいたします。
Printed in Japan　ISBN978-4-309-46328-5

寄席はるあき

安藤鶴夫〔文〕　金子桂三〔写真〕　40778-4

志ん生、文楽、圓生、正蔵……昭和30年代、黄金時代を迎えていた落語界が今よみがえる。収録写真は百点以上。なつかしい昭和の大看板たちがずらりと並んでいた遠い日の寄席へタイムスリップ。

免疫学問答　心とからだをつなぐ「原因療法」のすすめ

安保徹／無能唱元　40817-0

命を落とす人と拾う人の差はどこにあるのか？　不要なものは過剰な手術・放射線・抗ガン剤・薬。対症療法をもっぱらにする現代医療はかえって病を増幅・創出している。あなたを救う最先端の分かりやすい免疫学の考え方。

映画を食べる

池波正太郎　40713-5

映画通・食通で知られる〈鬼平犯科帳〉の著者による映画エッセイ集の、初めての文庫化。幼い頃のチャンバラ、無声映画の思い出から、フェリーニ、ニューシネマ、古今東西の名画の数々を味わい尽くす。

あちゃらかぱいッ

色川武大　40784-5

時代の彼方に消え去った伝説の浅草芸人・土屋伍一のデスペレートな生き様を愛惜をこめて描いた、色川武大の芸人小説の最高傑作。他の脇役に鈴木桂介、多和利一など。シミキンを描く「浅草葬送譜」も併載。

実録・山本勘助

今川徳三　40816-3

07年、大河ドラマは「風林火山」、その主人公は、武田信玄の軍師・山本勘助。謎の軍師の活躍の軌跡を、資料を駆使して描く。誕生、今川義元の下での寄食を経て、信玄に見出され、川中島の合戦で死ぬまで。

恐怖への招待

楳図かずお　47302-4

人はなぜ怖いものに魅せられ、恐れるのだろうか。ホラー・マンガの第一人者の著者が、自らの体験を交え、この世界に潜み棲む「恐怖」について初めて語った貴重な記録。単行本未収録作品「Rojin」をおさめる。

狐狸庵交遊録

遠藤周作 40811-8

遠藤周作没後十年。類い希なる好奇心とユーモアで人々を笑いの渦に巻き込んだ狐狸庵先生。文壇関係のみならず、多彩な友人達とのエピソードを記した抱腹絶倒のエッセイ。阿川弘之氏との未発表往復書簡収録。

花は志ん朝

大友浩 40807-1

華やかな高座、粋な仕草、魅力的な人柄――「まさに、まことの花」だった落語家・古今亭志ん朝の在りし日の姿を、関係者への聞き書き、冷静な考察、そして深い愛情とともに描き出した傑作評伝。

ヘタな人生論より徒然草 賢者の知恵が身につく“大人の古典”

荻野文子 40821-7

世間の様相や日々の暮らし、人間関係などを“融通無碍な身の軽さ”をもって痛快に描写する『徒然草』。その魅力をあますことなく解説して、複雑な社会を心おだやかに自分らしく生きるヒントにする人生論。

世界怪談名作集 上・下

岡本綺堂〔編訳〕 上／46222-6 下／46223-3

古今東西の怪談の造詣に深い、語りの名手・綺堂による古典的アンソロジー。リットン「貸家」、ビヤーズス「妖物」、ゴーチェ「クラリモンド」、デフォー「ヴィール夫人の亡霊」、ホーソーン「ラッパチーニの娘」他全７篇。

志ん朝のあまから暦

古今亭志ん朝／齋藤明 40753-1

「松がさね」「七草爪」「時雨うつり」……、今では日常から消えた、四季折々の行事や季語の世界へ、粋とユーモアあふれる高座の語り口そのままに、ご存じ古今亭志ん朝がご案内。日本人なら必携の一冊。

日本料理神髄

小山裕久 40790-6

日本料理とは何か。その本質を、稀代の日本料理人が料理人志望者に講義するスタイルで明らかにしていく傑作エッセイ。料理の仕組みがわかれば、その楽しみ方も倍増すること請け合い。料理ファン必携！

河出文庫

新編 百物語

志村有弘〔編·訳〕 40751-7

怪奇アンソロジーの第一人者が、平安から江戸時代に及ぶさまざまな恐い話を百本集めて、巧みな現代語にした怪談集成。「今昔物語集」「古今著聞集」「伽婢子」「耳袋」など出典も豊富でマニア必携。

ちんちん電車

獅子文六 40789-0

昭和のベストセラー作家が綴る、失われゆく路面電車への愛惜を綴ったエッセイ。車窓に流れる在りし日の東京、子ども時代の記憶、旨いもの……。「昭和時代」のゆるやかな時間が流れる名作。解説＝関川夏央

天下大乱を生きる

司馬遼太郎／小田実 40741-8

ユニークな組み合わせ、国民作家・司馬遼太郎と“昭和の竜馬”小田実の対談の初めての文庫化。「我らが生きる時代への視点」「現代国家と天皇制をめぐって」「『法人資本主義』と土地公有論」の三部構成。

少年西遊記 1·2·3

杉浦茂 1／40688-6 2／40689-3 3／40690-9

皆さんおなじみの孫悟空でござい。これからぼくの奇妙奇天烈な大暴れぶりを、お目にかけることになったので、応援よろしく。漫画の神様手塚治虫も熱狂した杉浦版西遊記がはじめて連載当時の姿で完全復活！

少年児雷也 1·2

杉浦茂 1／40691-6 2／40692-3

でれでれーん。われらが児雷也の痛快忍術漫画のはじまりはじまり。大蛇丸、ナメクジ太郎ら、一癖もふた癖もあるへんてこ怪人相手に紙面狭しと大暴れ。杉浦茂の代表作がはじめて連載当時の姿で完全復活！

国語の時間

竹西寛子 40604-6

教室だけが「国語の時間」ではない。日常の言葉遣いが社会生活の基盤となる。言葉の楽しさ、恐しさを知る時、人間はより深味を帯びてくる。言葉と人間との豊かな関係を、具体的な例を挙げながら書き継いだ名随筆。

著訳者名の後の数字はISBNコードです。頭に「978-4-309」を付け、お近くの書店にてご注文下さい。